Migliorare sé stessi

~ 3 libri in 1 ~

Intelligenza emotiva per gestire le emozioni,
Programmazione neurolinguistica (PNL) e
Terapia cognitivo comportamentale (CBT) per
rafforzare la personalità.

Ted Goleman

INDICE

~

~

Intelligenza Emotiva

~

Capire le emozioni, analizzare il linguaggio

del corpo e gestire rabbia e ansia.

Sviluppare l'empatia e trasformare il

pensiero negativo per aumentare

la fiducia in sé stessi.

Ted Goleman

Introduzione

S viluppare la tua intelligenza emotiva ti aiuterà a gestire le tue emozioni. L'intelligenza emotiva ci consente di imparare a controllare le nostre emozioni attraverso quattro pilastri principali: autocoscienza, autogestione, consapevolezza sociale e gestione delle relazioni. Costruendo queste quattro categorie, sei in grado di assumere il controllo delle tue emozioni.

Questo libro non solo spiegherà cos'è l'intelligenza emotiva, ma si immergerà nei suoi benefici e nei quattro pilastri. Ogni pilastro ha il suo capitolo all'interno di queste pagine in modo da poter raggiungere il tuo pieno potenziale. Imparerai anche perché le emozioni contano. Perché è così importante prestare attenzione alle tue emozioni? In che modo le tue emozioni possono aiutarti a realizzare il lavoro dei tuoi sogni? La realtà è che le organizzazioni sono alla ricerca di dipendenti che dimostrino forti capacità di intelligenza emotiva rispetto all'intelligenza elevata. Inoltre, imparerai a conoscere i vari effetti dell'intelligenza emotiva, come il modo in cui influenza la tua salute mentale e fisica.

L'auto-consapevolezza ti aiuterà a conoscere te stesso attraverso le tue emozioni. Ti concentrerai sull'apprendimento dei trigger (fattori scatenanti) in modo da poter modificare le tue emozioni e ottenere il controllo. Leggerai i vantaggi dell'autocoscienza, come diventare più consapevole, motivato e fissare dei limiti. L'autogestione si concentra sull'imparare a gestire le tue emozioni. Attraverso questo pilastro, apprendi le tecniche in modo da poter raggiungere il tuo pieno potenziale. Imparerai a conoscere vari modi in cui puoi rafforzare le tue capacità di autogestione, come sviluppare l'autodisciplina, l'importanza dei pensieri utili e come controllare i tuoi impulsi.

Una volta che avrai compreso le tue emozioni, imparerai a conoscere la consapevolezza sociale. Questo è quando inizi a capire come si sentono le altre persone. Ad esempio, lavorerai sulla costruzione delle tue capacità empatiche in modo da poter aiutare le persone a superare gli ostacoli. Infine, sarai in grado di comprendere questi quattro pilastri e concentrarti sulla gestione delle relazioni. Quindi potrai apprendere tecniche che ti aiuteranno a rafforzare le relazioni, siano esse con i tuoi colleghi, amici o familiari.

Quando sei empatico, sei in grado di mettere da parte i tuoi sentimenti e concentrarti sull'altra persona. Allo stesso tempo, non devi ignorare le tue emozioni. Vuoi sempre assicurarti di prenderti cura di te stesso perché questo ti aiuterà a prenderti cura delle altre persone. Sebbene l'empatia non sia considerata un pilastro di questo libro, è ampiamente discussa. È importante comprendere l'empatia in quanto è un fattore essenziale dell'intelligenza emotiva.

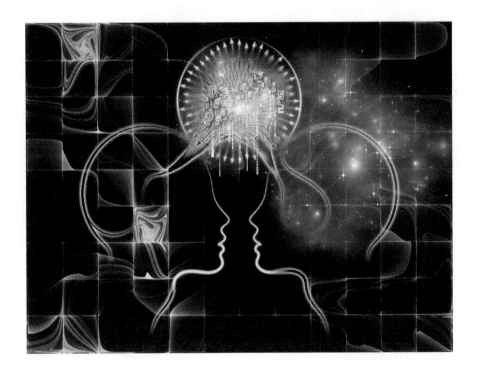

"Mettere in discussione se stessi è il modo migliore per capire gli altri."

Michelangelo

Capitolo 1. Capire cos'è l'intelligenza emotiva e sapere come usarla.

L 'intelligenza emotiva è diventata popolare negli ultimi due decenni. Le persone utilizzano queste informazioni per rafforzare le proprie capacità lavorative e migliorare le proprie capacità relazionali. Allora, cos'è l'intelligenza emotiva?

Spiegazione dell'intelligenza emotiva

La definizione di intelligenza emotiva, è piuttosto semplice. L'intelligenza emotiva altrimenti definita EI (dall'inglese Emotional Intelligence) implica la tua capacità di comprendere le persone, ciò che le motiva, le loro emozioni, i loro sentimenti e di lavorare insieme con loro. EI coinvolge anche le tue emozioni e come le capisci e le riconosci. Sarai in grado di identificare i diversi sentimenti che provi e dare loro un'etichetta adeguata. L'EI ti permetterà di sviluppare la tua capacità di usare le informazioni per capire come pensi e come ti comporti, e la tua capacità di gestire il modo in cui ti senti per adattarti all'ambiente intorno a te. L'EQ, che è quoziente emotivo e misura la tua intelligenza emotiva, è ritenuto da molti esperti più prezioso del QI (quoziente intellettivo) di un individuo. L'EQ di una persona può prevedere il successo, la qualità della relazione e la felicità in generale.

Esistono tre modelli di intelligenza emotiva. Ogni modello guarda EI da un'angolazione diversa.

Modello di abilità

Il modello di abilità copre il modo in cui percepisci l'emozione, come usi l'emozione per i processi di pensiero e come comprendi le emozioni in modo da poterle regolare per la crescita personale. All'interno del modello di abilità, ci sono quattro parti:

Emozioni percepite

Come stai usando volti, immagini e voci per capire le emozioni di qualcuno? Quando guardi questa parte del modello di abilità, questa è la parte più basilare dell'EI, perché per elaborare le emozioni devi prima essere in grado di identificarle o rilevarle.

Usare le emozioni

Hai mai pensato di prendere il potere che le tue emozioni ti danno e di usarle nel tuo processo di pensiero e nella risoluzione dei problemi? Se hai un'intelligenza emotiva elevata, capisci come utilizzare appieno le tue emozioni in modo da poter trarre il meglio da ogni situazione a portata di mano. Comprendi anche l'importanza di controllare le tue emozioni e le usi per trarne beneficio.

Capire le emozioni

Capisci il linguaggio emotivo delle persone intorno a te? Comprendere le emozioni è semplice. Tutto ciò che comporta è essere sensibili alle variazioni delle emozioni delle persone, non importa quanto lievi, ed essere in grado di riconoscere e verbalizzare come queste emozioni cambiano col passare del tempo. Puoi capire il linguaggio emotivo di un individuo e te stesso.

Gestire le emozioni

Ti capita mai di essere sopraffatto dalle emozioni che provi e scopri che questa sensazione prenderà il sopravvento sulla situazione? Essere in grado di regolare le tue emozioni è una parte importante di EI. Per essere una persona emotivamente intelligente, devi capire come sfruttare le tue emozioni e regolarle per i tuoi obiettivi. Devi capire la relazione tra emozioni negative e stimolo motivazionale e vedere il legame tra questi due che ti permetterà di raggiungere i tuoi obiettivi. Questo particolare modello è stato criticato e si è affermato che non ha alcuna validità sul posto di lavoro. Il vantaggio del modello di abilità è che l'individuo ha la capacità di confrontare e confrontare le prestazioni di un individuo con le prestazioni standard. Il modello di abilità non si basa sulle dichiarazioni descrittive di sé stesso. Il modello di abilità misura la tua EI in un test simile a un test di QI basato sull'abilità. Il test valuterà la tua abilità per ciascuno dei rami menzionati sopra e ti darà un punteggio totale. La cosa interessante del punteggio di un test di abilità è che non ci sono risposte obiettivamente corrette.

Modello misto

Daniel Goleman ha introdotto il modello misto nel 1995. Il suo modello ha cinque costrutti principali, tra cui autocoscienza, autoregolazione, abilità sociale, empatia e motivazione. Ciascuna delle sue categorie ha diverse competenze emotive che vengono apprese e sviluppate. Le competenze emotive non sono qualcosa con cui sei nato, e questo va di pari passo con la mentalità della crescita. Goleman stabilisce che le persone nascono con un'intelligenza emotiva generale, ma affinché EI sia efficace, queste competenze devono essere sviluppate e affinate nel tempo. Il suo modello misto è stato criticato e ritenuto inutile, anche se numerosi rapporti mostrano l'efficacia di questo modello sul posto di lavoro. Il modello misto utilizza due strumenti per la misurazione: l'inventario delle competenze emotive o ICE e la valutazione dell'intelligenza emotiva. L'ICE è stato creato nel 1999 con una versione più recente sviluppata nel 2007. Questo inventario consente di misurare il comportamento all'interno delle competenze emotive e sociali. La valutazione dell'intelligenza emotiva è stata creata nel 2001. Questa valutazione consente a un individuo di fare un auto-rapporto o una valutazione a 360 ° di sé stesso.

Modello di tratto

Il modello di tratto è stato sviluppato negli ultimi anni ed è stato descritto in numerose pubblicazioni. Il modello di tratto si riferisce alle idee della propria capacità emotiva. Viene misurato mediante auto-rapporto piuttosto che confrontando le capacità effettive. Il modello di tratto è inteso come uno strumento per indagare il quadro della personalità di un individuo. Questo è un modello generalizzato.

Storia dell'intelligenza emotiva

Il termine intelligenza emotiva era un articolo pubblicato da Michael Beldoch nel 1965. Nel 1966, EI fu usata e menzionato in un documento di B. Leaner, intitolato "Intelligenza emotiva ed emancipazione".

Wayne Payne ha scritto una tesi di dottorato intitolata "A Study of Emotion: Developing Emotional Intelligence" nel 1985. Nel 1987, il termine EQ o quoziente emotivo è stato usato in un articolo che è stato scritto da Keith Beasley, che è stato presentato nella British Mensa rivista.

Stanley Greenspan ha sviluppato un modello che ha permesso di descrivere meglio EI e l'anno dopo, Peter Salovey e John Mayer sono stati gli editori.

Daniel Goleman ha pubblicato un libro nel 1995 che ha presentato per la prima volta l'intelligenza emotiva per le masse. Questo libro è stato molto criticato, anche se ci sono stati numerosi rapporti sull'utilità dell'EI sul posto di lavoro.

Perché è importante l'intelligenza emotiva?

L'intelligenza emotiva non è solo per le persone che lavorano a stretto contatto con gli altri e hanno bisogno di interagire e comunicare spesso. Quando osservi i benefici o l'importanza dell'intelligenza emotiva, inizi a capire quanto sia essenziale avere una vita equilibrata. Diverse aree della tua vita sono influenzate dalla tua intelligenza emotiva.

Salute fisica

Quanto riesci a prenderti cura del tuo corpo? Qual è la tua capacità di gestire il tuo livello di stress? Queste abilità sono legate alla nostra intelligenza emotiva. Per essere in grado di mantenere una salute dignitosa e gestire efficacemente lo stress, dobbiamo prendere coscienza del nostro stato emotivo e portare anche alla luce le reazioni che abbiamo allo stress che viviamo.

Benessere mentale

La nostra EI ha un enorme impatto sull'atteggiamento che abbiamo e sulle prospettive della vita che abbiamo. Quando siamo consapevoli delle nostre emozioni, l'ansia può essere ridotta e la depressione e gli sbalzi d'umore possono essere evitati. Quando provi un alto livello di intelligenza emotiva, hai più probabilità di avere un atteggiamento positivo ed essere più ottimista sulla tua visione della vita.

Le relazioni

Comprendere le nostre emozioni oltre a essere in grado di gestirle, ci consente di comunicare ciò che proviamo in modo più efficace. Quando sarai in grado di comunicare in modo più efficace, le tue relazioni ne trarranno beneficio. EI ti aiuta a comprendere i bisogni e i sentimenti, nonché le risposte che ci consentono una relazione più forte e più soddisfacente.

Risoluzione del conflitto

Empatizzare con un'altra persona ed essere in grado di identificare le proprie emozioni ti consente di avere un vantaggio, evitando i conflitti prima che inizino o risolvendoli più facilmente e rapidamente. La negoziazione è più facile quando capisci di cosa hanno bisogno e desiderino gli altri. Se riusciamo a identificare quello che vogliono gli altri, è più facile dare loro quello che vogliono.

Successo

Le motivazioni interne che abbiamo dentro di noi sono più forti quando abbiamo un'intelligenza emotiva più elevata. Quando questi motivatori vengono rafforzati, abbiamo la capacità di ridurre la procrastinazione, migliorare la nostra autostima e aumentare la nostra capacità di raggiungere i nostri obiettivi. Alcuni retaggi mentali migliorano, le battute d'arresto sono più facili da superare, la nostra prospettiva diventa più resistente man mano che rafforziamo la nostra EI.

Comando

I leader comprendono come motivare le persone e costruire legami con gli altri. Il leader efficace, è una persona consapevole delle esigenze dei suoi dipendenti e delle persone che sta guidando. Chi ha una maggiore intelligenza emotiva sarà in grado di costruire una squadra più forte. Questa persona lo farà utilizzando la diversità emotiva dei membri.

Rendimento scolastico

Le persone che hanno un'intelligenza emotiva più elevata sperimentano più successo a scuola, anche se i voti di solito non sono più alti.

Più autocompassione

Se sei emotivamente intelligente, sarai in grado di capirti meglio. Prenderai decisioni migliori quando le tue emozioni e la tua logica saranno combinate. Quando sarai più consapevole delle tue emozioni, proverai l'autorealizzazione.

L'intelligenza emotiva è legata a tutta la nostra vita. Espandendo e migliorando la tua intelligenza emotiva, sperimenterai un miglioramento delle tue relazioni, della tua carriera e della tua autostima.

Investendo nel migliorare te stesso, stai inavvertitamente investendo in quelli che ami. Imparerai a leggere le persone intorno a te e imparerai anche a leggere le emozioni che gli altri provano. Inoltre, puoi diventare più consapevole di chi sei e ottenere un migliore senso della tua identità.

Capitolo 2. Linguaggio del corpo

I n questo capitolo, esamineremo in modo approfondito il linguaggio del corpo e come è possibile iniziare rapidamente a metterlo in pratica. Ancora più importante, questo capitolo riguarda il concentrarsi su comportamenti sia negativi che positivi in modo da poter trovare un approccio equilibrato nel modo in cui ti comporti mentre analizzi gli altri.

Come affermato in precedenza, il linguaggio del corpo è uno degli aspetti più importanti su cui puoi concentrarti quando cerchi di migliorare le tue capacità comunicative generali. Ciò significa che i tuoi indizi di comunicazione non verbale, attraverso i tuoi movimenti, i gesti e le espressioni facciali possono lasciare molto più di quanto tu possa aver inteso nelle tue parole.

Ora, forse la cosa più importante, a cui puoi prestare attenzione quando si tratta del linguaggio del corpo, è la tua postura. Questo è molto trascurato quasi da tutti. Non presti davvero attenzione alla tua postura finché qualcuno non lo fa notare. Forse qualcuno ti farà notare che sei troppo curvo o che ti stai sdraiando mentre sei seduto.

Inoltre, potresti iniziare a prestare attenzione alla tua postura quando senti dolore al collo, alla schiena e alle spalle quando sei seduto troppo a lungo. Quando inizi a prestare attenzione alla tua postura, potresti essere già bloccato in alcune cattive abitudini quando si tratta di stare seduti e in piedi.

Per le persone più alte, la postura tende a diventare un problema poiché garantire una postura corretta non è sempre qualcosa di facile da mantenere. Tuttavia, quando si tratta di abilità comunicative, la corretta postura è uno di quegli elementi di cui devi essere sempre consapevole.

Vediamo un esempio di come la postura gioca un ruolo chiave nella comunicazione.

Durante un colloquio di lavoro, il 99,9% delle volte ti siederai ad un certo punto, durante il colloquio. Ora, la maggior parte degli allenatori ti dirà di sederti dritto e mettere le mani sul bordo del tavolo o della scrivania. Se ti capita di mettere le mani troppo lontano nella scrivania dell'intervistatore, stai invadendo il loro spazio personale. Se poni il palmo della mano su un tavolo, potrebbe essere preso come una posizione nervosa. Se sei troppo rigido, allora potresti essere visto come eccessivamente teso o forse ansioso. Se ti pieghi troppo, allora potresti essere visto come disinteressato o addirittura irrispettoso.

Allora, dov'è l'equilibrio?

L'equilibrio sta nel sedersi come un normale essere umano. Se hai le spalle quadrate, ma rilassate (gomiti fuori dal tavolo, è solo una questione di etichetta) e le tue mani si muovono un po' durante la conversazione, sembrerai molto più rilassato e calmo invece di cercare di essere "perfetto".

Il messaggio sottostante in questo esempio è naturale. Gli umani trasmettono fiducia, fiducia e rispetto in una postura naturale. Se esageri in una posizione eretta, sembrerà di essere troppo teso. Se lasci le spalle troppo inclinate, potresti essere del tutto respinto.

Ma non preoccuparti. Se ti sembra troppo difficile, tutto ciò che devi fare è esercitarti.

Una buona regola empirica è quella di posizionare la parte bassa della schiena infilata nella parte posteriore della sedia. In questo modo, c'è un leggero spazio tra la parte superiore della schiena e la parte superiore dello schienale della sedia. Fallo e ti assicurerai una postura corretta. Ricorda solo di muoverti un po' ogni tanto. Questo ti farà sembrare rilassato. Altrimenti, una posizione robotica potrebbe avere l'effetto opposto.

Come si applica alle persone reali?

Pensaci per un secondo. Stare con le spalle cadute è quasi sempre una posizione scomoda e difensiva. La persona potrebbe essere sinceramente timida o solo nervosa. In entrambi i casi, stai affrontando una persona in una posizione protettiva.

Un altro segno rivelatore del posizionamento difensivo è l'incrocio di braccia e gambe. Queste sono posizioni istintive che vengono utilizzate per proteggere i tessuti molli situati sotto la gabbia toracica, principalmente l'area addominale e l'area inguinale. Ogni volta che incontri una persona in tali posizioni, puoi essere relativamente certo che nascondono qualcosa o si proteggono da una minaccia percepita.

Ora, potresti non aver segnalato potenziali minacce a questa persona, ma solo il posizionamento dell'individuo ti darà un'indicazione di ciò che sentono e pensano in quel momento. Se stai cercando di ottenere un vantaggio su quella persona, allora sei in una buona posizione per farlo.

D'altra parte, se ti senti minacciato o addirittura vulnerabile (per qualsiasi motivo), ricorda di tenere le spalle quadrate e la testa in alto. Questo segnalerà alla tua controparte che sei provocatorio anche se ti senti a disagio.

Il posizionamento della testa è sempre un ottimo indizio contestuale.

Una posizione naturale della testa è avere il mento rivolto verso l'alto e in avanti. Durante una conversazione, questo posizionamento della testa ti segnala che il tuo interlocutore sta ascoltando quello che stai dicendo. Certo, è naturale spostare la testa ogni tanto. Come esseri umani, non possiamo mantenere il contatto visivo per troppo tempo. Inoltre, diventa strano se fissi semplicemente una persona per troppo tempo.

Tuttavia, fissare una persona con uno sguardo non minaccioso può segnalare attrazione, ammirazione o interesse genuino. Nel caso dell'attrazione, fissare le labbra e la bocca di una persona sono segnali netti che si è attratti da loro.

Un avvertimento: se una persona ti fissa semplicemente senza reagire a ciò che stai dicendo, potrebbe significare semplicemente che non presti attenzione a ciò che stai dicendo. Ecco perché è importante coinvolgere il tuo interlocutore, sia con segnali verbali come domande, sia con segnali non verbali come usare le mani mentre parli.

Se ti capita di rimanere in piedi, presta attenzione al modo in cui l'interlocutore si trova. Se sono in piedi davanti a te mentre parli, anche se ogni tanto girano o muovono la testa, puoi star certo che stanno prestando attenzione. Tuttavia, se il tuo interlocutore ha spostato il suo peso da un lato, o forse si è accasciato contro un muro, allora potresti essere di fronte a qualcuno che sta cercando di abbatterlo.

Perché?

Le persone si distrarranno piuttosto che prestare attenzione a ciò che hai da dire. Durante una negoziazione, potresti scoprire che qualcuno che è riluttante a sollevare la testa nella tua direzione potrebbe segnalare la sua posizione scomoda. Quindi, se ti accorgi che la tua controparte non è disposta a guardarti direttamente, allora potresti essere in una posizione migliore di quanto pensassi.

Per quanto riguarda il contatto visivo, è importante tenere presente che il contatto visivo evasivo è una chiara indicazione che qualcosa sta succedendo. In un contesto romantico, la mancanza di contatto visivo può segnalare che la persona è attratta da te, ma forse riluttante ad aprirsi. Ciò potrebbe richiedere un ulteriore sforzo per aiutare quella persona a sentirsi più a suo agio.

Certo, ci sono persone naturalmente timide che si vergognano a stabilire un contatto visivo. Tuttavia, la capacità di mantenere un contatto visivo è qualcosa che puoi iniziare. Al fine di evitare di far sentire gli altri strani o imbarazzati, puoi iniziare il contatto visivo ma ritirarti non appena vedi il tuo interlocutore allontanarsi. Man mano che si sentiranno più a loro agio con te, si sentiranno in dovere di incontrare il tuo sguardo.

Nel mondo degli affari, il contatto visivo è visto come un tratto di persone autentiche.

Pensa a questa situazione.

Hai a che fare con un venditore che ti offre un prodotto o servizio. Se sono riluttanti a incontrare il tuo sguardo, allora potresti pensare che questa persona non sia affidabile. Potrebbero esserci segnali che indicano un pericolo. Dopo tutto, perché un venditore dovrebbe evitare di incontrare il tuo sguardo?

Allo stesso modo, se questo venditore non smette di fissarti, allora potresti sentirti intimidito. Ecco perché i migliori venditori incontreranno l'aspetto dei loro clienti con sincerità e spesso con un sorriso. I migliori venditori imparano quando coinvolgere i propri clienti e quando ritirarsi.

Forse la cosa più importante da evitare è rivolgere alla gente uno sguardo vuoto. Questo accade quando non sei interessato o semplicemente non capisci cosa sta dicendo l'altra persona. Se sinceramente non capisci cosa sta succedendo, potrebbe essere meglio farlo sapere al tuo interlocutore. Questa è una di quelle pratiche che servono a promuovere la fiducia tra le parti.

In un ambiente di conversazione pubblica, il contatto visivo è fondamentale per trasmettere il tuo messaggio. Mentre potrebbe essere difficile impegnarsi in un contatto con il tuo pubblico, almeno la parvenza del contatto visivo aiuterà il tuo pubblico a relazionarsi con il tuo messaggio.

Ora, potresti pensare ad alcuni discorsi famosi di amministratori delegati, dirigenti e altri leader aziendali che sfilano sul palco senza coinvolgere attivamente il loro pubblico. Il motivo per cui se la cavano è che sono genuini nel modo in cui parlano e hanno una conoscenza approfondita della materia. Se ti capita di essere così ben informato sull'argomento di cui stai parlando, allora hai buone possibilità di cavartela con questi discorsi. Tuttavia, con un pubblico più piccolo e uno spazio più ridotto, ti sarà difficile cavartela. Quindi, puoi impegnarti in un contatto visivo guardando i volti delle persone senza fissarli negli occhi. Questo eviterà di farti buttare fuori gioco.

Mentre ci si sposta sul palco, un aspetto molto importante da tenere a mente è il nervosismo. Mentre l'agitarsi può essere un segno del sistema nervoso utilizzato per mantenere un individuo sveglio, è più probabile che risulti un'indicazione di nervosismo per la tua controparte. Se sospetti che ciò avvenga, è importante capire se ciò può servire ai tuoi obiettivi o ostacolare i tuoi sforzi.

Quindi, è importante per te continuare ad agitarti il meno possibile. Certo, è perfettamente normale muoversi. I movimenti dovrebbero essere naturali e fluire con la conversazione. Tuttavia, movimenti eccessivi, specialmente con le gambe seduti, possono far sentire gli interlocutori a disagio. Questo può essere interpretato in due modi: la tua controparte potrebbe non sentirsi interessata a ciò che hai da dire, oppure potrebbe capire che sei a disagio per qualcosa. In una trattativa, l'ultima cosa che vuoi è sembrare che tu sia a disagio.

Ad esempio, la maggior parte dei giocatori di poker, mentre giocano cercano di non far capire attraverso lo sguardo le loro intenzioni. Usano questa posizione per distogliere l'attenzione da sé stessi e quindi capire i loro avversari. Alcune persone sono brave a farlo mentre altre no.

Se sei il tipo di persona che tende a sussultare ogni volta che sente qualcosa che non ti piace, allora dovresti prendere in considerazione l'idea di avere più controllo sulle tue espressioni. Dopotutto, potresti dare un'idea sbagliata ai tuoi interlocutori. Solo perché non ti piace qualcosa non significa che devi renderlo noto agli altri.

Allo stesso modo, le reazioni eccessive di gioia possono sembrare un po' esagerate. Ancora una volta, l'emozione è cruciale per interazioni di successo con gli altri. Ad esempio, se ti viene detto che hai ottenuto il lavoro di un'intervista, va benissimo sorridere e mostrare il tuo apprezzamento. Mantenere una faccia seria non invierà il segnale giusto al tuo intervistatore.

Durante un appuntamento, per esempio, potresti evitare di sorridere troppo. Certo, potresti uscire con il ragazzo o la ragazza dei tuoi sogni, ma esagerare potrebbe mettere a disagio l'altra persona. Al contrario, se non mostri alcun tipo di emozione, potresti inviare segnali contrastanti. L'altra persona potrebbe avere la sensazione che non ti piaccia e quindi mandare a monte l'appuntamento.

Se ti capita di ritrovarti con una persona che è riluttante a esprimere le emozioni, allora potresti provare a suscitare delle risposte emotive. Ad esempio, potresti provare a sorridere un po' di più. Forse potresti provare a guardarli negli occhi. Certo, potrebbe non essere facile, ma almeno stai facendo uno sforzo per rompere il ghiaccio.

In definitiva, il linguaggio del corpo, come tutte le comunicazioni non verbali, è radicato nella nostra istintiva necessità di comunicare ciò che sentiamo veramente. Quindi, ti incoraggio a prestare molta attenzione alle tue interazioni. Ci sono allenatori a cui piace filmare i propri allievi mentre interagiscono con gli altri. Questa prospettiva in terza persona può aiutarti a capire meglio come stai comunicando, come puoi ottenere informazioni più approfondite sul tuo stile personale e, di conseguenza, come modificare i tuoi gesti.

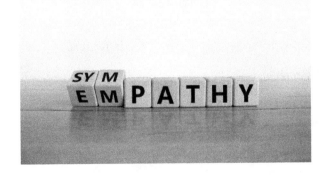

Capitolo 3. Empatia

L a consapevolezza è la capacità di percepire con precisione i tuoi sentimenti, qualità, vincoli, attività e vedere come questi influenzano gli altri intorno a te.

1. Consapevolezza

Vantaggi:

Migliora la probabilità che tu ti occupi e utilizzi con successo di input preziosi. Conoscendo le tue qualità e le tue carenze puoi migliorare la presentazione della tua associazione, ad esempio, puoi assumere persone che si comportano bene in territori in cui operi.

Sviluppa consapevolezza da:

Tenere un diario delle circostanze che hanno attivato in te sensazioni fastidiose, ad esempio indignazione, meditazioni e pratiche durante quelle circostanze. Con questi dati, puoi inquadrare una comprensione dei tuoi sentimenti e delle tue risposte e lavorare verso l'auto-orientamento. Accettare input da parte dello staff, in quanto ciò può mostrare come gli altri ti vedono e allo stesso modo ti indirizza verso soluzioni mirate.

2. Auto-orientamento

L'auto-orientamento ti consente di affrontare con astuzia i tuoi sentimenti e le tue forze motrici, appari o controlli determinati sentimenti facendo affidamento su ciò che è essenziale e vantaggioso per la circostanza. Ad esempio, invece di urlare ai tuoi lavoratori, puoi scegliere a quali incarichi possono essere designati.

Vantaggi:

L'auto-orientamento acquisisce il rispetto e la fiducia.

Utile quando ci si adegua al cambiamento.

Ti consente di rispondere giudiziosamente.

Sviluppa l'auto-orientamento da:

Assumersi la responsabilità in caso di errori commessi. Al contrario di accusare gli altri, ammetti che la colpa è tua. Ti sentirai meno dispiaciuto e il tuo gruppo ti considererà per questo. Reagire alle circostanze senza intoppi poiché la tua corrispondenza è sempre più avvincente quando sei in questo stato e questa inclinazione si diffonderà ad altre persone. Le procedure di respirazione, ad esempio la respirazione controllata, possono essere una pratica utile.

3. Simpatia

Per avere metodi comprensivi puoi distinguere e comprendere i sentimenti degli altri, ad esempio immaginandoti nella posizione di un'altra persona.

Vantaggi:

Ti dà una comprensione di come si sente un individuo e perché è convinto a raggiungere un particolare obiettivo. Pertanto, la tua empatia e la tua capacità di aiutare qualcuno aumenta poiché reagisci in modo mirato alle sue preoccupazioni.

Particolarmente utile nel trasmettere input utili.

Essere comprensivi mostra al tuo gruppo che gli concedi un pensiero. Ad esempio, se un capo risponde indignato dopo aver scoperto che un suo collaboratore è arrivato in ritardo a causa di un problema familiare, il gruppo probabilmente sarà contrariato nei confronti del capo. Sarebbe invece ideale, per il capo, comprendere e concordare un piano di lavoro con il lavoratore, dandogli magari la possibilità di fare delle ore extra per far sì che completi il proprio lavoro. I collaboratori ti considereranno di più e in tal senso migliorerà anche il loro lavoro.

Per creare empatia:

Immaginati nella posizione di un'altra persona. Indipendentemente dal fatto che non abbiate riscontrato una circostanza analoga, ricordate una circostanza in cui avete sentito una sensazione simile che il vostro collaboratore sta vivendo. Lavora per sintonizzarti con i tuoi collaboratori senza intrometterti. Guarda i tuoi lavoratori e cerca di capire come si sentono.

Non trascurare mai i sentimenti dei tuoi lavoratori, ad esempio, se un collaboratore sembra sconvolto, affrontalo e comprendilo

Cerca sempre, prima di capire e successivamente sviluppare un giudizio. Ad esempio, potresti inizialmente sentirti irritato nei confronti di un lavoratore che sembra freddo e imparziale. Tuttavia, dopo aver scoperto gli effetti negativi del suo disagio, potresti sentirti più riflessivo. Per sviluppare la tua empatia mantieni aperta la tua comunicazione non verbale e controlla la tua voce per mostrare la tua verità.

4. Ispirazione

L'essere stimolati comprende l'avere una carica da ciò che fai, andare nella direzione del raggiungimento dei tuoi obiettivi e non essere persuaso dal denaro o da altro.

Vantaggi:

- Riduce la probabilità di ritardo.

- Sviluppa la gestione della paura.

- Ti stimola indipendentemente dal fatto che tu abbia difficoltà.

- Ti concentra sul raggiungimento dei tuoi obiettivi.

- Si diffonde al gruppo.

Per espandere la tua ispirazione:

Tieni a mente per quale motivo stai assumendo questo impegno, pensa al motivo per cui all'inizio ne avevi bisogno. Stabilisci nuovi obiettivi nel caso in cui tu ne abbia bisogno. Rimani idealista alla luce del fatto che per essere persuaso devi esserne certo. In ogni caso, quando c'è una sfortuna o un test, distingui un fattore positivo, c'è praticamente sempre.

Per espandere l'ispirazione dei tuoi lavoratori chiarisci perché sono significativi, questo darà loro un senso di direzione.

5. Abilità sociali

Le capacità sociali di successo comprendono la supervisione delle connessioni in modo tale da favorirne l'associazione.

Vantaggi:

Le attitudini sociali di successo ti inducono a costruire affinità con i tuoi lavoratori e ad acquisire la loro stima e affidabilità. I collaboratori confideranno in te.

Nel momento in cui cooperate con i vostri lavoratori, potete distinguere l'approccio più ideale per soddisfare le loro esigenze individuali e riconoscere come le loro capacità possono essere utilizzate per raggiungere gli obiettivi prefissati. Il personale si sentirà bene, mostrandoti i loro piani e parlando delle loro preoccupazioni.

Migliora le abilità sociali di:

Costruire le tue capacità relazionali. Possono sorgere problemi se c'è una corrispondenza terribile, ad esempio falsi impressioni che sconvolgono i collaboratori. Sintonizzati sull'input per capire cosa focalizzare, ad esempio, il modo in cui parli potrebbe richiedere lavoro o forse la tua comunicazione non verbale.

Capire come dare consensi e utili critiche. Partecipare e cooperare con i vostri collaboratori, poiché generalmente vi state muovendo nella direzione di un obiettivo reciproco. Costruire associazioni con i tuoi collaboratori ti aiuterà a vedere come affrontare ogni persona. Risolvi i conflitti prendendo in considerazione le circostanze da ciascuna delle prospettive in questione e tentando di trovare un compromesso che avvantaggia tutti.

L'importanza dell'empatia

1. Relazioni

L'empatia ti consente di comprendere le ispirazioni della parte opposta agli scambi. Comprendere ciò che è progressivamente significativo e ciò che è meno essenziale per loro è fondamentale per comprendere quali concessioni fare e dove mantenere la propria posizione. L'empatia ti consentirà di "vincere" negli accordi o di ottenere il miglior risultato "win-win", a prescindere dalla scelta.

2. Pensiero di configurazione

C'è una spiegazione in cui l'empatia è caratterizzata come "competenza che ci consente di comprendere e avere sentimenti simili che gli altri provano, possiamo posizionarci dal punto di vista di altri individui e associarci a come possono sentirsi riguardo alla loro preoccupazione, condizione o circostanza". Empatizzare con i clienti obiettivi consente di trovare la giusta risposta per le loro preoccupazioni.

3. Collaborazione praticabile

La cooperazione migliore, proficua e creativa si basa sulla capacità di gestire i diversi punti di vista. È la capacità di affrontare energicamente i problemi. Per questo, dovresti consentire a te stesso di essere aperto ai tuoi partner, porre domande, dare input diretti e anche ottenerli. Dipende dalla fiducia e la fiducia dipende dalla coerenza degli altri. Tale coerenza deriva dall'identificazione con i colleghi.

4. Azienda privata cognitiva

L'impresa privata consapevole dipende dalla costruzione di organizzazioni che fanno grandi risultati, credendo che risultati comuni relativi al denaro saranno il risultato comune. Per soddisfare l'impresa libera cognitiva strategica, dovresti inizialmente relazionarti con i tuoi clienti per distinguere ciò che è imperativo per loro.

5. Raccogliere speculazioni

Vari specialisti finanziari hanno varie ispirazioni per far guadagnare le organizzazioni. Le tue possibilità di far guadagnare, possono aumentare in modo esponenziale se prima di mostrare il tuo piano agli speculatori, hai lavorato per comprendere le loro esperienze, la loro storia, inclinazioni e predisposizioni. A quel punto avrai la possibilità di concentrarti su ciò che è essenziale per loro.

6. Parlando per lavoro

Ad un colloquio di lavoro, il supervisore si preoccuperà di trovare la persona giusta. Più e più volte i concorrenti si presentano ad un potenziale incontro concentrandosi su ciò che portano all'organizzazione, alla luce della comprensione, della formazione e delle attitudini passate. Comunque sia, simpatizzare con il supervisore, comprendere i bisogni della sua organizzazione e successivamente dimostrare come la tua esperienza, istruzione e abilità rispondano a quei bisogni particolari sarà prezioso per migliorare le tue probabilità di essere assunto.

7. Offerte

Numerosi negozi sono incentrati sui vantaggi del loro articolo e rifiutano di tenere in considerazione che lo stesso potrebbe non essere adatto ai clienti. Ci vuole forza mentale e coraggio per ammettere quanto sopra. In ogni caso, più che questo, ci vuole compassione per comprendere le reali esigenze dei tuoi potenziali clienti per avere la possibilità di decidere se hai la soluzione corretta per loro o che invece, potresti bruciare del tuo e del loro tempo nel tentativo, inutile, di vendere loro quello che hai.

8. Supporto clienti

Con quale frequenza ti lamentati della scarsa qualità dell'assistenza clienti? Quanto è importante avere un servizio di "assistenza clienti" che tenta veramente di comprendere la tua particolare circostanza? In un centro commerciale eccezionalmente focalizzato, l'assistenza ai clienti è un solido elemento di differenziazione. I delegati dell'assistenza clienti che si relazionano con i loro clienti, comprendono ciò che stanno vivendo e rispecchiano quelle cose nelle discussioni con loro.

9. Educare

Nel momento in cui chiedi ai giovani quale classe preferiscono, la risposta appropriata che ottieni non dipende dall'interesse che hanno sull'argomento. Piuttosto, dipende da quanto gli piace l'educatore. Più un istruttore può identificarsi con gli allievi e relazionarsi con essi, più l'educatore otterrà risultati da loro. La loro educazione, quindi, sarà significativamente più praticabile.

Come sviluppare l'empatia nella tua vita quotidiana

Compassione è una parola che viene utilizzata regolarmente da numerosi individui. Normalmente ci si rende conto che l'empatia è qualcosa di cui essere grati, ma non è costantemente un'esigenza nella vita delle persone. Ti sei reso conto che il 98% delle persone ha la capacità di relazionarsi con altre persone? Esistono dei casi "speciali", persone pazze, narcisisti e sociopatici che sono individui che non sono in grado di comprendere o identificarsi con i sentimenti e i sentimenti di altri individui.

Altri casi sono gli individui che fanno parte dello spettro autistico. In ogni caso, molte persone ritengono che gli individui che appartengono allo spettro autistico, siano ancora in grado di identificarsi con i sentimenti di altri individui, anche se forse non in modo convenzionale.

Mentre gran parte della popolazione è attrezzata per l'empatia, alcune volte il suo atto è limitato. In ogni caso, cos'è la simpatia e per quale motivo è significativa?

Sarebbe possibile creare l'empatia o siamo convinti che siamo portati ad averla? Alcune persone sono normalmente più brave di altre? È veramente significativo, come certi individui affermano, che è come provare la compassione? Dovremo approfondire.

Che cos'è l'empatia?

In termini semplici, l'empatia è la capacità di comprendere le cose dal punto di vista di qualcun altro. È la capacità di condividere i sentimenti e i sentimenti di un'altra persona e capire per quale motivo stanno provando quelle emozioni.

Numerosi individui celebri hanno discusso del significato di comprensione e compassione. Maya Angelou una volta dichiarò: "Penso che nel complesso abbiamo compassione. Ma potremmo non avere abbastanza audacia per dimostrarlo."

Albert Einstein affermò: "L'armonia non può essere mantenuta con la costrizione, deve essere realizzata dalla comprensione".

Il precedente presidente Barack Obama ha dichiarato: "La maggiore carenza che abbiamo attualmente nel nostro popolo e sul pianeta è proprio una carenza di empatia. Abbiamo un bisogno straordinario di individui che hanno la possibilità di vedere le cose dal punto di vista di un'altra persona e vedere il mondo attraverso i loro occhi ".

Vari tipi di empatia

Nel tentativo di caratterizzare ciò che è empatia, gli individui hanno fatto varie classificazioni. Secondo alcuni studiosi, ci sono tre tipi di empatia: intellettuale, entusiasta e simpatica.

Empatia soggettiva. L'empatia soggettiva è la capacità di vedere come si sente un'altra persona e di capire cosa potrebbe pensare.

Empatia appassionata o compassione affettiva. La compassione entusiastica allude alla capacità di condividere i sentimenti di qualcun'altro. Ciò significa che quando vedi un'altra persona soffrire, soffri anche tu.

Empatia premurosa o preoccupazione empatica. La cura della compassione è il punto in cui si tramutano le emozioni in attività. Supera la comprensione e l'identificazione con le circostanze di altri individui, spingendo una persona a realizzare qualcosa.

Per quale motivo È IMPORTANTE L'EMPATIA?

L'empatia è significativa in quasi ogni parte della vita di tutti i giorni. Ci consente di provare simpatia per le altre persone, identificarci con compagni, amici e familiari, associati ed estranei, e ha un enorme vantaggio sul mondo.

NELLA VITA PERSONALE

In che modo l'empatia aiuta nella vita familiare di un individuo?

Le connessioni richiedono supporto, cura e comprensione. Nel caso in cui un compagno di vita in un matrimonio rinuncia a vedere le cose dal punto di vista dell'altro, probabilmente nasceranno problemi coniugali. I due individui in una relazione portano i loro pensieri, incontri, benefici e battaglie. Non bisogna sottovalutare l'importanza di tentare di identificarsi con le reciproche emozioni e punti di vista.

NELLA VITA LAVORATIVA

In che modo l'empatia è significativa nell'ambiente di lavoro?

Per alcune persone, un ambiente di lavoro è un luogo di cooperazione. Per le cose che richiedono uno sforzo collettivo, è fondamentale mettere da parte lo sforzo di identificarsi con i singoli. Utilizzare l'empatia è un elemento cruciale di una relazione lavorativa regolare. Senza di essa, è molto più semplice cadere in dibattiti e contrasti. I manager che hanno bisogno di empatia probabilmente esporranno i loro collaboratori a pratiche ingiustificate. I capi che non hanno empatia potranno spingere i collaboratori a lavorare su ciò che non è ragionevole o potrebbero essere eccessivamente spietati quando un lavoratore commette un errore. Una maggiore empatia permetterà di avere un ambiente "sano" e collaboratori che riusciranno ad esprimere le proprie doti e capacità.

PER IL MONDO

In che modo l'empatia influenza il mondo?

La simpatia da un punto di vista mondiale è interminabilmente significativa, in particolare quando richiede empatia. Questo tipo di empatia spinge le persone a fare un grande passo e aiutare il prossimo in caso di gravi catastrofi. Gli individui sono desiderosi di aiutare gli altri, anche se sconosciuti, alla luce del fatto che si rendono conto che poteva capitare a loro la stessa cosa. Senza simpatia empatica, il mondo sarebbe molto più oscuro e meno pratico dove vivere.

LE PERSONE NASCONO CON L'EMPATIA O POSSONO SVILUPPARLA?

Mentre ci sono alcune prove che la capacità di relazionarsi segua l'inclinazione ereditaria, è provato che l'empatia è una competenza che può essere ampliata o diminuita. Uno dei modi migliori per diventare empatico è che dovremmo essere preparati da bambini. La compassione è un pezzo di istruzione noto come "intuizione entusiastica". Insegnare ai bambini a pensare al modo in cui gli altri si sentono è un metodo decente per aiutarli a creare empatia.

Nel caso in cui un giovane faccia del male a un altro bambino, è utile chiedere al bambino cosa pensa abbia provato l'altro. Puoi chiedere loro come si sarebbero sentiti se qualcuno li avesse trattati in quel modo. Potrebbero essere perseguitati o feriti? Sarebbero tristi o irati se qualcuno li avesse trattati in modo inadeguato?

Questa linea di pensiero può anche essere utilizzata per cose positive. Ad esempio, la condivisione è una parte significativa delle istruzioni di un bambino piccolo. I giovani sono spesso istruiti a condividere poiché a loro piace quando altri condividono con loro. È tutt'altro che difficile istruire i bambini a trattare gli altri con gentilezza poiché anche loro vorrebbero essere trattati con simpatia.

IL METODO PIÙ EFFICACE PER MIGLIORARE IL TUO LIVELLO DI EMPATIA

Mentre è più semplice preparare un individuo dall'adolescenza ad essere empatico, è anche fattibile per gli adulti costruire i loro gradi di compassione. Di seguito sono riportati alcuni modi diversi che aiuteranno a migliorare la compassione di un individuo.

- Esaminare la FANTASIA LETTERARIA

In tutta onestà, esaminare la finzione può davvero costruire la tua compassione. Nuove riflessioni mostrano che quando gli individui leggono la finzione, le loro menti si sentono davvero come se stessero entrando in un altro mondo.

La spiegazione di questa rivelazione è fondata sul fatto che mostra che gli individui possono relazionarsi con individui che appartengono a contesti molto differenti dalla loro realtà. Gli individui possono identificarsi con altri individui che conducono esperienze completamente uniche in relazione alle proprie. Ad esempio, persone dagli Stati Uniti potrebbero leggere un libro su un individuo in Cina e capire come relazionarsi con loro dalla parte opposta del pianeta.

In un articolo su questo tema, The Guardian afferma: "Nella finzione possiamo comprendere le attività dei personaggi dalla loro prospettiva interna, andando nelle loro circostanze e cervelli, in contrapposizione alla prospettiva più esterna su di loro che di solito abbiamo". Sintonizzarsi sugli altri è un metodo generalmente eccellente per creare simpatia. Nel momento in cui mettiamo da parte lo sforzo di sintonizzarci sulle cose che gli altri ci stanno rivelando, è un metodo semplice per vedere come pensano e sentono.

L'ascolto si realizza meglio quando mettiamo da parte le nostre stesse considerazioni e valutazioni e consideriamo con attenzione ciò che qualcun'altro sta affermando. Allo stesso modo possiamo dare una dimostrazione superiore di ascolto quando mettiamo da parte cellulari, tablet o altro. Nel momento in cui dedicheremo tutta la nostra attenzione agli altri, li faremo sentire come se fossero pensati e questo ci offrirà la possibilità di comprendere davvero la loro prospettiva.

- SFORZATI DI COMPRENDERE LE PERSONE CON DIVERSI PARERI E CREDENZE

Per alcuni, è molto più semplice relazionarsi con le persone che sono nel loro "cerchio". Alla fine della giornata, è molto più semplice fidarsi o comprendere le persone che crediamo ci assomiglino. Questo tipo di ragionamento può essere positivo nell'ambiente di lavoro, oppure potrebbe soffocare l'empatia premurosa per gli esterni alle nostre conoscenze.

Per sfidare questo tipo di ragionamento un individuo potrebbe aver bisogno di sfidare idee e inclinazioni preconcette e pensare alla prospettiva di qualcun altro. Questo può essere realizzato da individui che allargano il loro cerchio e si avvicinano ad altri, anche se normalmente non lo farebbero. Potrebbero stupirsi di scoprire che condividono molto più di quanto si aspettassero, e quasi certamente, amplieranno la loro capacità di comprensione.

Perché l'empatia è importante?

L'empatia è importante nelle relazioni interpersonali per una serie di ragioni. Vedrai la differenza che l'empatia fa nella tua vita una volta che inizi a cercarla. Nota come ti senti mentre estendi l'empatia agli altri. È una bella sensazione e ne capirai l'importanza una volta che lo farai regolarmente. Praticare l'empatia ti assicura di trattare le persone a cui tieni nel modo in cui vogliono essere trattate. Le persone non vogliono essere trattate male, quindi quando offri empatia, la sensazione dovrebbe essere buona.

Comprendere le esigenze delle persone intorno a te è importante e l'empatia ti permetterà di farlo. Quando riesci a identificare e cogliere le emozioni degli altri, puoi trovare modi per essere utili a loro. Saper reagire alle diverse emozioni è importante, motivo per cui è necessario prima capire le proprie. L'empatia ti consente di sapere come gli altri ti percepiscono nelle tue parole e azioni. Puoi capire come si sentono gli altri guardando il loro linguaggio del corpo, i segnali non verbali e le emozioni. La connessione umana è essenziale e l'empatia ti darà la connessione desiderata.

Praticando l'empatia, sarai più preparato a comprendere i segnali non verbali che gli altri esprimono. Mentre studi le tue emozioni e reazioni, presta attenzione ai segnali non verbali che stai dando. I conflitti sul lavoro o nelle relazioni personali non saranno scoraggianti perché capirai come leggere le emozioni degli altri. Leggere le emozioni degli altri ti permette di prevedere le azioni, le emozioni e le reazioni intorno a te. Puoi risolvere i problemi e risolvere meglio i conflitti a causa della tua comprensione delle emozioni. Quando guardi la situazione da un'altra prospettiva, sarai più in grado di prendere una decisione.

Puoi motivare le persone e usare l'influenza che hai per dare motivazione e ispirazione agli altri. Impara a usare la conoscenza dell'empatia per stimolare gli altri all'azione. La comunicazione diventerà più semplice e ti permetterà di convincere gli altri del tuo punto di vista.

La negatività sarà più facile da gestire perché puoi capire le paure e le motivazioni delle persone che ti circondano. Quando incontri negatività, è più facile tollerare e distogliere lo sguardo se sai cosa lo sta causando. Essendo percettivo e concentrandoti su come si sentono le persone intorno a te, puoi riformulare la negatività e offrire aiuto.

Vantaggi dell'empatia

Perché l'empatia è importante? Probabilmente ti starai chiedendo se ci sono dei benefici. Praticando l'empatia, qualcun altro beneficia, e anche tu. Di seguito sono riportati i principali vantaggi della pratica dell'empatia.

Costruire migliori connessioni sociali

L'empatia ti consente di capire le persone intorno a te e, di conseguenza, le tue connessioni sociali diventeranno più forti. Quando inizi a cercare le emozioni e i sentimenti che provano gli altri, noterai che le relazioni che sperimenti stanno migliorando.

Impara a regolare le emozioni

Praticando l'empatia e imparando le emozioni degli altri, sarai in grado di regolare le tue emozioni. Quando capisci cosa stai provando e come stai reagendo, sarai in grado di controllarti in situazioni stressanti.

Promuovere il comportamento d'aiuto

Uno degli aspetti dell'empatia è notare nelle altre persone il loro dolore. L'empatia ti incoraggia a voler aiutare gli altri che hanno difficoltà. Quando si dimostra questo comportamento, è più probabile che le persone seguano l'esempio. L'effetto domino è magnifico e l'empatia ha il potenziale per avere un impatto sul mondo.

Permette sentimenti positivi

Sentendo ciò che sentono gli altri e aiutandoli, avrai sentimenti positivi su te stesso. I sentimenti positivi hanno anche il potere di ridurre lo stress e l'ansia. Quando ti concentri sul positivo, puoi quindi diffondere quelle vibrazioni.

Consente una maggiore consapevolezza di sé

Entrare in contatto con le tue emozioni, comprendere e diventare consapevoli di come reagisci in diverse situazioni e imparare come si collegano ti renderà più autocosciente. Quando hai una maggiore consapevolezza di te stesso, inizi a guardarti in modo diverso. Sapendo di entrare in contatto con te stesso, la tua identità si cementerà e aumenterai la fiducia in te stesso.

Strumento per la risoluzione dei conflitti

L'empatia ti consente di risolvere meglio i conflitti e in modo più efficace. Comprendendo come e quali emozioni e sentimenti provano gli altri, diventerai più consapevole del conflitto in aumento. Avrai anche migliori capacità e strumenti per risolvere i conflitti in modo positivo e soddisfacente.

Favorisce la creatività

Essere in sintonia con le tue emozioni ti permetterà di far crescere la tua creatività. Le persone empatiche tendono ad essere più creative perché sentono le emozioni che li circondano e usano quelle emozioni per far emergere qualcosa di bello e creativo.

Allarga la nostra prospettiva

Come accennato in precedenza, la nostra prospettiva è ampliata e siamo in grado di guardare il punto di vista di un altro individuo. Praticando questo, possiamo ampliare la nostra prospettiva del mondo, i problemi e le opinioni degli altri e le nostre idee.

Aumenta il supporto della comunità

L'empatia riunisce le comunità. Le persone che sono affini ed empatiche si uniranno per creare un ambiente favorevole. Queste persone lavoreranno insieme per rendere la comunità solidale e benefica per gli altri.

Ti permette di sentirti connesso

L'empatia ti connette ad altre persone perché stai vivendo le loro emozioni, sentimenti e reazioni. Collegandoti a loro, stai espandendo chi sei. Le connessioni favoriscono un senso di appartenenza, che aiuta le persone a sperimentare meno solitudine.

Promuove l'apertura

Abbiamo parlato di interessarsi agli estranei perché quando lo fai, ti apri con te stesso. L'apertura espande il tuo senso di sé e ti consente di sentirti a tuo agio in una varietà di situazioni.

Crea sentimenti calmi

Quando puoi anticipare cosa proverai in una situazione, come ti comporterai, come reagiranno gli altri e come si sentiranno, sentirai un senso di calma. I sentimenti ansiosi diminuiranno man mano che diventerai più consapevole di ciò che accade intorno a te.

Permette maggiore intimità

Quando inizi a sperimentare l'apertura, noterai anche l'intimità crescente nelle tue relazioni. Sentirsi a proprio agio ti consentirà di essere vicino alle persone amate, più di quanto tu abbia fatto in passato.

Promuove l'accettazione

L'empatia ti aiuta ad accettare gli altri e te stesso. Cercare e comprendere chi ti circonda ti consente di praticare la tolleranza e l'accettazione. Ti ritroverai a mettere in discussione le opinioni, gli stereotipi e i pregiudizi che hai, permettendoti di vedere le persone e non l'etichetta.

Crea sentimenti di fiducia

Aprirsi agli altri consente loro di sentirsi come se potessero fidarsi di te. Quando impari a leggere le altre persone in base alle loro emozioni e ai loro sentimenti, sei in grado di discernere meglio di chi ci si può fidare.

L'empatia sarà l'abilità più importante che sviluppi durante questo processo. Imparando a entrare in empatia con gli altri, capirai come funziona il mondo, i punti di vista diversi dai tuoi e vivrai una vita più ricca. Esprimendo empatia, crescerai come persona e le tue relazioni miglioreranno. Sviluppare questa abilità ti servirà in ogni area della tua vita.

Capitolo 4. Gestione della rabbia

R abbia, un'emozione umana di base vissuta da tutti. È innescata da una situazione spiacevole, una ferita, un fastidio, maltrattamenti, un tradimento o stress. La rabbia è un'emozione forte e talvolta difficile da controllare. Alcune persone esprimono la loro rabbia, fanno una breve pausa per calmarsi, riprendersi e vanno avanti. Altri nutrono la loro rabbia per molto tempo dall'evento che l'ha generata, ci si aggrappano, a volte per anni. Come bambini, siamo esposti a come gli adulti intorno a noi esprimono la loro rabbia. Copiamo questo comportamento. Oggi c'è una società molto ansiosa, inquieta e con espressione di rabbia. Molte persone, attraverso la loro educazione, pensano che sia improprio esprimere direttamente la rabbia. Viene loro insegnato che la rabbia è intollerabile e pericolosa. Queste persone hanno una sfiducia nella rabbia, la reprimono o la ignorano e quindi esprimono la loro rabbia indirettamente.

La soglia della rabbia varia per ognuno di noi. La rabbia per alcune persone è lenta, ma esplosiva quando alla fine viene esposta. Molte persone mostrano la loro rabbia in maniera istantanea. Succede immediatamente e senza preavviso, innescato da ciò che sarebbe considerato piccolo e incidentale da alcuni ma enormemente scoraggiante per coloro la cui rabbia divampa in un batter d'occhio. Alcune persone raramente si arrabbiano mentre altre si arrabbiano sempre.

Ci sono esperti che indicano che la frequenza con cui un adulto medio prova rabbia è di circa una volta al giorno, mentre si sente irritato circa tre volte al giorno. C'è anche un punto di vista espresso dagli specialisti della gestione della rabbia che suggerisce che arrabbiarsi quindici volte al giorno è una media realistica. (Mills, 2019)

La rabbia è un'emozione che, quando controllata e gestita, può essere costruttiva, mentre la rabbia non gestita, fuori controllo, può essere estremamente pericolosa e distruttiva.

L'idea che la rabbia come emozione sia pericolosa non è inverosimile. Le persone che esprimono la loro rabbia sono in grado di provocare una grande violenza. Tuttavia, sebbene la rabbia possa essere definitivamente abusata, è più che un'energia dannosa. La rabbia è una parte significativa del nostro meccanismo di autodifesa e di autoconservazione. Le persone che non si arrabbiano non sono in grado di difendersi. Questo è il motivo per cui la rabbia espressa in modo controllato è importante. Imparare come esprimere correttamente la propria rabbia, in modo sano e deferente, è ciò che le persone devono imparare. Ci sono modi in cui puoi esprimere rabbia senza che sia incontrollata, che influisce sulla tua salute, le tue relazioni e la tua capacità di essere (Mills, 2019).

Praticamente, la rabbia è un'indicazione che c'è qualcosa di sbagliato in ciò che ti circonda e attira la tua attenzione. Ti fa agire e correggere ciò che è sbagliato. Quando la rabbia è controllata e gestita, la sensazione di essere infastiditi o arrabbiati non impone risultati negativi o dannosi sulla salute o interpersonali.

Rabbia e suoi effetti

La rabbia incontrollata è dannosa sia per il destinatario della rabbia sia per la persona che la esprime. Le persone la cui rabbia è incontrollata alienano e distruggono i rapporti con la famiglia, gli amici e i colleghi. La rabbia incontrollata può far perdere il lavoro a una persona e ha un impatto negativo sulla sua salute emotiva e fisica. La loro rabbia fa male alle persone e poi, il giorno dopo, si chiedono perché siano evitati o si trovino non invitati agli eventi a cui normalmente parteciperebbero. Crea isolamento dagli altri La loro rabbia è distruttiva per coloro che li circondano e per sé stessi.

Il modo in cui sei in grado di gestire la tua rabbia ha conseguenze molto importanti per la tua salute e benessere. Quando ti arrabbi, attivi anche gli altri ad arrabbiarsi, è difensivo. C'è un aumento della pressione sanguigna e gli ormoni dello stress iniziano a salire. A volte, si verifica la violenza. La rabbia aggressiva e antagonista può creare problemi di salute e persino la morte prematura. Questi sono solo alcuni dei motivi che dimostrano che imparare a controllare e gestire correttamente la rabbia fa bene a te mentalmente, fisicamente e socialmente (Mills, 2019).

Rabbia e sua Psicologia

La risposta automatica e naturale al dolore, sia emotivo che fisico, è la rabbia. Può accadere perché una persona è malata, ha la sensazione di essere respinta, la sensazione di essere in pericolo o di subire una perdita. Non importa quale sia il dolore, ciò che è significativo è che il dolore che si prova non è piacevole. La rabbia non si verifica mai da sola ma si verifica quando segue sentimenti di dolore. È considerata un'emozione indiretta. Di per sé, il dolore non è sufficiente per far arrabbiare qualcuno. Succede quando c'è una combinazione di dolore e pensieri generati dalla rabbia. Possono essere ipotesi, valutazioni, un'errata interpretazione, valutazioni personali, il tipo di pensieri che possono scatenare la rabbia. In questo senso, si può considerare la rabbia come un'emozione sociale (Mills, 2019).

Un'emozione sostitutiva

Le persone si arrabbiano per evitare di provare dolore. Le persone cambiano i loro sentimenti di dolore in rabbia perché preferiscono provare quest'ultima piuttosto che provare dolore. Questo può essere fatto consciamente o inconsciamente. Ci sono numerosi vantaggi nell'essere arrabbiati piuttosto che sopportare un dolore. La rabbia può essere una distrazione perché quando le persone soffrono, si concentrano su di essa. La distrazione della rabbia allevia il dover pensare al dolore. Le persone arrabbiate pensano a una o più persone che hanno causato il loro dolore e le hanno danneggiate. Questo è uno spostamento dell'attenzione della persona arrabbiata dal concentrarsi sul suo dolore. Protegge temporaneamente le persone arrabbiate dal dover affrontare i veri sentimenti di dolore e, invece, si concentra sulle persone con cui sono arrabbiati. Essere arrabbiati può nascondere la realtà di una situazione che può provocare paura o che genera sentimenti di indifferenza (Mills, 2019).

Oltre a offrire un buon diversivo, generare il sentimento di rabbia sviluppa sentimenti di potere, superiorità morale e giustizia, non esistenti quando si soffre. È raro che una persona si arrabbi con qualcuno che non li ha feriti in modo importante. La rabbia è diretta solo a coloro che hanno fatto del male a un altro.

Le persone arrabbiate di solito sentono che la loro rabbia è giustificata. Tuttavia, non è così che gli altri lo vedono e non sono d'accordo. Esiste un giudizio sociale sulla rabbia di una persona che genera conseguenze. Sebbene una persona arrabbiata si senta giustificata nell'agire in modo aggressivo verso un altro, le persone potrebbero non vederlo in quel modo. Se l'atto di rabbia fosse commesso illegalmente, un giudice e una giuria non vedrebbero la rabbia giustificata e la persona arrabbiata andrà in prigione. Se un marito, una moglie o un altro, non concordano sul fatto che la rabbia sia giustificata, un matrimonio o una relazione potrebbe avere problemi o potrebbe finire (Mills, 2019).

41

Rabbia, costi e benefici: emotivo, sociale e sanitario

Giustificato o no, il sentimento di giustizia che una persona collega alla rabbia fornisce un forte sollievo. Una persona può sentirsi meglio provando rabbia, piuttosto che riconoscere i sentimenti di dolore associati e sentirsi vulnerabile. Può usare la rabbia per cambiare i sentimenti di impotenza e indifferenza in sentimenti di potere e controllo. Alcune persone trasferiscono tutti i loro sentimenti indifesi e vulnerabili nella rabbia, così non devono affrontarli. Questo trasferimento di sentimenti viene fatto senza nemmeno rendersene conto. Sebbene una persona sia distratta dal sentirsi indifesa o vulnerabile, si sente comunque vulnerabile ad un certo livello e la rabbia non può far scomparire questi sentimenti. Alla fine, la rabbia non porta risoluzione o affronta i problemi che hanno causato alla persona i sentimenti di indifferenza e vulnerabilità, ma può generare nuovi problemi che includono problemi di salute e sociali (Mills, 2019).

Gestire la tua rabbia

C'è un aiuto per coloro che scoprono che non possono o non sanno come controllare la propria rabbia. Tale aiuto si trova in un programma per la gestione della rabbia che comprende procedure per esercitarsi e corrispondenti interventi che hanno lo scopo di aiutare le persone arrabbiate ad imparare i modi per gestire la propria rabbia e tenerla sotto controllo. La gestione della rabbia ha un certo numero di livelli che sono implementati per aiutare una persona arrabbiata a capire meglio da dove proviene la sua rabbia. Inizia con una conversazione sulla causa della rabbia e sugli effetti della stessa sul benessere emotivo, fisico e sociale delle persone.

Le tecniche di gestione della rabbia non genereranno i risultati desiderati se utilizzate solo casualmente. Affinché siano efficaci, devi impegnarti a praticarli e usarli in modo coerente, solo così i loro effetti avranno l'opportunità di influenzare positivamente la tua vita.

Dieci suggerimenti per la gestione della rabbia

1) Pensa prima di parlare: conta prima fino a dieci, se devi. È facile dire qualcosa di spiacevole che non puoi riprendere quando sei al centro di una discussione. Prendersi qualche momento per pensare a come esprimere la propria rabbia prima di parlare è il modo migliore di procedere. Lascia che gli altri coinvolti facciano lo stesso.

2) Esprimi la tua rabbia quando ti senti calmo: una volta che ti senti abbastanza calmo e puoi pensare con la mente più serena, esprimi la tua irritazione in un modo non convenzionale, ma deciso. Esprimi le tue esigenze e preoccupazioni in modo diretto e chiaro senza danneggiare i sentimenti degli altri o cercare di esercitare alcun controllo su di essi.

3) Elimina la rabbia dal tuo sistema: essere fisicamente attivi aiuta a ridurre lo stress e l'ansia che possono farti arrabbiare. Trascorri del tempo facendo attività fisiche come correre, camminare o fare un giro in bicicletta.

4) Pausa: concediti una pausa. Fai delle brevi pause nei momenti della giornata che potrebbero essere più stressanti, così sarai in grado di gestirle.

5) Individua le soluzioni: fai un passo indietro e concentrati su ciò che ti fa arrabbiare piuttosto che reagire ed esplodere. C'è un casino nella camera da letto di tuo figlio e ti spinge oltre il limite della rabbia? Semplice, chiudi la porta. Ricorda che arrabbiarsi non è la soluzione di nulla e non farà che peggiorare le cose.

6) Usa l'umorismo: la rabbia è come un pallone pronto a scoppiare. Lascia uscire l'aria. L'umorismo può sfumare la tensione che va di pari passo con la rabbia. Ti aiuta anche a guardare effettivamente ciò che ti fa arrabbiare, che a volte possono essere aspettative non realistiche. Stai lontano dal sarcasmo, che non è umorismo. Può anche ferire i sentimenti di un altro e peggiorare le cose

7) Attenersi alle dichiarazioni "Io": utilizzare la parola "Io" ed evitare di dare la colpa ed aumentare la tensione. Sii specifico ed educato. È meglio affermare che sei arrabbiato per una situazione particolare piuttosto che farlo in modo accusatorio.

8) Nessun rancore trattenuto: consentire alla rabbia e altri sentimenti negativi di svilupparsi, può allontanare i sentimenti positivi e possono inghiottirti in una sensazione di ingiustizia o risentimento. Tuttavia, perdonare qualcuno che ti ha fatto arrabbiare libera la tensione dettata dalla rabbia, ed entrambi potete imparare dalla situazione.

9) Pratica rilassamento: il rilassamento muscolare e la respirazione profonda possono aiutare quando il tuo umore inizia a ribollire.

Immagina una scena tranquilla, ripeti una parola o una frase che ha un effetto calmante, ascolta musica rilassante, fai yoga, medita, scrivi un diario. Fai tutto ciò che è necessario per rilassarti.

10) Cerca aiuto quando necessario: il controllo della rabbia a volte può essere una sfida per tutti. Se ritieni di avere difficoltà a gestire il tuo temperamento e le tue esplosioni di rabbia sembrano essere incontrollate, fai cose che fanno male agli altri e in seguito ti dispiace, cerca aiuto per i tuoi problemi di rabbia. Ti aiuterà a capire perché la tua rabbia è incontrollata e sarai in grado di capire meglio cosa fare al riguardo.

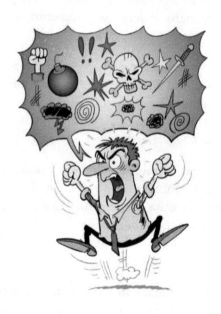

"Non trasformare la tua rabbia in un'arma, l'unico ad esserne ferito sarai tu."

Wesley D'Amico

Capitolo 5. Ansia

Come la rabbia, l'ansia è una di quelle emozioni negative che in realtà agisce come un meccanismo di difesa per proteggerci. È una risposta biologica allo stress. Il concetto di stress è stato probabilmente reintrodotto nella società circa dieci anni fa, ma è qualcosa che è sempre stato presente per tutto il tempo in cui gli esseri umani sono esistiti. Se si effettuano confronti, la differenza principale tra epoche precedenti e ora è la fonte di stress. Ci sono numerosi fattori scatenanti di stress nel mondo in cui viviamo oggi, e a causa del modo in cui la società moderna è strutturata così come i progressi che abbiamo fatto nei settori della tecnologia, questi stressanti sono proprio nelle nostre case. Questo probabilmente spiegherebbe perché lo stress è uno dei disturbi mentali più comuni nel mondo di oggi.

Gli stressanti potrebbero essere qualsiasi cosa, dal tuo lavoro, dalla tua relazione, dai tuoi problemi di denaro alla vera minaccia di pericolo. L'ansia aiuta fondamentalmente a far fronte a situazioni stressanti, e non deve essere confusa con la paura, che attiva il tuo istinto di sopravvivenza in situazioni in cui senti che la tua persona è minacciata. Va bene sentirsi ansiosi di certe cose. Ti tiene vigile e ti aiuta a prepararti per qualsiasi cosa ti stia dando apprensione. Tuttavia, quando questi sentimenti di ansia sembrano paralizzarti e impedirti di intraprendere le tue normali attività di routine, hai virato in un disturbo d'ansia.

L'ansia è spesso radicata nella paura, e può iniziare a manifestarsi fin dalla prima infanzia. Un'altra causa di ansia può essere un'esperienza vissuta. Un brutto incidente che ha traumatizzato potrebbe far salire i tuoi livelli di ansia. Secondo i ricercatori, le persone che provengono da famiglie dove c'è una prevalenza di disturbi d'ansia hanno un'alta probabilità di sviluppare essi stessi un disturbo d'ansia a causa della componente genetica. Qualunque sia la fonte del disturbo d'ansia, può avere un forte impatto negativo sulla vostra esperienza di vita quotidiana.

Come la rabbia discussa in precedenza, l'ansia non è un'emozione che si desidera sradicare completamente. Mancanza di sentimenti ansiosi potrebbe portare a una situazione mentale ancora più pericolosa per voi con forti implicazioni fisiche. Senza alcuna forma di ansia, è facile diventare spericolato e mostrare totale disprezzo per la vita. Senza ansia, ti iscrivi per saltare da un aereo a mezz'aria, senza prestare attenzione alle precauzioni di sicurezza.

L'obiettivo di questo libro non è quello di impedirti di sentirti ansioso. L'obiettivo è quello di arrivare al punto in cui si affrontano apertamente quelle paure nascoste, e così facendo, si è in grado di riprendere il controllo invece di lasciare che quelle paure ti controllino. Ad ogni passo che fate in questo programma, cambiate attivamente il corso della vostra vita, da qualcuno la cui vita e importanti decisioni di vita sono state modellate dalle loro paure a qualcuno che sta deliberatamente togliendo i limiti posti sulla loro vita. E qui possiamo assistere a una brillante trasformazione e l'unica cosa spaventosa è il potenziale che avete per condurre una vita grande e avventurosa che è dettata solo da voi.

Capitolo 6. Fiducia in sé stessi

Innanzitutto, parliamo di cosa sia veramente la fiducia. Alcuni potrebbero pensare che tu sia nato con essa e che in qualche modo i genitori abbiano questo gene della "fiducia" che viene tramandato. Altri credono che la fiducia sia più un'abilità che può essere affinata. Tuttavia, per le persone che lottano costantemente con essa, a volte la vedono come una sorta di elisir magico che possono bere per sentirsi super.

In verità, la fiducia ha molti significati. Il dizionario offre non uno ma cinque significati di fiducia. È...

1. Credere in te stesso e nelle tue capacità, liberi dal dubbio.

Francesca era fiduciosa di poter fare bene nella competizione perché si era allenata incessantemente negli ultimi 9 mesi.

2. Fidarsi di qualcuno o qualcosa (che include te stesso).

La sala era di buon umore e Pietro era fiducioso nel suo partner perché avrebbe reso la presentazione un successo.

3. Un sentimento di speranza che le cose ti vengano incontro.

La maggior parte delle spose si sentono nervose prima di un matrimonio, ma Katia è fiduciosa che il suo andrà bene perché non è il tipo che si preoccupa facilmente.

4. Sotto forma di una relazione di fiducia.

Greta prese in confidenza Simone dopo aver scoperto che l'aveva segretamente aiutata per tutto il tempo.

5. Un segreto che è condiviso e affidato a qualcuno.

Chiara è molto amata perché è un'amica affidabile ed è per questo che Andrea si è sempre fidato di lei.

La tua percezione della fiducia rientra in una di queste cinque definizioni? In caso contrario, cosa pensi che significhi?

Con queste cinque definizioni in mente, puoi facilmente individuare che la fiducia non è qualcosa che ti fa "stare bene". Piuttosto, si tratta principalmente di convinzione, certezza e speranza. In breve, ecco come possiamo definirla:

La fiducia è credere nella tua capacità di prendere la decisione giusta e fare i passi giusti in una determinata situazione, non importa quanto difficile o facile sembri. Naturalmente, avendo la fiducia necessaria per superare le sfide della vita, non c'è nulla di sbagliato nel sentirsi bene al riguardo. Puoi persino pensarlo come un effetto collaterale positivo.

Come misurare il tuo livello di fiducia

Se vuoi conoscere il tuo attuale livello di fiducia, forse ti potrebbe piacere fare questo breve test. Sarà un'ottima idea scrivere le tue risposte in un diario. In questo modo, puoi dargli un'occhiata più avanti in futuro e vedere come ti sei evoluto da allora. Prima di iniziare, tieni presente che non esiste una risposta giusta o sbagliata. Sii onesto con te stesso in quanto puoi rivelare gli aspetti della tua vita con un impatto sulla tua autostima.

Tocca la tua fiducia interiore

Tutti, te compreso, hanno provato la sensazione di essere molto energici, coraggiosi e potenziati in determinati momenti della loro vita. Non importa se non riesci a ricordare completamente quel momento in questo momento, perché ciò che conta di più è che puoi sperimentarlo di nuovo. Se vuoi sapere come attingere alla tua fiducia interiore, qui ci sono strategie efficaci che puoi applicare in questo momento.

Cattura i tuoi momenti di gloria

Ricordare a te stesso momenti felici della tua vita attirerà la fiducia intrappolata dentro di te. Inoltre, ricordarli ti incoraggerà a non mollare mai, perché ti invia un messaggio che sei capace di fare grandi cose. In questo momento, prova i seguenti esercizi per aiutarti a "catturare" questi momenti di gloria:

Passaggio 1: ritagliare piccoli fogli di carta, circa 3x5cm ciascuno. Crea quanti pezzi vuoi, iniziando con almeno dieci. Puoi saltare questa parte se hai già dei piccoli blocchi note.

Passaggio 2: prendi un barattolo di vetro e mettilo da parte.

Passaggio 3: su ogni foglio di carta, annota un ricordo di un tempo in cui ti sentivi orgoglioso di un risultato. Non importa quanto sia grande o piccolo, l'importante è che ti faccia stare bene.

Passaggio 4: dopo aver scritto quanti più ricordi possibile, piegali e mettili nel tuo barattolo o ciotola.

Passaggio 5: posizionare i fogli extra di carta bianca e una penna accanto ad esso. Ogni volta che vivi un altro "momento di gloria", scrivilo e mettilo nel barattolo.

Tieni questo nelle vicinanze e in vista in modo da non dimenticare la tua piccola collezione. In questo modo, puoi facilmente pescare e leggere un "momento di gloria" nella tua vita ogni volta che ne hai bisogno.

Gestisci le tue preoccupazioni

È naturale provare preoccupazione per una buona ragione. Ad esempio, preoccuparsi di un membro della famiglia che non è ancora tornato a casa entro il tempo previsto è ragionevole. Questa "paura" ti costringerà ad agire immediatamente, ad esempio chiamando le autorità.

Tuttavia, intrattenere pensieri irragionevoli e preoccupanti ti intrappolerà nella tua stessa paura e l'ansia ti impedirà di prenderti cura della tua vita. Preoccuparti per le cose che non sono più sotto il tuo controllo, come l'ansia che provi mentre aspetti i risultati dell'esame, divorerà la tua autostima e ti paralizzerà. Fortunatamente, ci sono molti modi per gestire le tue preoccupazioni e paure in modo da poter credere in te stesso e negli altri. Uno di questi è un esercizio che puoi provare subito:

Passaggio 1: chiediti: "Cosa mi fa sentire così preoccupato?"

Sii il più specifico possibile in modo da poter riconoscere e affrontare la tua paura. Ciò trasformerà il pensiero astratto in un problema che puoi risolvere.

Passaggio 2: ricorda quando hai iniziato a sentirti preoccupato per questo.

Determina la causa principale della tua paura e considera perché ti perseguita ancora oggi.

Passaggio 3: chiediti: "Posso fare qualcosa al riguardo?"

In tal caso, annotare immediatamente i passaggi da eseguire per risolvere il problema. Se è al di fuori del tuo controllo, rivolgi la tua attenzione a qualcosa di più produttivo.

Passaggio 4: crea un piano d'azione che seguirai se dovessi ricominciare a preoccuparti.

È naturale sentirsi di nuovo preoccupati per qualcosa di cui già sai di non doverti preoccupare. Tuttavia, questa volta saprai come rispondere a causa del tuo piano d'azione.

Le preoccupazioni possono sfuggire al controllo se non si accende il pensiero razionale. Aiutati immaginandoti come uno scienziato che osserva le tue preoccupazioni da una prospettiva in terza persona. In questo modo, prenderai provvedimenti concreti verso una risoluzione.

Abbandona le abitudini che distruggono la fiducia in sé stessi

Alcune abitudini mentali ti impediranno di attingere alla tua autostima. Scopri cosa sono in modo da poterli liberare delicatamente dai tuoi pensieri.

Polarizzatore

Questo tipo di modello di pensiero negativo è quando una persona non crede in un'area grigia. I perfezionisti tendono a rientrare in questa categoria "tutto o niente", motivo per cui spesso trovano difficoltà a far fronte ai fallimenti.

Come superarlo: riconoscere il fatto che l'area grigia esiste. La vita è più che zero e cento per cento, perché c'è un numero infinito di percentuali nel mezzo.

Filtraggio

Quando viene fatto un complimento o alcune critiche costruttive, la possibilità che un pessimista si concentri solo sui commenti negativi è alta. Ad esempio, se qualcuno dicesse loro che sono talentuosi ma pigri, si focalizzeranno sull'essere stati giudicati pigri. La parte di "talento" spesso non viene riconosciuta.

Come superarlo: anche se può essere automatico per te focalizzarti immediatamente sul lato negativo delle cose, puoi ancora intervenire chiedendoti: "Cosa posso imparare da questa esperienza?" Ciò attiverà immediatamente il tuo cervello per riconoscere i complimenti che hai ricevuto e i consigli che puoi utilizzare per l'auto-miglioramento.

Personalizzazione

Le persone che prendono le cose troppo sul personale hanno l'abitudine di supporre che quando qualcosa va male, gli altri li biasimeranno. È debilitante avere questo modello di pensiero perché ti impedisce di correre rischi e avere relazioni sane con gli altri.

Come superarlo: ricorda a te stesso che il mondo non ruota intorno a te. Ad esempio, solo perché qualcuno non ti ha chiamato, non significa che non sei più importante per lui. Invece di ossessionarti sulle tue ipotesi, concentrati su qualcosa di produttivo. Con il tempo, la verità verrà rivelata senza che tu debba preoccuparti di essa.

Catastrofizzare

Di fronte a una situazione difficile, pensi spesso che lo scenario peggiore sia inevitabile? Se sì, allora hai l'abitudine di catastrofizzare. Un tale schema di pensiero aumenta istantaneamente i livelli di stress e l'ansia, motivo per cui è necessario superarlo immediatamente.

Come superarlo: ogni volta che inizi a saltare a una conclusione negativa, tieni presente che un tale pensiero non è né realistico né utile per te. Invece, inspirate profondamente per calmarvi, quindi radicatevi nel momento presente. Concentrati sul miglior percorso possibile per affrontare il problema. Non cercare di prevedere un futuro che non esiste ancora.

Capitolo 7. Perché il pensiero negativo può salvare la nostra vita

Ridurre le emozioni negative

U na delle cose principali su cui dovrai lavorare per aumentare la tua intelligenza emotiva sono le tue emozioni negative. È importante assicurarsi di poter gestire eventuali emozioni negative che si presentano. L'importante è garantire che queste emozioni non finiscano per offuscare il tuo giudizio. Quindi, per poter modificare in modo efficace ciò che provi riguardo a una situazione particolare, devi iniziare cambiando la tua mentalità al riguardo.

Ci sono casi in cui potresti essere irritato dalle azioni del tuo amico. In tali situazioni, è prudente evitare di saltare a conclusioni negative. È di vitale importanza fermarsi a guardare la situazione da diverse angolazioni. Ad esempio, supponiamo che tu abbia provato a contattare il tuo amico perché non ha risposto alle tue chiamate. Esistono due modi per rispondere a questa situazione. Potresti pensare che ti stesse ignorando. In alternativa, puoi presumere che fosse occupato e che ti ricontatterà più tardi.

L'idea qui è che dovresti fare del tuo meglio per non trarre conclusioni negative. Quando sei emotivamente intelligente, sei responsabile della comprensione delle azioni altrui. Significa che devi capire le loro azioni. Osservando le cose in modo positivo, si eviteranno malintesi.

La riduzione delle emozioni negative si può anche ottenere abbassando la paura del rifiuto. Spesso, quando le cose non funzionano come previsto, restiamo devastati. Per evitare a te stesso questa delusione, assicurati di avere più modi di vedere una situazione. Il significato di avere questa percezione è che, indipendentemente da ciò che accade, hai ancora altre opzioni da valutare. Riduci la tua paura del rifiuto avendo altre opzioni.

Stai calmo

Le persone vivono lo stress nelle loro vite. La differenza sta nel modo in cui affrontano lo stress. Il modo in cui gestisci le situazioni stressanti avrà un enorme impatto sul fatto che tu possa essere percepito come reattivo o assertivo. Quando la pressione aumenta, la cosa migliore da fare è mantenere la calma. Questo ti dà spazio per riflettere su una situazione prima di intraprendere qualsiasi azione. Prendere decisioni impulsive non farà che stimolare problemi.

Adotta un modo di comunicazione assertivo

L'adozione di un metodo di comunicazione assertivo assicurerà il rispetto da parte di chi ti circonda. Essere assertivi significa che puoi esprimere con fiducia le tue opinioni senza apparire scortese o aggressivo. È fondamentale per te imparare a comunicare le tue idee senza sembrare invadente o troppo passivo.

Ascolto attivo

Quando interagisci con altre persone, è essenziale che pratichi l'ascolto attivo invece di aspettare solo il tuo turno per parlare. L'ascolto è parte integrante di qualsiasi buona comunicazione. È importante capire di cosa stanno discutendo le persone prima di unirsi alla conversazione. Il vantaggio ottenuto qui è che impedisce equivoci.

Allo stesso modo, l'ascolto attivo richiede che tu debba essere attento ai segnali non verbali di coloro che ti circondano. Il loro linguaggio del corpo può dire molto su dove sta andando la conversazione. Ascoltare attivamente ti aiuterà a dare risposte ideali e otterrai rispetto da coloro con cui stai parlando.

Etichetta le tue emozioni

Un altro suggerimento che potrebbe aiutarti a potenziare l'EQ (empatia quoziente) è l'idea di etichettare le tue emozioni. Non dovresti aver paura di identificare i tuoi sentimenti con termini specifici. Molte persone cercheranno di usare termini diversi invece di etichettare semplicemente i loro sentimenti così come sono. Invece di dire che avevi le farfalle nella pancia, sii chiaro e dì che eri nervoso. Etichettare le tue emozioni ti aiuta a capire efficacemente come ti senti. Aumenta la consapevolezza del tuo stato emotivo. Pertanto, sei nella posizione migliore per gestire i tuoi sentimenti.

Prendi la critica positivamente

Gli individui emotivamente intelligenti comprendono che esiste una buona ragione per essere criticati. Invece di essere offeso, si dovrebbero prendere le critiche positivamente. Prendere una posizione positiva offre l'opportunità di comprendere come tali critiche possano influenzare le loro relazioni. Di conseguenza, eventuali problemi emergenti possono essere risolti in modo costruttivo.

Mostra empatia

La maggior parte degli individui si affretterà a sostenere che le persone empatiche sono emotivamente deboli. Bene, questo è molto lontano dalla verità. Mostrare empatia è un tratto che dimostra che si è emotivamente intelligenti. In realtà, dimostra che si può capire cosa stanno passando gli altri e aiutarli con soluzioni pratiche.

Sii responsabile delle tue emozioni

Un'abitudine comune che è evidente nella maggior parte delle persone è il tentativo di incolpare gli altri per le loro emozioni. Spesso, quando ti senti triste, tenderai sostenere che è stato per colpa di qualcuno. Cosa significa questo? Puntare il dito verso gli altri per come ti senti, significa semplicemente che non hai il controllo. Stai permettendo ad altre persone di controllare le tue emozioni. Questo non è un attributo di una persona emotivamente intelligente.

Quindi, come ci si astiene dal dare la colpa agli altri? Bene, prima di sviluppare la percezione che la tua unica opzione sia quella di incolpare gli altri, fermati e considera il fatto che hai il controllo delle tue emozioni. Datti una ragione per capire che puoi facilmente determinare come ti senti e quanto bene rispondi alle altre persone. Sapere di avere il controllo ti dà il potere di determinare il modo migliore di rispondere a una situazione particolare. Come puoi vedere, si tratta di riformulare i tuoi pensieri.

Prendi nota dei sentimenti degli altri

La tua intelligenza emotiva sarà anche evidente attraverso il modo in cui reagisci ai sentimenti degli altri. Prima di litigare con qualcuno, fai un passo indietro e cerca di capire come si sentono. Cos'è che li fa reagire in modo così negativo? Riconoscere i sentimenti degli altri garantisce che interagisci con loro a un livello più personale. Inoltre, aiuta molto a valutare come i sentimenti delle altre persone possono avere un impatto negativo o positivo sui loro comportamenti.

Determina se i tuoi sentimenti sono amichevoli

Un altro modo efficace per aumentare il tuo EQ è valutare se i tuoi sentimenti sono i tuoi amici o nemici a seconda della situazione che stai affrontando. La tua situazione avrà un impatto enorme su come ti sentirai e possibilmente su come reagirai. Dopo aver saputo esattamente come ti senti, valuta se il sentimento è tuo amico o nemico. Ad esempio, se sei arrabbiato, la tua rabbia potrebbe essere il tuo nemico quando parli con il tuo capo. In altre situazioni, la tua tristezza può essere tua amica in quanto potrebbe ricordare l'importanza di onorare qualcosa che hai perso. Potrebbe anche essere il tuo nemico quando ti impedisce di vedere oltre i tuoi ostacoli. Il significato di differenziare i tuoi sentimenti è che sarai in una posizione migliore per regolarli efficacemente. Prendere tempo per meditare prima di fare qualsiasi mossa ti assicurerà di prendere le giuste decisioni. Alla fine, camminerai sulla strada giusta per aumentare la tua intelligenza emotiva.

Tieni traccia dei tuoi progressi

Mentre cerchi di potenziare il tuo EQ, è essenziale che tu rifletta costantemente su come vanno le tue prestazioni. Quando la giornata è finita, prenditi qualche momento per riflettere su come hai interagito con i tuoi colleghi. Confronta questo con quello che hai fatto ieri o nei giorni precedenti. Se vedi qualche miglioramento, allora stai sicuramente andando nella giusta direzione. Nelle tue relazioni, considera se stai gradualmente migliorando. Dovresti notare un grande cambiamento nel modo in cui interagisci con gli altri. Il monitoraggio dei tuoi progressi confermerà che apporti le modifiche necessarie che ti vedranno migliorare. Il progresso delle tue capacità di intelligenza emotiva avrà sicuramente un impatto enorme in tutte le aree della tua vita. Ti porterà ad avere successo nel tuo campo professionale, nelle relazioni e nella tua salute personale. Pertanto, è fondamentale adottare le strategie discusse nel presente documento per potenziare l'EQ.

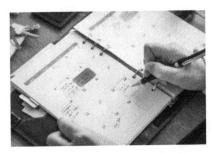

Capitolo 8. Autocoscienza

I l primo passo nello sviluppo dell'intelligenza emotiva è l'autocoscienza. Viene spesso definita la chiave dell'intelligenza emotiva. E' descritta come "prendere coscienza delle tue emozioni". Capisci non solo le tue emozioni, ma anche ciò che le scatena e come reagisci ad esse. Quando hai consapevolezza di te stesso, sei consapevole delle tue emozioni e quando iniziano a emergere. Una volta che inizi a sentire le tue emozioni crescere, sei in grado di utilizzare le strategie per aiutarti a gestirle in modo appropriato.

Per apportare cambiamenti all'intelligenza emotiva, devi diventare consapevole di te stesso. Ad esempio, stai camminando lungo il marciapiede con il tuo amico quando qualcuno ti passa accanto, sfiorandoti la spalla. Questo fa scivolare la borsa lungo il braccio. Provi un momento di panico mentre temi che stiano cercando di rubare la tua borsa. Fortunatamente, hai ancora la tua borsa, è ancora chiusa e hanno continuato a camminare come se nulla fosse successo. Quindi, inizi a sentirti arrabbiato quando ti rivolgi al tuo amico e dichiari: "Alcune persone sono maleducate". Tuttavia, ti guardi intorno e sai che il marciapiede è pieno di gente e attività. Sai che è stato un incidente, ma non puoi fare a meno di arrabbiarti per l'incidente.

Quando sarai consapevole di te stesso, sarai in grado di capire cosa ti ha fatto arrabbiare in questo incidente. Se non sei consapevole di te stesso, non sarai in grado di individuare il motivo della tua rabbia. Potresti avere un'ipotesi, ma non capirai davvero da dove provengono le tue emozioni. Per raggiungere gli altri tre pilastri dell'intelligenza emotiva, devi diventare autocosciente.

Vantaggi dell'autocoscienza

Quando decidi di sviluppare la tua intelligenza emotiva, dovrai apportare cambiamenti nella tua vita quotidiana. Per la maggior parte delle persone, il cambiamento non è un concetto facile. Per darti un po' di motivazione, ecco alcuni dei vantaggi che riceverai dalla costruzione della tua autocoscienza.

La conoscenza di sé stessi crescerà

Pensiamo tutti di conoscerci bene. Tuttavia, ci sono molte caratteristiche di cui non siamo consapevoli perché non siamo consapevoli delle nostre emozioni. Il modo in cui ci sentiamo dice alla gente più di noi di ogni altra cosa. Mentre sai di essere una brava persona, non conosci tutte le caratteristiche che ti rendono una brava persona. Potresti pensare alle volte in cui hai donato a un'organizzazione benefica o aiutato un amico, ma cos'altro ti rende una brava persona? Quando rafforzi la conoscenza di te stesso, sarai in grado di aiutarti a risolvere i problemi. Facciamo tutti fatica a scoprire perché di tanto in tanto ci manca la motivazione o perché reagiamo in un certo modo. Costruendo la consapevolezza di te stesso, sarai in grado di conoscere i tuoi fattori scatenanti e in che modo ti influenzano a un livello più profondo.

Le tue relazioni diventano più forti

Quando sei consapevole di te stesso, rafforzi le tue capacità comunicative. Sei più consapevole delle tue emozioni, il che ti fa venire voglia di discuterle. Capirai anche i tuoi sentimenti. Saprai perché ti senti in un certo modo e sarai in grado di capire cosa puoi fare per migliorare la situazione o le tue emozioni. Inoltre, diventi più consapevole del modo in cui le altre persone si sentono. Sai quando si sentono tristi, arrabbiati o felici e sei in grado di entrare in empatia con le loro emozioni.

Diventi più consapevole

Quando rafforzi la consapevolezza di te stesso, non solo diventi più consapevole delle tue azioni, ma anche di ciò che ti circonda. La consapevolezza rimane nel momento presente. Non lasci che la tua mente vaghi al punto di dimenticare ciò che stai facendo. Ad esempio, fai lo stesso percorso per andare a lavorare ogni giorno, ripensi al tuo viaggio e non ricordi di aver superato metà dei punti di riferimento. Questo perché ti sei permesso di perderti nei tuoi pensieri, il che significa che diventi insensato.

Diventerai più motivato

La motivazione è qualcosa che tutti possiedono. La chiave è quanto è forte la nostra motivazione per raggiungere scadenze, obiettivi e sogni. Ci troviamo alle prese con la motivazione per vari motivi. Quando diventi consapevole di te stesso, puoi imparare ad analizzare le tue azioni, i tuoi pensieri e vedrai quando la tua motivazione ha iniziato a deteriorarsi. È quindi possibile prendere provvedimenti per evitare di essere demotivati frequentemente. Questo ti permetterà di cambiare marcia. Ad esempio, inizierai a prenderti cura di te stesso. Attraverso la tua analisi, potresti capire che non fai abbastanza pause. Una volta che inizi a programmare alcune pause durante la giornata, diventerai più motivato.

I tuoi errori ti aiuteranno a crescere

Un altro vantaggio dell'autocoscienza è che imparerai che i tuoi errori ti aiutano a crescere. A nessuno piace ammettere di fare errori, motivo per cui la maggior parte delle persone si aggrappa ai propri errori per un lungo periodo di tempo, a volte per anni o addirittura per il resto della propria vita. La verità è che mentre l'errore per te è un grosso problema, non è così grande per l'altra persona. Molte persone capiscono che gli errori si possono commettere e che da essi si può imparare. Con l'autocoscienza, diventerai più consapevole dei tuoi errori. Ma diventerai anche più consapevole del perché hai fatto un errore e di come puoi impedire di ripeterlo. Quando sarai in grado di pensare al motivo per cui l'errore si è verificato, ti ritroverai a crescere dai tuoi errori.

Imparerai i tuoi limiti

Tutti abbiamo dei limiti. Questi limiti ci dicono quando stiamo per essere sopraffatti e dobbiamo fare un passo indietro. I nostri limiti ci dicono quanto di una situazione o di un'altra possiamo gestire. I tuoi confini spesso ti diranno quali sono i tuoi trigger. Ad esempio, analizzando le tue azioni, ti renderai conto che ti arrabbi facilmente quando sei stressato. Pertanto, sei in grado di guardare quali fattori ti fanno sentire stressato e creare limiti migliori per te stesso. Quando ti ritrovi a lottare per mantenere i tuoi confini, sei in grado di guardare le tue azioni e trovare modi per aiutarti a far rispettare i tuoi limiti.

Come rafforzare l'autocoscienza

Non preoccuparti se sei una delle migliaia di persone che lottano con l'autocoscienza. Come gli altri pilastri dell'intelligenza emotiva, l'autocoscienza è una caratteristica che puoi sviluppare nel tempo.

Uno dei primi passi da compiere per sviluppare la consapevolezza di sé è riconoscere le emozioni quando si verificano e analizzare criticamente il motivo per cui le emozioni sono sorte. Questo è il processo generale quando si tratta di sviluppare l'autocoscienza. Una volta che inizi a capire le tue emozioni, puoi notare i tuoi punti di forza e di debolezza. Da lì, puoi usare i tuoi punti di forza per compiere passi verso il raggiungimento della persona ideale. Puoi riconoscere le tue debolezze e continuare a costruirci sopra.

Tenere un diario

Dato che ne abbiamo già discusso in precedenza, non passerei troppo tempo su come tenere un diario. Questo è uno dei modi migliori per diventare consapevoli delle tue emozioni, azioni e pensieri.

Esci dalla tua zona di comfort

Tutti creiamo una zona di comfort. Questa è la nostra sicurezza che ci impedisce di affrontare le emozioni. Per diventare più autocosciente, devi affrontare queste situazioni e le emozioni spiacevoli. Devi trovare il modo di gestire queste emozioni, quindi quando si presentano non sarai sorpreso e puoi pensare e agire razionalmente. Inoltre, uscire dalla tua zona di comfort ti permetterà di vedere il tuo vero potenziale.

Dai un'occhiata ai tuoi valori

I valori sono le regole e le linee guida che ci hanno insegnato da bambini, apprese da un mentore o stabilite da noi stessi. I nostri valori ci aiutano a raggiungere il nostro io ideale. Tuttavia, a volte ci troviamo a ignorare i nostri valori per vari motivi. Ad esempio, potremmo ritrovarci a seguire una cattiva abitudine che va contro i nostri valori. Potresti anche iniziare a uscire con qualcuno che non segue necessariamente i tuoi valori. Poiché ti piace questa persona, ti ritrovi invece a seguire i suoi valori. Per avere una migliore idea di noi stessi e sviluppare la nostra intelligenza emotiva, è importante rivedere i nostri valori di volta in volta. Analizza le tue azioni e confrontale con i tuoi valori. Dove puoi migliorare? C'è un valore che hai messo da parte per un motivo? Chiediti se ti piace il cambiamento. In tal caso, continua il tuo percorso. Se non ti piace la modifica, dai un'occhiata alle tue azioni e vedi come puoi farle corrispondere ai tuoi valori.

Prevedi le tue emozioni

Un altro modo per rafforzare la consapevolezza di sé è cercare di prevedere le proprie emozioni in determinate situazioni. Per fare questo, puoi pensare a situazioni in cui ti trovi. Ad esempio, puoi pensare a come reagirai quando ti rendi conto che non rispetterai una scadenza per il tuo progetto. Se ti sei trovato in una posizione come questa prima, puoi pensare a come hai reagito. Se non ti sei mai trovato prima nella situazione, ti chiederai come credi di agire. Ti arrabbi? Se è così, perché? Credi che saresti eccitato? Non pensare troppo al modo in cui reagirai, lascia semplicemente che le probabili emozioni ti vengano in mente. Una volta che hai pensato ad una situazione e conosci le tue emozioni, puoi pensare razionalmente al modo in cui vorresti reagire. Anche se credi che la rabbia sia un'emozione razionale per la situazione, puoi pensare a come reagirai a questa rabbia.

Crea un elenco dei tuoi ruoli

Tutti abbiamo diversi ruoli nelle nostre vite. Ad esempio, sei il figlio di qualcuno, potresti anche essere il fratello, il collega, il genitore di qualcuno, ecc. Qualunque ruolo tu abbia, scrivilo. Pensa a tutto, dall'essere un padrino a un conoscente a qualcuno nel tuo lavoro. Vuoi persino pensare ai tuoi hobby. Ad esempio, se ti piace disegnare o dipingere nel tuo tempo libero, sei un artista. Se ti piace scrivere, sei uno scrittore. Scrivi ognuno di questi ruoli. Uno dei posti perfetti per scrivere questo elenco sarebbe nel tuo diario. Lascia spazio in modo da poter aggiungere all'elenco e ci sarà una volta in cui diventerai più consapevole di uno dei tuoi ruoli. Ad esempio, se hai vicini, uno dei tuoi ruoli è quello di essere, appunto, un vicino. Questo è spesso un ruolo che le persone trascurano. Non creare semplicemente un elenco di ruoli. Cerca anche di descriverli. Discuti le tue responsabilità con ogni ruolo e come ti fanno sentire. Sii onesto su come ogni ruolo ti fa sentire. Dopo tutto, non è necessario condividere questo elenco con nessuno. Ti aiuta a conoscere meglio te stesso e le tue emozioni.

Conosci i tuoi trigger (fattori scatenanti)

Tutti abbiamo fattori scatenanti. Queste sono le azioni intraprese da altre persone che ci fanno reagire in un certo modo. Ad esempio, ti arrabbi dopo aver appreso che il tuo amico ti ha mentito. Mentre rimani ancora in contatto, ti ritiri ma non ti fidi più tanto di lui. Pertanto, mentire è uno dei tuoi fattori scatenanti. Sarai in grado di scoprire i tuoi grilletti una volta che inizi a riconoscere le tue reazioni o pensieri alle situazioni. Quando ti prendi del tempo per chiederti: "Perché mi sento arrabbiato?" o "Perché mi sento triste?" Sarai in grado di individuare la causa delle tue emozioni, che è il fattore scatenante.

Guarda l'immagine più grande

Anche se non ci piace ammetterlo, abbiamo una visione molto ristretta del mondo. Gli umani pensano naturalmente di essere la persona più importante del mondo. Spesso sentiamo che i nostri problemi sono i più grandi. Guardando l'immagine più grande, sarai in grado di intervenire prima di reagire. Inizierai a riconoscere i tuoi trigger, che ti permetteranno di fare un passo indietro e pensare ai tuoi prossimi passi. Ciò ti consentirà anche di imparare un po' di più sulle tue reazioni ai trigger.

Presta attenzione alle tue emozioni con i media

I media ci circondano. Non importa se stiamo controllando i social media sul nostro telefono o accendendo la televisione o la radio. Avrai notizie locali e nazionali. Uno dei modi migliori per conoscere le tue emozioni è attraverso i titoli che leggi e ascolti. È difficile per noi mascherare le nostre emozioni quando ci vengono comunicate informazioni che non avevamo mai saputo prima. Pertanto, quando si sente parlare di un reato commesso nella propria zona, si reagirà in modo naturale. Non penserai alla tua reazione.

Quando senti le notizie e reagisci, fai un passo indietro e pensa alla tua reazione. Puoi scrivere di questo momento nel tuo diario per darti la possibilità di capire la tua reazione. Una volta analizzata la tua reazione, chiediti se è così che vuoi reagire a quella notizia. C'è qualcosa che vuoi cambiare? Ricorda di essere onesto con te stesso. A volte non siamo orgogliosi delle nostre emozioni. Ciò non significa che siano sbagliati o che non dovremmo sentirle. Significa solo che vogliamo trovare un modo per riconoscerle e imparare come controllarle.

Capitolo 9. Sviluppa il tuo EQ

E Q può essere sviluppato? Questa domanda è importante per via del significato dell'intelligenza emotiva sia per la vita quotidiana che per la vita aziendale. È noto che le tue emozioni possono lavorare a tuo favore o contro di te. Essere in grado di sviluppare la tua intelligenza emotiva ti mette su un piedistallo dove puoi incanalare i tuoi sentimenti nella giusta direzione. Quindi, è molto importante che tu sappia come scegliere le tue emozioni. Quando si tratta di discussioni importanti come questa, non è saggio dipendere da congetture e opinioni popolari perché hanno la tendenza a essere fuorvianti. Non puoi permetterti di essere spensierato riguardo alla fonte delle tue informazioni, specialmente quando hai bisogno di informazioni su qualcosa che può migliorare la tua vita come l'intelligenza emotiva.

Competenze richieste per lo sviluppo del tuo EQ

Il modo migliore per sapere se è possibile sviluppare il tuo EQ o meno è ascoltare gli esperti in questo importante campo della vita. David Caruso e Peter Salovey, entrambi professori e studiosi dell'intelligenza emotiva, hanno affermato che è possibile sviluppare il tuo EQ. In "The Emotionally Intelligent Manager", la loro pubblicazione sull'intelligenza emotiva, hanno identificato 4 abilità vitali che devi avere prima che sia possibile per te sviluppare la tua intelligenza emotiva.

Queste 4 abilità includono:

- Essere in grado di identificare i tuoi sentimenti e quelli delle altre persone intorno a te.

- Essere in grado di utilizzare i tuoi sentimenti nella guida dei tuoi pensieri e del processo di ragionamento.

- Essere in grado di cogliere il modo in cui le tue emozioni tendono a cambiare e crescere durante vari eventi che si svolgono.

- Essere in grado di rimanere obiettivi e utilizzare le informazioni fornite dalle proprie emozioni per prendere decisioni e agire di conseguenza.

Non puoi sviluppare l'EQ quando fai fatica a identificare i tuoi sentimenti. Dovresti essere in grado di dire esattamente come ti senti prima di sapere come canalizzarlo nel modo giusto. Devi essere in grado di distinguere tra emozioni cattive, negative e positive perché questo è fondamentale per il tuo EQ. Dovresti essere in grado di dire quando ti senti triste, ad esempio, poiché ciò ti aiuterà a garantire che il tuo processo decisionale non sia ingombro da quell'emozione.

Devi anche essere in grado di identificare le emozioni degli altri per sapere come relazionarti con loro Dovresti essere in grado di dire che una persona in particolare è arrabbiata, per esempio, perché ti aiuterà a conoscere il tipo di cose da dire a quella persona senza aggiungere "sale alla ferita". Una volta che puoi identificare le tue varie emozioni e quelle delle altre persone intorno a te, sei pronto a migliorare la tua intelligenza emotiva.

Devi essere in grado di utilizzare i tuoi sentimenti nella guida dei tuoi pensieri e del processo di ragionamento. È molto importante che tu sia responsabile delle tue emozioni mentre ragioni e pensi. In caso contrario, le tue emozioni interferiranno frequentemente con il tuo processo di pensiero e l'effetto risultante di tale malessere è uno scarso processo decisionale.

Devi essere in grado di cogliere il modo in cui le tue emozioni tendono a cambiare e crescere durante i vari sviluppi degli eventi. Ci sono eventi specifici che cambiano rapidamente le tue emozioni. Devi essere in grado di identificare tali situazioni e pianificare di conseguenza. Una volta che si verificano tali situazioni, sarai in grado di metterti in guardia per evitare di rovinare un giorno perfetto. C'è una linea sottile tra avere una brutta giornata e avere una buona giornata. A volte basta solo una decisione sbagliata per rovinarla. Essere in grado di imparare dal passato è una dimostrazione di intelligenza.

L'ultima volta che qualcuno ha parlato male di te pubblicamente, come ti sei sentito? Che cosa hai fatto? È necessario identificare tali momenti chiave per essere al comando delle proprie emozioni. I tuoi detrattori possono identificare quel tuo tallone d'Achille e usarlo contro di te. Se le persone sanno che ti arrabbierai quando qualcuno parlerà del tuo coniuge in un modo che non ti piace, potrebbero usarlo per farti fare qualcosa di cui ti pentirai in seguito.

Devi essere in grado di rimanere obiettivi e utilizzare le informazioni delle proprie emozioni per prendere decisioni e agire di conseguenza. Le tue emozioni possono passare dal positivo al negativo in pochissimo tempo, quindi devi essere in grado di rimanere obiettivo nonostante ciò che senti. Le persone che sono in grado di gestire bene le proprie emozioni, hanno perfezionato l'arte di controllarle per non influenzare il modo in cui agiscono. Il processo decisionale di qualità è il prodotto di una mente sana che sfrutta tumulti emotivi.

Devi essere in grado, alcune volte, di rinunciare a cose che desidereresti fare ma che non sarebbero la scelta giusta per te...come per esempio resistere alla tentazione di tradire la propria compagna. Tali momenti chiave sono le differenze tra una vita di qualità e una vita piena di rimpianti. La vita ti offrirà molto, ma devi essere in grado di identificare ciò che è meglio per te e ciò che è buono per te. L'abilità più importante è riuscire a distinguere tra i due. Qualcosa potrebbe essere meglio per te per via della gratificazione a breve termine, ma non buona per la tua felicità a lungo termine.

Come sviluppare il tuo EQ

Avendo riconosciuto le competenze necessarie per poter sviluppare il tuo EQ, sei pronto per il prossimo passo. Di seguito sono riportati i modi in cui puoi sviluppare la tua intelligenza emotiva:

Riduci le tue emozioni negative

L'incapacità di ridurre le emozioni negative non è di buon auspicio per te. Capisco che è più facile a dirsi che a farsi, ma non è impossibile. Un modo per ridurre le tue emozioni negative è valutare la situazione che ti ha portato al modo in cui ti senti. Ad esempio, a nessuno piace essere criticato, specialmente quando è nella sfera pubblica, ma non tutte le critiche sono distruttive. È necessario valutare il profilo della persona che parla e la validità delle loro affermazioni.

Il profilo della persona ti aiuterà a capire perché potrebbe dirti le cose che ti sta dicendo. Questa persona ha qualcosa da guadagnare da questa critica? Se le persone che conosci e che si prendono cura di te ti criticano, molto probabilmente stanno solo cercando di aiutarti a migliorare. So che avresti preferito che le critiche non fossero pubbliche, ma è pratica dell'umiltà accettare ciò che è stato detto e migliorare.

Sii consapevole di come usi le parole

Devi stare attento alle cose che dici alle persone. Non devi rilasciare tutto perché sei arrabbiato. Le parole sono come missili e impossibili da fermare una volta rilasciate. Puoi scegliere di parlare educatamente con le persone anche quando non ti valutano bene o non parlano bene di te.

Mettiti nei panni delle persone in modo coerente

L'empatia è la chiave dell'intelligenza emotiva. Non ti arrabbi perché il tuo capo ti parla con rabbia e trascura le cose che stai attraversando? Non aspettarti sempre che gli altri siano emotivamente intelligenti come te, prendi sempre l'iniziativa. Inoltre, impara a trovare delle scuse per le altre persone. Invece di dire che il tuo capo è una persona terribile, potresti pensare che per lui è solo una brutta giornata.

Sii consapevole delle cose che ti stressano

È inoltre necessario fare attenzione alle attività che tendono ad aumentare il livello di stress. Riduci queste attività e sarai in grado di provare meno emozioni negative.

Sii assertivo

Non è sbagliato far conoscere alle persone le cose che ritieni inaccettabili per te. A volte, le persone presumono che gli altri dovrebbero sapere cosa gli piace e cosa non gli piace. Rendere chiaro alle persone intorno a te che non ti piace una cosa particolare li aiuterà a evitare di farti queste cose. Non avranno nulla di cui lamentarsi se li rimproveri quando fanno queste cose perché sono stati avvertiti. È vero che ci sono persone che faranno cose che non ti piacciono solo per infastidirti, ma definire chiaramente le tue simpatie e antipatie contribuirà a ridurre tali eventi.

Sii aperto al parere degli altri

Quando senti solo la tua voce, non puoi migliorare la qualità della tua vita. Ci sono volte in cui hai fatto o pensato qualcosa in un modo particolare e hai sentito che avevi ragione, ma ti sei reso conto di aver sbagliato dopo aver ascoltato l'opinione di qualcun'altro. Impara a chiedere l'opinione degli altri e confronta. In questo modo prenderai decisioni migliori e otterrai anche la fiducia degli altri.

Essere paziente

Impara a ritardare le tue decisioni il più a lungo possibile. Le decisioni prese in fretta torneranno a perseguitarti. Prenditi il tuo tempo e pensa prima di fare qualsiasi cosa. Puoi parlare con le persone che ritieni siano attendibili, così da farti aiutare a prendere la decisione più giusta. Alcune decisioni sembrano assurde, ma ti renderai conto che non lo sono, col senno del poi.

Come aumentare la tua intelligenza emotiva e dominare le tue emozioni

Nel corso del libro si è discusso di emozioni, capacità comunicative e intelligenza emotiva. Abbiamo già concordato che tutti questi aspetti si uniscono per formare un concetto molto più ampio. Padroneggiare le tue emozioni è l'abilità chiave che uno deve raggiungere per diventare emotivamente intelligente.

Ecco alcuni modi per dominare le tue emozioni.

Innanzitutto, identifica ciò che senti.

Ti senti davvero arrabbiato o è qualcos'altro che ti disturba? Devi avere chiarezza sull'emozione e metterla in discussione. Il più delle volte ci sentiamo arrabbiati, ma non conosciamo la causa. Supponiamo di conoscere la causa, ma alla fine non ne abbiamo davvero idea. Molto probabilmente, stiamo trasferendo la nostra rabbia da qualcosa a qualcos'altro.

In secondo luogo, riconosci e apprezza le tue emozioni.

Sii grato per le tue emozioni. Sappi che le tue emozioni ti supportano per tutta la vita. Sii grato che ti stanno guidando e ti stanno dando un messaggio segreto. Questo messaggio solo tu puoi vederlo. Sii felice di sentire e di essere empatico. Alcune persone sono chiuse e non hanno alcun legame interiore con le loro emozioni. Ma tu lo fai! Quindi usa la tua connessione interiore e comprendi il messaggio che ne deriva.

Sii curioso del messaggio che questa emozione ti sta dando.

Poni queste domande. Cos'altro potrebbe significare? Cosa posso imparare da questo? Come voglio sentirmi? Cosa sono disposto a fare al riguardo? Chiediti questo e attendi una risposta. Come vuoi risolvere questo problema? Come posso imparare da questo? L'ho già sentito prima? In tal caso, cosa ho fatto allora per risolverlo? Sii fiducioso.

Questo suggerimento è stato menzionato più volte nel corso del libro. Questo è il modo più veloce, semplice e potente per gestire qualsiasi emozione! Devi essere fiducioso. Le tue emozioni si rafforzeranno nel tempo una volta che avrai la fiducia necessaria per migliorarle. Svilupperai un modo di pensare completamente nuovo.

Accetta che puoi gestirlo non solo oggi ma anche in futuro. Ricorda come hai gestito questo tipo di situazione prima e ripeti l'azione. Prova a cambiare la tua percezione e sappi che puoi farlo. Sappi che puoi fare tutto ciò che ti viene in mente.

Emozionarsi e agire. Agisci e controlla le tue emozioni. Ricorda che è importante prendersi cura dell'emozione quando inizia per la prima volta e non quando è già sviluppata e matura. Se lasci l'emozione incustodita, presto combatterai con un enorme mostro, anziché con uno piccolo. Se non riesci a dominare le tue emozioni, sentirai disagio, esitazione e persino riluttanza a provare le cose. È meglio iniziare ora. Non importa l'età. Puoi migliorare te stesso e sviluppare la tua intelligenza emotiva.

Quindi siamo già giunti alla conclusione che l'intelligenza emotiva è cruciale per il nostro benessere. Ora come possiamo aumentare il nostro livello di intelligenza emotiva? Vogliamo essere tutto ciò che possiamo essere, quindi vogliamo raggiungere le stelle. Tuttavia, per migliorare la nostra intelligenza emotiva dobbiamo essere in grado di comprendere e gestire le nostre emozioni. Ciò si ottiene sviluppando le competenze chiave per il controllo e la gestione dello stress opprimente.

Ecco alcuni modi in cui possiamo migliorare la nostra intelligenza emotiva.

a) Dobbiamo imparare come ridurre rapidamente lo stress in momenti e in contesti diversi. Questo significa semplicemente che dobbiamo essere in grado di gestire il nostro stress, indipendentemente da dove ci troviamo. Dobbiamo renderci conto di quando siamo stressati e identificare la nostra risposta allo stress. Dobbiamo capire i diversi fattori scatenanti dello stress. Dobbiamo esserne consapevoli.

b) Dobbiamo imparare a riconoscere le nostre emozioni e impedirgli di sopraffarci. A volte le nostre emozioni tendono a controllarci, o lasciamo che siano loro il leader. Dobbiamo avere il controllo di noi stessi. Dobbiamo capire come viviamo le nostre emozioni. Possiamo provare sentimenti intensi? Proviamo sentimenti ed emozioni discreti? Dobbiamo assicurarci di prestare attenzione alle nostre emozioni. Se non prestiamo attenzione, allora ci mancherà sicuramente qualcosa. Chissà, la cosa che ci manca potrebbe essere la più importante di tutte. Dobbiamo essere in grado di connetterci emotivamente con gli altri usando la comunicazione non verbale. Dobbiamo prestare attenzione al linguaggio del corpo degli altri. Assicurati di stabilire un contatto visivo con l'altra persona e di concentrarci anche su di lui. Dobbiamo capire alcuni comportamenti degli altri e vedere se il loro linguaggio non verbale sta trasmettendo la stessa cosa.

c) Dobbiamo imparare a usare l'umorismo e giocare per contrattaccare situazioni difficili. Questo risale a uno degli esempi, ricordati di ridere. Forse diventa più creativo per cercare di appianare le differenze. Non prendere tutto troppo sul serio e ricorda che può solo migliorare.

d) Dobbiamo imparare a risolvere i conflitti in modo positivo e sicuro. Assicurati di scegliere gli argomenti e di rimanere concentrato sul presente. Ricorda sempre di perdonare e accettare l'immutabile.
Soprattutto, assicurati di essere in grado di risolvere il tuo conflitto. Cerca di non lasciarlo irrisolto se puoi. È meglio trovare una soluzione che aspettare. Una volta padroneggiate queste abilità, saremo in grado di sviluppare e migliorare la nostra intelligenza emotiva. Ci vorrà del tempo, ma alla fine, ne varrà la pena.

L'intelligenza emotiva è fondamentale per il nostro benessere. Quindi perché non dovremmo provare a migliorarla? Rileggi quei suggerimenti e usali nella tua vita. Fai pratica e presto sarai in grado di sviluppare e migliorare la tua intelligenza emotiva, con lo scopo di vivere felicemente. Una volta che abbiamo un reale controllo delle nostre emozioni e della nostra vita in generale, tutto il resto va a posto da sé. Allora, cosa stiamo aspettando? Non vuoi essere felice? Certo che lo vuoi!

Ecco alcuni suggerimenti extra su come recuperare e mantenere la tua felicità. (Questi suggerimenti ovviamente sono anche correlati alle emozioni e alla comunicazione.)

Sii fiducioso. Forse questo suggerimento è già stato detto, ma è cruciale per il nostro sviluppo. Se sei sicuro di te stesso, sarai felice delle scelte e delle decisioni che prendi. Quindi sii fiducioso!

Sii consapevole. Sii consapevole delle tue emozioni e sappi come ti stanno influenzando. Una volta che ne sarai consapevole, allora essere felice è solo un passo. Fai attenzione anche agli altri.

Cerca il positivo nelle tue esperienze. Invece di esprimere emozioni negative, assicurati di provare a essere positivo. Non lasciare che la negatività offuschi il tuo giudizio.

Pratica gratitudine. Se pratichi gratitudine e mostri il tuo apprezzamento, ti sentirai meglio. Ti sentirai realizzato. Vedrai che anche gli altri avranno rispetto e ti prenderai cura di te.

Visualizza il tuo io migliore. Prova a visualizzare quale sarà il tuo futuro e come raggiungere questi obiettivi. Molte persone si sentono più felici quando hanno in testa una chiara immagine di dove vogliono essere nella loro vita.

Mostra a te stesso comprensione. Non essere così duro con te stesso. Se ti stai sempre "picchiando", allora sarai sicuramente più negativo che positivo. Impara a gestire lo stress e a non sfogarti con te stesso o con gli altri. Mostra a te stesso la stessa gentilezza che mostri agli altri.

Ci sono molti altri modi in cui si può raggiungere la felicità, ma si spera che quelli discussi fino ad ora ti abbiano dato un'idea. Questi consigli erano diretti verso modi più emotivi e mentali per raggiungere la felicità. La felicità, in generale, è sempre in discussione.

Alcune persone non si rendono nemmeno conto di quando sono felici o di cosa la felicità significhi per loro. Queste persone sono perse e non hanno il controllo. Queste persone non hanno una forte capacità di intelligenza emotiva e necessitano di migliorare questi aspetti.

Vuoi sentire il controllo, essere fiducioso e padroneggiare le tue emozioni. Vuoi essere in grado di comunicare in modo impeccabile e di sentirti accettato nel tuo ambiente. Vuoi essere consapevole dell'ignoto e dell'inevitabile. Devi avere un terzo occhio, per così dire. Hai il potere dentro di te. Il potere è sempre stato lì, devi solo trovarlo.

Capitolo 10. Metti a frutto l'EI nelle relazioni e nei luoghi di lavoro

L'intelligenza emotiva ha guadagnato popolarità negli ultimi tre decenni ed è considerata importante, se non addirittura più importante di un punteggio di QI. Mentre la popolarità dell'intelligenza emotiva decollava, i gestori delle risorse umane e i datori di lavoro ne hanno preso atto e l'hanno integrata nel processo di assunzione. Le persone che sono emotivamente intelligenti hanno più successo e hanno migliori prestazioni lavorative complessive.

Quando stai cercando di integrare l'intelligenza emotiva nel tuo posto di lavoro, vedrai dipendenti più felici, più soddisfatti e complessivamente più efficaci. Come dipendente, ti sentirai più soddisfatto del lavoro che hai scelto. L'intelligenza emotiva è applicabile in ogni fase della carriera di una persona. Al giorno d'oggi per avere successo sul posto di lavoro e avanzare nella scala gerarchica, è necessario capire quanto l'intelligenza emotiva sia cruciale per il successo.

Perché l'intelligenza emotiva è così preziosa sul posto di lavoro?

EI è un'abilità preziosa sul posto di lavoro, come qualsiasi altra. Questa particolare abilità consente una migliore comunicazione, una migliore gestione, migliori capacità di risoluzione dei problemi e relazioni migliori. EI ritiene che molti ricercatori possano essere migliorati con la pratica e la formazione.

Come si può sapere se un dipendente ha un EQ alto o basso? Un dipendente con un EQ elevato prenderà decisioni migliori e le sue capacità di risoluzione dei problemi saranno ad un livello superiore rispetto a qualcuno con un EQ basso. Inoltre, questo dipendente non sarà spaventato dalla pressione nel risolvere i conflitti e la loro empatia sarà maggiore. Il dipendente il cui EQ è elevato troverà utili anche le critiche costruttive e ascolterà, rifletterà e risponderà a queste critiche.

Un dipendente con un EQ basso agirà in modo completamente opposto. Semplicemente non si assumerà la responsabilità per eventuali errori che potrebbero aver causato e giocheranno a fare la vittima. Il dipendente con basso EQ avrà uno stile comunicativo passivo o aggressivo. Il rifiuto di lavorare in gruppo e l'essere eccessivamente critico nei confronti degli altri sono altre caratteristiche di questo tipo di dipendente. Mentre un dipendente con un EQ elevato può gestire critiche costruttive, un dipendente con un EQ basso non è aperto a nessun'altra opinione nonostante sia eccessivamente critico nei confronti degli altri.

Il confronto tra i due impiegati chiarisce che si desidera incoraggiare la formazione dell'intelligenza emotiva sul posto di lavoro. Anche se non sei un manager, la tua influenza può avere un impatto sul luogo in cui lavori. Incoraggiare gli altri a comprendere e implementare l'intelligenza emotiva è un'opzione. Alcune persone tendono ad essere naturalmente abili nelle emozioni. Anche se non sei una di quelle persone, ci sono ancora modi in cui puoi migliorare la tua comprensione e ragionare con le emozioni. Sul posto di lavoro, questa abilità è preziosa per via delle relazioni e delle decisioni che la maggior parte delle volte farà affidamento sulla comprensione delle prospettive delle altre persone, sul lavoro di gruppo e sulle comunicazioni.

L'intelligenza emotiva è buona per essere utilizzata dai leader sul posto di lavoro perché quando capisci cosa motiva i tuoi dipendenti, sei in grado di motivarli e ispirarli. In cambio, questi impiegati daranno un buon riscontro sul posto di lavoro e saranno orgogliosi del loro operato. Le persone che vengono trattate bene sul posto di lavoro sono spesso più felici, hanno più successo e sono più orgogliose del lavoro che svolgono. Praticando e incoraggiando la formazione dell'intelligenza emotiva in tutto il posto di lavoro, sei sulla buona strada verso la creazione di un ambiente in cui le persone chiedono a gran voce di lavorare.

Quando ogni singolo dipendente si sente valutato e compreso, è più facile per loro proporre idee per migliorare le condizioni di lavoro, includere la produttività e migliorare le relazioni tra dipendenti. Bisogna comprendere che l'intelligenza emotiva non è passiva, ma piuttosto capire cosa sentono e necessitano i dipendenti e i datori di lavoro. Responsabilizzare la leadership in un'azienda consente loro di identificare e agire sulle opportunità quando gli altri potrebbero non esserne consapevoli. L'intelligenza emotiva aumenta la consapevolezza delle situazioni che si verificano sul posto di lavoro, rendendola una risorsa preziosa per i leader.

Prendi in considerazione un'organizzazione a cui manca un leader che prende decisioni. È probabile che l'inversione di tendenza sarà elevata, il morale dei dipendenti scenderà e le tensioni aumenteranno. L'intelligenza emotiva sul posto di lavoro è più importante che mai. Come società, siamo consapevoli di ciò che motiva i dipendenti a lavorare sodo. La leadership deve riflettere le qualità dall'organizzazione. Empatia, comprensione e supporto dovrebbero essere al centro del posto di lavoro. Per arrivarci, bisogna iniziare allenando gli altri all'intelligenza emotiva. Riconoscere e risolvere i conflitti sul posto di lavoro in modo equo è importante. I leader che sono addestrati e abili nell'intelligenza emotiva sono in grado di farlo. Quando è in atto un sistema che risulta uniforme e non in conflitto, la soddisfazione dei dipendenti nell'organizzazione aumenterà. I leader efficaci sono quelli che desiderano condurre in modo equo e l'intelligenza emotiva lo consente. Il morale sul posto di lavoro aumenterà perché stai utilizzando tutti i potenziali dei professionisti. Utilizzando il talento che hai a portata di mano, i dipendenti sapranno che sono apprezzati, che possono far carriera e avere successo. Sapranno che la leadership dell'azienda riconosce che non è necessario cercare fuori dall'organizzazione perché il talento di cui hanno bisogno è già a loro disposizione.

Ricorda che quando stai osservando le diverse forme di intelligenza, lo scopo dell'intelligenza emotiva è quello di ottenere informazioni conoscendo le emozioni di altre persone e conoscendo le tue. I luoghi di lavoro utilizzano l'intelligenza razionale, ma non è sufficientemente efficace. L'intelligenza razionale richiede una posizione obiettiva quando si guardano fatti e cifre e ci si concentra solo su ciò che è razionale. Quando i tuoi dipendenti vedono un leader con un'intelligenza emotiva elevata, sanno che questi leader sono alla ricerca di una situazione vantaggiosa per tutti. Le persone che sono emotivamente intelligenti saranno sicure, resilienti e perseveranti. Un buon modo per verificare quanto siano emotivamente intelligenti i tuoi dipendenti è iniziare testando questo in modo che tu possa avere aiuto con il processo di assunzione e sviluppare la leadership. Ricorda che entrambe le forme di intelligenza sono necessarie per avere un leader a tutto tondo sul posto di lavoro. Inoltre, ricorda che un leader non è solo una questione di gestione, ma può essere chiunque prenda posizione e lavori per ciò che è meglio per chi li circonda.

Sul posto di lavoro, i dipendenti emotivamente intelligenti hanno maggiori possibilità di andare oltre in termini di carriera. L'EQ è qualcosa che ogni giorno influenzerà le decisioni prese dai datori di lavoro, incluso l'assunzione e il licenziamento dei dipendenti. I datori di lavoro promuoveranno un dipendente la cui intelligenza emotiva è più elevata. Perché? Perché i dipendenti con un'intelligenza emotiva elevata si motivano meglio. Questi individui hanno una migliore capacità di autoregolazione e i livelli di motivazione sono alti. Questo, a sua volta, può portare a una minore procrastinazione, una maggiore fiducia in se stessi e la capacità di concentrarsi su obiettivi a lungo termine. Tutto ciò avvantaggia l'ambiente di lavoro perché non devi preoccuparti dei dipendenti che stanno sprecando tempo e risorse, perché la loro spinta verso il raggiungimento degli obiettivi è elevata.

L'EQ consente una migliore salute mentale. Quando le persone hanno un'intelligenza emotiva più elevata, tendono ad avere un atteggiamento più positivo e una visione migliore e più felice della vita. Questi individui sono anche in grado di entrare in empatia più efficacemente con gli altri e guardare il punto di vista di un altro è un'abilità in cui eccellono. Comprendendo meglio le emozioni, la comunicazione sarà positiva e ci permetterà di comunicare meglio con i colleghi, con cui migliorerà il rapporto di lavoro. L'EQ ti consente di sentirti meno stressato e più felice. Tutti questi fattori hanno un impatto enorme sulla tua salute fisica, e questo da solo è già un motivo enorme per migliorare la tua intelligenza emotiva. Sul posto di lavoro, ciò si traduce in minori giorni di malattia, lavoratori più felici e meno conflitti.

Migliora l'intelligenza emotiva sul posto di lavoro

Quando stai cercando di migliorare, insegnare e applicare l'intelligenza emotiva sul posto di lavoro, ci sono alcuni suggerimenti che puoi incoraggiare a seguire.

Pratica l'autocoscienza

All'inizio del libro, abbiamo parlato di diventare più autocoscienti. Nota come le emozioni che provi influenzano le decisioni e le azioni che stai compiendo. Assicurati di capire quali sono i tuoi punti di forza e di debolezza emotivi. Incoraggia gli altri con cui lavori a seguire gli stessi passaggi. Spiega loro come diventare più autocoscienti, li aiuterà sia nelle loro relazioni che nel loro lavoro.

Prendi in considerazione l'idea di parlare con la leadership dell'importanza dell'intelligenza emotiva sul posto di lavoro, se questa non è una cosa possibile, fai la tua parte per assicurarti di aumentare la tua consapevolezza, di per sé è già sufficiente.

L'autoregolamentazione è essenziale

Devi trovare il modo di affrontare lo stress legato al lavoro. Assicurati di avere un hobby o qualcosa che ti piace fare lontano dal lavoro. L'esercizio fisico e la meditazione sono delle scelte eccellenti. Assicurati di non avere aspettative troppo alte sul lavoro e cerca di rimanere calmo. Concediti il tempo per pensare e prenditi una pausa prima di prendere qualsiasi decisione, in particolare se queste sono decisioni importanti. Mantieni la calma concentrandoti su pensieri positivi e riformulando la situazione. In questo modo, ti stai rifiutando di cedere allo stress e invece ti concedi il lusso di goderti dove ti trovi nel corso della tua vita.

Migliora le tue abilità sociali

Scopri come ascoltare attivamente e prestare attenzione quando parlano i tuoi manager e colleghi. Fai attenzione alla comunicazione non verbale, perché spesso le persone del dicono di più con il proprio corpo che con la bocca. La persuasione e l'influenza sono abilità efficaci che dovresti considerare di affinare. Assicurati che quando ti viene richiesto di intervenire e gestire i conflitti, tu sia appropriato e fallo solo quando necessario. Costruire relazioni sul lavoro è importante, avere relazioni positive sul posto di lavoro consente un ambiente positivo. Meno stress e meno traumi sono utili sia sul posto di lavoro che nella vita privata.

Pratica Empatia

Consentire a te stesso di guardare una situazione dal punto di vista dell'altra persona è importante, soprattutto al lavoro. Se il conflitto sta per sorgere, devi ricordare che la tua opinione non è l'unica. Lavorando per migliorare la tua empatia, sei meglio equipaggiato per camminare nei panni di qualcun altro e prendere decisioni basate sulle due prospettive. L'empatia ti consente anche di prestare attenzione a come gli altri intorno a te stanno rispondendo. Quando lo metti in azione, le relazioni sul lavoro saranno meno tese.

Concentrati sulla tua motivazione

La motivazione può essere facile da perdere sul lavoro, ma quando ti concentri sugli aspetti del lavoro che ami piuttosto che sugli aspetti con cui sei scoraggiato, la tua motivazione potrebbe migliorare. Mantenere un atteggiamento positivo e mantenere una visione ottimistica mentre si è al lavoro, a volte può essere difficile, ma essere consapevoli di eventuali pensieri negativi che stai provando migliorerà la tua motivazione e ti permetterà anche di essere più felice dove ti trovi.

Intelligenza emotiva e relazioni

Le persone con un'intelligenza emotiva elevata hanno relazioni più sane, più appaganti e più facili. Essendo in sintonia con ciò che gli altri sentono e quali emozioni stanno vivendo, queste persone sono in grado di evitare le insidie comuni delle relazioni. Per utilizzare la tua intelligenza emotiva personale per migliorare le tue relazioni, bisogna iniziare con la gestione delle tue emozioni. Immagina le persone che sanno di essere arrabbiate e sono in grado di allontanarsi dalla situazione in modo da poter cercare con calma un modo per gestire la situazione. Questi individui hanno un EQ elevato, che consente loro di evitare conflitti e discussioni perché sono in grado di riconoscere i loro movimenti e notare come reagiranno in diverse situazioni. L'autocoscienza di questi individui consente loro di pensare prima di reagire.

Alcune persone sembrano capire cosa provano le altre persone. Queste persone useranno tali informazioni per guidarli attraverso le loro relazioni. Il vantaggio di poterlo fare è che la maggior parte delle volte, sei in grado di scoprire cosa c'è che non va e porre domande che eviteranno la difesa della risposta. Quando il tuo EQ è alto, come in questo caso, hai la possibilità di parlare con le persone e dare loro l'opportunità di discutere i loro problemi con calma. Quando osservi come usare l'intelligenza emotiva nelle tue relazioni, capirai che ci sono diversi modi per farlo. Tieni presente che le persone che sono emotivamente intelligenti sono in grado di far fronte a lamentele o critiche. Questi individui conoscono il modo appropriato di gestire determinate situazioni, e questo gli permetterà di auto-calmarsi e migliorare la loro capacità di pensiero. Mentre ti prendi cura dei tuoi bisogni, sei anche consapevole di quelli delle persone che ti circondano.

Nelle relazioni, è abbastanza comune che la nostra personalità le influenzi. Spesso, diventiamo competitivi e vogliamo che il nostro "io" sia soddisfatto, ignorando i bisogni individuali dell'altra persona. La mentalità della maggior parte delle persone è quella di voler aumentare il valore personale, così da essere più desiderabili nel lavoro, nel proprio aspetto, nella posizione sociale e nella ricchezza. Questa mentalità ha influenzato negativamente le relazioni. Molti di noi non pensano a lungo termine, ma piuttosto a breve termine, il che ci porta a scendere a compromessi e a non valutare per bene la relazione stessa.

L'intelligenza emotiva entra in gioco perché mentre stai lavorando per capire chi sei, stai anche lavorando per capire chi è l'altra persona. Questo tipo di investimento in un altro individuo porta a un legame più duraturo e una migliore comprensione. Le relazioni richiedono apertura e onestà, e questa abilità è promossa da un alto quoziente emotivo. Tieni presente che mentre sei in una relazione, per evitare le insidie comuni, aiuta tanto essere in grado di capire il tuo partner comprendendo i suoi bisogni emotivi.

Come possiamo migliorare l'intelligenza emotiva nelle nostre relazioni sul posto di lavoro e nelle nostre relazioni intime?

Ci sono alcuni passaggi che puoi seguire per migliorare la tua intelligenza emotiva a beneficio delle tue relazioni personali e delle tue relazioni lavorative.

Comprendi chi sei

Ricorda che la chiave per una spiccata EQ è l'autocoscienza. Ciò richiede che tu ti capisca a un livello più profondo, per permetterti di avere percezioni più accurate e capire come ti confronti con altre persone. Quando aumenti la consapevolezza di te stesso, assicurati di comprendere i tuoi punti di forza e i modi con cui puoi migliorarli. Ricorda che questo non è una cosa da fare in un giorno, questo è qualcosa che devi praticare su base regolare.

Feedback e critica sono importanti

Le persone emotivamente intelligenti comprendono l'importanza del feedback e delle critiche. Senza questi due elementi, non crescerai e la relazione non sopravvivera. Se hai problemi con il feedback che ti viene dato, è importante che tu sia in grado di esprimerlo in un modo produttivo che non danneggi la relazione. Assicurati di riconoscere come il tuo comportamento sta influenzando l'altra persona. Essere consapevoli e ascoltare l'altra persona ti consente di difenderti dalla negazione, il che ti aiuta ad aumentare la tua intelligenza emotiva.

Riconosci come ti senti in diversi momenti della giornata

Se presti attenzione, in particolare quando stai vivendo forti emozioni, capirai come notare eventuali schemi e comportamenti che accompagnano queste emozioni. Questo aiuta perché stai espandendo il modo in cui identifichi le tue emozioni e ti permetti di prendere un momento e riflettere sulle tue reazioni. In questo modo coinvolgi le tue capacità di problem solving in modo da poter comprendere le tue emozioni e utilizzarle a tuo vantaggio. Comprendere le emozioni che stai vivendo ti consente anche di modellare il modo in cui interagisci con le altre persone. Questo è utile sia sul posto di lavoro che nelle relazioni intime.

Pratica consapevolezza

La consapevolezza è semplicemente scegliere di prestarvi attenzione. Quando guardi una situazione o un momento, e ti riservi di giudicare, ti stai permettendo di vedere il momento così com'è. Quando impari ad osservare piuttosto che a reagire, stai aumentando la consapevolezza che hai dei sentimenti e delle emozioni che provi. La consapevolezza ti permette anche di tenere lontani i sentimenti negativi. Sia nel lavoro che nelle relazioni personali, la consapevolezza è benefica. Ti stai permettendo di vivere ogni momento senza lasciare che i momenti siano offuscati dal giudizio. In questo modo, ti concedi la possibilità di concentrarti e reagire in un modo che avvantaggia sia te che l'altro individuo.

Le emozioni positive si moltiplicano e meritano una celebrazione

Quando le tue relazioni sono migliori, sperimenterai più emozioni positive. Partecipa intenzionalmente ad attività che ti danno gioia e osserva come cambiano le tue emozioni. Alcune attività che sono buone per portare emozioni positive includono essere riconoscenti, partecipare ad atti di gentilezza, esercitare e pensare a esperienze positive passate. Concentrarsi sul positivo terrà a bada il negativo. Le tue relazioni sentiranno l'impatto di questo perché quando provi emozioni e sentimenti positivi, stai anche facendo delle scelte migliori nelle tue relazioni.

Ascolto attivo durante il conflitto

Quando vieni in conflitto con qualcuno, tendi a diventare aggressivo e prepotente? Consentirti di ascoltare attivamente durante una discussione ti darà l'opportunità di ascoltare ciò che l'altra persona sta dicendo. Quando le tue emozioni sono forti durante una discussione, è comune pensare solo alla tua prospettiva e non ascoltare ciò che l'altra persona sta dicendo. Spesso pensiamo di avere ragione, quindi smettiamo di ascoltare. Assicurati di praticare l'ascolto attivo durante un conflitto, comprenderne la prospettiva e capire ciò che si sta dicendo. L'intelligenza emotiva è importante sul posto di lavoro e nelle nostre relazioni non può essere sottovalutata. Per avere relazioni produttive e sane, dobbiamo migliorare la nostra intelligenza emotiva perché, senza questa abilità, le nostre relazioni ne soffriranno. Migliorando le relazioni che hai nella tua vita, sarai in grado di sperimentare la realizzazione e la soddisfazione. Impara ad affinare le abilità che miglioreranno la tua intelligenza emotiva e vedrai che ne trarrai beneficio.

Perché l'intelligenza emotiva è migliore dell'intelligenza cognitiva

Molto prima del 1996, la gente credeva che qualcuno che aveva un'alta intelligenza cognitiva fosse destinato a riuscire nella vita. Attraverso le opere di diversi psicologi, questa antica credenza è stata messa alla prova. Nel mondo di oggi, si ritiene che le intelligenze di strada abbiano maggiori probabilità di successo rispetto alle intelligenze dei libri.

L'intelligenza cognitiva è limitante nella sua stessa natura. Di solito, le persone con un QI elevato sono limitate al successo in classe solo se mancano di intelligenza emotiva. Il QI viene di solito calcolato utilizzando un test standardizzato. In precedenza, i punteggi sul QI di qualcuno erano stati compilati dividendo l'età mentale di un individuo con la sua età cronologica, quindi moltiplicandola per cento. Nel recente passato, questo è cambiato, le persone fanno i test del QI e il loro punteggio medio viene confrontato con il punteggio delle altre persone, che sono nella loro fascia di età. Le persone con un QI elevato hanno abilità eccezionali quando si tratta di aree come l'elaborazione visiva e spaziale. Sono in grado di elaborare rapidamente e accuratamente ciò che vedono e derivare una relazione spaziale tra gli oggetti che vedono. Da un'unica vista, sono in grado di immaginare più cose e scenari. Ciò è dovuto alla loro percezione, memoria, attenzione, linguaggio e altre capacità esecutive stabilite. Inoltre, le persone con un alto QI hanno una vasta conoscenza del mondo e di come funziona. Questo perché sono in grado di leggere molto e hanno una memoria duratura del diverso fenomeno che si verifica. Hanno spiegazioni del perché le cose accadano, come fanno nella maggior parte dei casi. Tuttavia, questo non è tutto se l'individuo manca di intelligenza emotiva. Potrebbero teoricamente sapere come opera il mondo, ma in pratica potrebbero non essere in grado di operare nel mondo reale. Questo perché la vita nel mondo reale richiede cose come la capacità di coesistere con altre persone che potrebbero essere diverse nel loro sistema di credenze e nel loro credo. Questa è una sfera della vita che richiede non solo la conoscenza della testa ma anche un'applicazione pratica. Le persone con un QI elevato di solito hanno ragionamenti lineari. Quando si tratta di risolvere i problemi e farsi strada attraverso una certa complessità, queste sono le persone a cui rivolgersi. Tuttavia, la sfida si presenta se alla persona manca ancora l'intelligenza emotiva. Potrebbe avere soluzioni ragionevoli, ma nella maggior parte dei casi possono essere implementate solo in un mondo ideale, dove le persone non hanno emozioni. In qualsiasi relazione o organizzazione, quando si formula una strategia di risoluzione dei problemi, si deve pensare a come la soluzione proposta influenzerà la vita e le emozioni delle persone coinvolte. Pertanto, avere una ragione fluida sulla natura di una situazione non è sufficiente se non si prendono in considerazione le ripercussioni emotive che potrebbe avere sui suoi soggetti.

Le persone con un QI elevato hanno sia una memoria funzionante che una memoria a breve termine. Questo è utile quando le cose devono essere ricordate. Sul posto di lavoro, ad esempio, sono fondamentali per garantire un flusso regolare di processi, in quanto altre persone possono chiedere loro assistenza su come fare qualcosa e possono mettere in relazione processi ed eventi più vecchi con la situazione di tendenza. Sono molto strumentali quando si tratta di prevedere le tendenze future, spesso perché contabili e analisti dipendono dalle occorrenze passate per prevedere cosa è probabile che accadrà in futuro. Tuttavia, questo stato di memoria non è una cosa positiva se manca un backup dell'intelligenza emotiva. È probabile che tali individui immagazzinino cose brutte che sono successe o che sono state fatte a loro. Ciò può causare caos e vincoli costanti nelle varie relazioni, sia lavorative che sociali. Inoltre, potrebbero anche utilizzare una esperienza negativa passata, per limitare ciò che fanno o i rischi che sono disposti a correre nel presente. A causa di un vivido ricordo di qualcosa che è accaduto e della serie di attività che hanno portato a tale cosa indesiderabile, potrebbero evitare di riprovare, il che è un fattore limitante per progredire sul posto di lavoro o persino negli affari.

Le persone con QI elevato hanno la capacità di ragionare quantitativamente ed elaborare una serie di pensieri contemporaneamente. Questa è una cosa vantaggiosa. Ad esempio, sul posto di lavoro, sono in grado di essere multi-task ed essere più produttivi. Se queste persone mancano di intelligenza emotiva, c'è un'enorme probabilità che nel corso delle loro azioni danneggino gli altri. Ad esempio, è probabile che non prestino attenzione a qualcuno, poiché ascolteranno mentre provano a fare altre cose o mentre pensano attraverso qualcosa di completamente diverso da ciò che l'oratore sta dicendo. Inoltre, la loro capacità di elaborare più di un pensiero alla volta potrebbe renderli eccessivamente impazienti. Quando hanno a che fare con persone con un quoziente cognitivo inferiore, che potrebbero aver bisogno di più tempo per elaborare un singolo pensiero, potrebbero aver bisogno di intelligenza emotiva in modo da essere in grado di entrare in empatia, rallentare e accogliere qualcuno che è completamente diverso da loro. Quindi, chiaramente, affinché una persona con un QI elevato abbia successo, la sua capacità cognitiva è un fattore veramente ristretto da prendere in considerazione, poiché il successo deve essere coniato con una serie di altri fattori, l'intelligenza emotiva come ingrediente principale.

D'altra parte, l'intelligenza emotiva è più ampia e più pratica nelle situazioni della vita reale. È misurato dalla capacità di qualcuno di esprimere, percepire, valutare e controllare le proprie emozioni. L'intelligenza emotiva fonda la sua base su abilità come identificare le emozioni. Questo è un aspetto importante del successo nel mondo di oggi, nel mondo degli affari, sul posto di lavoro o nelle relazioni sociali. Le emozioni continuano a cambiare e tutti hanno la capacità di provare emozioni sia negative che positive. La capacità di vedere cambiare le emozioni delle altre persone è fondamentale, ad esempio, dando loro un po' di spazio per elaborare o intervenire e per poterle aiutarle dove possibile. La capacità di identificare le proprie emozioni è fondamentale per aiutare a relazionarsi con gli altri e comunicare i propri bisogni. Ad esempio, se si è in grado di identificare i trigger emotivi, spesso si cercherà di controllare le emozioni negative, in modo che possano rimanere produttivi. Un esempio è, se ricevere una telefonata come prima cosa al mattino dopo il risveglio porta un po' di instabilità emotiva, identificando quello stato, sarete in grado di rimanere produttivo e stabile anche durante un giorno in cui qualcuno vi ha chiamato al mattino. La tua capacità di identificare il trigger dietro l'emozione, ti farà inviare un messaggio di "chiamare più tardi" alla persona dall'altra parte, così da evitare un inizio di giornata, non dei migliori.

Un individuo emotivamente intelligente è in grado di valutare i sentimenti degli altri. Tutti abbiamo sentito parlare della frase che siamo esseri sociali. Al lavoro, a casa o negli affari, il modo in cui ci relazioniamo con le altre persone è di fondamentale importanza. Alcuni ricercatori hanno identificato che le persone sono generalmente disposte a pagare di più per un prodotto di qualità inferiore quando vengono trattate nel modo giusto. Ciò significa che le persone acquistano emozioni più di quanto acquistino prodotti. Un famoso attivista per i diritti civili negli Stati Uniti, Maya Angelou, è l'uomo comunemente citato nella capacità di identificare i sentimenti degli altri e farli sentire meglio. Ha fatto una dichiarazione audace, ma vera, secondo cui molto probabilmente le persone dimenticheranno quello che hai fatto, quello che hai detto, ma certamente non dimenticheranno quello che hai fatto sentire loro. Sul posto di lavoro come leader, molto probabilmente la tua squadra non ti seguirà per le direttive che gli dai, ma lo faranno per via della tua missione. Pertanto, la tua capacità di identificare i sentimenti della tua squadra nella tua missione è un aspetto chiave per assicurarti che collaborino con te e che siano incanalati verso il raggiungimento dell'obiettivo prefissato. Quando, ad esempio, sei un investitore e stai cercando di finanziare un imprenditore, se sei in grado di identificare un grammo di passione in essi, puoi quasi essere sicuro che stai per investire in un'impresa valida.

Gli individui emotivamente intelligenti sono geni nel controllare le proprie emozioni. In quasi ogni forma di interazione, ti ritroverai irritato o le cose andranno a finire non come ti aspettavi che fossero. Il modo in cui reagisci in questa situazione può spesso determinare se la tua reputazione rimane inalterata, se mantieni i tuoi clienti, il tuo lavoro, la tua amicizia o la tua famiglia. È stato detto spesso che non puoi riprendere le parole che usciranno dalla tua bocca, e quelle stesse parole costruiranno o distruggeranno te e altre persone. Pertanto, l'incapacità di qualcuno di controllare le proprie emozioni può distruggere qualcosa che hanno costruito nel corso degli anni, che si tratti di un'azienda o di una carriera. Ciò accade soprattutto quando non si è in grado di controllare la propria rabbia e si reagisce a tutto. Ad esempio, se urli a un cliente che non è in grado di individuare un determinato prodotto nel negozio di alimentari, la probabilità che quel cliente torni è minima, se non inesistente. Inoltre, molto probabilmente scomparirà anche qualsiasi cliente che ti ha visto perdere la calma, poiché temono il giorno in cui li tratterai allo stesso modo.

Gli individui emotivamente intelligenti sono in grado di facilitare la comunicazione sociale e relazionarsi bene con gli altri. Le tue connessioni determineranno tanti altri fattori della tua vita, con chi ti sposerai, il portafoglio dei tuoi clienti, le tue possibilità di imparare una cosa nuova, la tua capacità di incontrare nuove persone e molte altre cose. Quando sai come avviare una conversazione con quasi tutti e creare un'atmosfera calda in cui un legame sociale può solidificarsi, sciogliendo qualsiasi muro di estraneità, puoi essere sicuro di avere un vantaggio quando si tratta di avere successo. Una persona emotivamente intelligente è in grado di sapere quando mantenere le cose come "ufficiali" e quando aggiungere un senso "personale" ad esse. Sul posto di lavoro, la tua capacità di comunicare con il tuo team e di relazionarti bene con loro determinerà la loro volontà di ascoltare qualsiasi altra cosa tu abbia da dire in termini di direttive e degli obiettivi da raggiungere. Inoltre, se sei un leader e ti relazioni bene con lo staff, molto probabilmente esprimeranno i loro suggerimenti su come poter migliorare le cose e su come pensano che tu possa raggiungere meglio gli obiettivi prefissati. Se sei un imprenditore, la tua capacità di sfruttare in modo efficace qualsiasi opportunità di rete determinerà nella maggior parte dei casi la tua base di clienti, le tue vendite e, in definitiva, i tuoi profitti. Inoltre, i clienti saranno fedeli alla tua attività o al tuo prodotto in base alla loro impressione di te e al modo in cui ti relazioni. Ad esempio, se un musicista va in tour e accetta la richiesta di un fan di firmare un autografo per lui, è molto probabile che la fedeltà del fan al musicista aumenterà in modo significativo, rispetto a un musicista che ignora la richiesta del fan. In un aspetto sociale, c'è un vecchio proverbio che dice "non hai mai una seconda possibilità per fare una buona prima impressione". Questo richiede un alto livello di intelligenza emotiva per creare e successivamente mantenere amicizie. Pertanto, la capacità di fare una prima impressione positiva duratura e di relazionarsi bene con altre persone, dipende interamente dalla tua intelligenza emotiva e non dalla tua intelligenza cognitiva.

In poche parole, l'intelligenza emotiva è migliore dell'intelligenza cognitiva se si deve avere successo in qualsiasi area, che si tratti di carriera, affari o circoli sociali.

Perché l'intelligenza emotiva è importante per il successo nella vita

La capacità di riconoscere ciò che provi, ciò che provano le altre persone, senza essere sopraffatto, la capacità di motivarti a fare qualcosa e di rispondere efficacemente e in modo costruttivo a una situazione emotiva sono i fondamenti dell'intelligenza emotiva. Sarebbe ingiusto se restringessimo il successo in una singola definizione, ad esempio, di dove si è nella scala della carriera, o, quanti soldi si fanno, perché per persone diverse, può significare cose diverse. Indipendentemente da ciò che definisci successo nel tuo mondo, l'intelligenza emotiva è un ingrediente chiave. L'intelligenza emotiva costituisce il punto di intersezione tra emozioni e cognizione. È la principale forza trainante per la nostra capacità di essere resilienti, motivati, ragionare, gestire lo stress, essere empatici e comunicare in modo efficace. Inoltre, l'intelligenza emotiva ci porta nella direzione che prendiamo, attraverso i conflitti sociali e altre esperienze quotidiane indesiderate.

L'intelligenza emotiva fornisce un quadro attraverso il quale possiamo rispondere a diverse situazioni. Ci aiuta a valutare se le risposte che diamo a una determinata situazione sono coerenti o incompatibili con la convinzione che abbiamo delle emozioni. Sul posto di lavoro, le persone che hanno un alto livello di intelligenza emotiva indipendentemente dal livello in cui si trovano, che si tratti di un management o di un tirocinante, tali individui sono più adatti a lavorare con un team, grazie alla loro capacità di capire gli altri punti di vista delle persone e rispondere in modo appropriato. Inoltre, affrontano meglio qualsiasi cambiamento all'interno dell'organizzazione, dal momento che sono in grado di controllare la resistenza umana generale al cambiamento e di elaborare ciò che provano per i cambiamenti. Le persone emotivamente intelligenti sono brave nella gestione dello stress che può derivare dal posto di lavoro, un disaccordo con un collega o una pressione di lavoro. Sono in grado di mantenersi motivati, un fattore che li guida verso il raggiungimento degli obiettivi di business anche in un ambiente apparentemente instabile.

Gli individui emotivamente intelligenti hanno un alto livello di consapevolezza di sé. Riconoscono le loro diverse emozioni e ciò che le scatena. In qualsiasi contesto, sono in grado di valutare l'effetto che le loro emozioni hanno sulle altre persone. Essendo consapevoli di se stessi, vengono costantemente sottoposti all'introspezione. L'autovalutazione è un fattore importante se devi riuscire in qualcosa. Ti dà la possibilità di identificare i tuoi punti di forza, lavorare sui punti deboli, sfruttare le opportunità disponibili e sfruttare i meccanismi per affrontare eventuali minacce. Che si tratti di affari o di leadership, l'autovalutazione costante è fondamentale. Inoltre, quando un individuo è pienamente consapevole di chi sia, ricevere feedback sia negativi che positivi non è mai un problema per loro. Di solito sono aperti alle critiche positive, perché è qualcosa che alimenta un cambiamento positivo. D'altra parte, sono in grado di rispondere in modo appropriato, in un modo che non distruggerà loro o il critico, in un caso di critica negativa. Per avere successo in qualsiasi area della leadership, è essenziale che tu sia in grado di accogliere tutti, sia quelli che pensano che tu sia un buon leader, dal momento che ti tengono motivato, che quelli che non pensano che tu sia un buon leader, poiché ti tengono sotto controllo e inoltre alimentano il tuo miglioramento. Inoltre, che tu sia un tirocinante, un imprenditore o un manager, sapere cosa ti tiene motivato è essenziale per il tuo successo. Tutto questo è parte integrante dell'autocoscienza. Quando siamo onestamente in grado di elencare ciò che ci fa andare avanti, siamo in grado di alimentare costantemente noi stessi e comunicare i nostri bisogni ad altre persone. La motivazione è senza dubbio un fattore dominante quando si tratta di raggiungere il successo in qualsiasi aspetto della nostra vita.

Un'altra categoria di intelligenza emotiva è l'autoregolazione. Ciò consente a un individuo di rispondere invece di reagire a qualsiasi forma di emozione negativa. Ovunque tu sia nella vita, che tu sia alla guida di una start-up o un'azienda multimilionaria, che lavori in un'organizzazione o stia a casa con i tuoi figli, ci saranno momenti in cui verrai messo alla prova su come riesci a gestire la tua emozione. Sei veloce a urlare a qualcuno o ti prendi del tempo per elaborare qualunque cosa sia successa? Prendersi un po' di tempo prima di reagire a un'azione o a un'emozione spiacevole, ti dà il tempo di elaborare la tua emozione o di vedere la situazione dal punto di vista dell'altra persona. Come leader, avrai follower che hanno un punto di vista diverso dal tuo, una personalità diversa e molte altre differenze. Per capire la diversa natura e personalità mostrate da persone diverse, è sorprendente, e per qualcuno che non è disposto ad accettare la diversità un po' scioccante, rendersi conto che anche un bambino risulta diverso dai loro genitori, indipendentemente dalla quantità di tempo che trascorrono insieme. Questo ci dice di quanto siamo inclini a lavorare con le differenze, come leader aziendali o persone in carriera, con persone provenienti da culture, nazioni e background diversi. Pertanto, la tua capacità di comprendere le altre persone e controllare qualsiasi emozione che potrebbe distruggere completamente la tua relazione con loro, è la chiave per riuscire a guidarle o meno. L'autoregolamentazione consente anche di assumersi la responsabilità, invece di incolpare e puntare il dito. È una tendenza umana primitive, quella di sollevare le proprie difese di fronte a un problema. Come leader, tuttavia, il coraggio di assumersi la responsabilità anche in situazioni non ideali è molto utile per migliorare la propria leadership. Nei circoli sociali, le persone sono attratte dall'onestà più che dalla perfezione.

Le persone emotivamente intelligenti sono in grado di rimanere concentrate su tutti gli obiettivi che si prefiggono. Di solito, le persone senza un alto livello di intelligenza emotiva dipendono interamente dalla motivazione esterna. Questo è un terreno sciatto su cui costruire la tua vita e le tue azioni. Per com'è il mondo, un giorno le persone riconosceranno le tue buone opere come leader, i tuoi sacrifici come genitore, i tuoi risultati come dipendenti e la tua crescita come imprenditore. In altri giorni, una nuvola grigia scura ti circonderà e ti chiederai se stai facendo bene. Sai cosa ci dice l'intelligenza emotiva in tali situazioni? Aspetta, la tua gratificazione deriva dal raggiungimento di qualcosa che ti eri prefissato. In questo modo, non smetterai di fare ciò che dovresti fare semplicemente perché qualcuno non ha riconosciuto i tuoi sforzi. Questo tipo di grinta per continuare a muoversi indipendentemente da chi ci sta guardando, esultando o criticando, compensa i momenti di eventuale sconforto.

Alcuni intensi settori di carriera hanno l'intelligenza emotiva come prerequisito per il successo. Mettendo da parte il libro, pensa a come sarebbe entrare nell'ufficio di un consulente che non ha capacità di ascolto e nessuna capacità di mostrare empatia. Senza alcun dubbio, annulleresti qualsiasi possibilità di terapia. Un altro caso classico... ti sei mai immaginato se la prima cosa che il tuo dottore faceva, ogni volta che lo andavi a trovare per un problema di salute, era piangere?

Probabilmente l'avresti sostituito molto tempo fa. Anche nel caso di un assistente sociale che rischia di incontrare alcune ingiustizie sociali, come l'abuso di minori, l'abbandono e molte altre, la loro capacità di mostrare empatia nei confronti del soggetto, senza arrendersi al diluvio di emozioni che sta sorgendo al loro interno determinerà quanto riescono nella loro carriera. Per avere successo nella vita, può contribuire in una certa misura, l'intelligenza emotiva. Quando sei nella posizione migliore per gestire lo stress e la pressione, riduci le possibilità di contrarre malattie come la depressione e l'ansia che a lungo andare possono contribuire a problemi mentali e cardiaci. È un dato di fatto, tutti affrontiamo difficoltà, che si tratti di perdere qualcuno che amiamo, responsabilità aggiuntiva sul lavoro o depressione nella curva economica della tua attività. La capacità di affrontare una situazione del genere e trovare soluzioni, è alimentata dall'intelligenza emotiva, formando un legame tra essa e la resilienza. I ricercatori hanno scoperto che le persone che hanno un alto livello di intelligenza emotiva hanno meno probabilità di esaurirsi mentre sono al lavoro. Le persone emotivamente intelligenti diventano buoni leader poiché sono in grado di rallentare, essere consapevoli e più tolleranti con se stessi.

L'intelligenza emotiva è la chiave del processo decisionale. In qualsiasi area della tua vita, sia sociale, economica o spirituale, ti verrà richiesto di prendere decisioni. Gli esseri umani emotivamente intelligenti si trovano in una posizione migliore nel prendere decisioni praticabili. Il ruolo chiave di un leader, ad esempio, è prendere decisioni per conto della tua organizzazione o del tuo team. Se sei un genitore, ti viene assegnato il compito di prendere decisioni su, ad esempio, gli investimenti familiari, dove vivere, in quale scuola portare i tuoi figli e come spendere soldi. Avere in mente la natura delle tue emozioni e gli impulsi che le scatenano ti aiuterà a prendere decisioni migliori e consapevoli. È stato detto che il momento migliore per prendere una decisione non è quando sei felice, o quando sei triste. Questi due estremi possono spingerti a prendere decisioni che sono irreversibili e avverse al tuo benessere e al benessere degli altri. Ad esempio, come investitore, se qualcuno lancia un'idea che sembra troppo attraente e invia torrenti di adrenalina alla tua anima, in quel momento, siediti, calmati e pensa con una mente aperta. Ciò ti consentirà di porre domande, identificare eventuali scappatoie e poter prendere una decisione migliore, sulla base di informazioni e non di emozioni. Potresti essere fuori a bere con gli amici un venerdì sera e, per caso, vedi una bella ragazza al tavolo seduta da sola. Potresti sentirti attratto da lei, ed è un'emozione assolutamente sorprendente. Potresti essere attratto dal conoscerla di più, spostarti al suo tavolo e scatenare una conversazione del venerdì sera di cinque ore. Per quanto bello sia quel momento, non è quello ideale. L'emozione dell'attrazione potrebbe mascherare entrambi e potrebbe essere difficile porre domande che potrebbero costituire una solida base per il successo della vostra relazione. La cosa ideale da fare è chiederle un altro appuntamento, più avanti nella settimana, in modo da poter confermare se dopo ti sentirai allo stesso modo, come a prima vista. Crea una conversazione ben guidata questa volta. Consenti ad entrambi di contribuire alla conversazione e di farsi delle domande. In base a come va, sarai in una posizione migliore per decidere se la relazione può proseguire o no. Per un genitore, l'intelligenza emotiva determinerà tante cose. Ad esempio, nel modo in cui disciplinate i vostri figli.

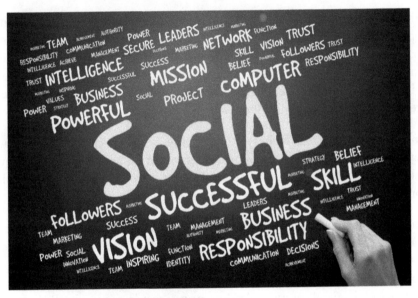

"*La fiducia verso l'altro è un investimento sociale.*"

Angela Randisi

Capitolo 11. Credenze e Intelligenza emotiva

L e credenze di una persona interagiscono con l'intelligenza emotiva? Le persone di solito sostengono le loro credenze come verità incondizionate, indipendentemente dal fatto che possano essere provate o meno. Una persona può credere che tutti siano uguali e dovrebbe essere trattati come tali, mentre un'altra persona può credere che tutti dovrebbero essere trattati diversamente. Le loro convinzioni formano i loro punti di vista, e danno un senso a ciò che dicono e fanno. Tutti osserviamo le situazioni e le persone intorno a noi in base a ciò in cui crediamo. Le credenze sono il fondamento di molte emozioni che funzionano contemporaneamente (Greaves, Ph.D., Jean and Fullerton, M.S., Robert, 2019).

Ad esempio, pensa a due persone che sono colleghe con credenze apparentemente contrarie. Una persona, Andrea, prende sul serio la sua posizione, lavora sodo. È orgoglioso del suo lavoro e spesso impiega lunghe ore perché è convinto che la sua dedizione al lavoro si rifletta nella quantità di tempo che trascorre lavorando in ufficio. È sposato e si prepara a portare sua figlia all'università l'anno prossimo.

Anche l'altra persona, Roberto, è diligente e laboriosa, ma considera la sua giornata di lavoro una giornata lavorativa dalle nove alle cinque, quindi va a cenare con la sua famiglia, trascorrere del tempo di qualità con il suo bambino più piccolo e si gode il tempo in famiglia.

Andrea pensa che sia obbligo di Roberto lavorare più ore per aiutare la sua filiale a raggiungere gli obiettivi. Tuttavia, Roberto lavora le stesse ore di sempre e lavora a casa la sera dopo aver trascorso del tempo con la sua famiglia e aver messo a letto i bambini. Le sue ricerche serali gli danno un vantaggio iniziale al mattino. Andrea non si rende conto che Roberto sta facendo uno sforzo extra.

Entrambi apprezzano la loro vita professionale e la loro famiglia. Tuttavia, ognuno di essi ha un diverso punto di vista su cosa sia il duro lavoro e su quale sia il modo migliore per prendersi cura della propria famiglia. Andrea, vedendo Roberto non impegnarsi di più sul lavoro decide di evitarlo in ufficio perché i suoi sentimenti lo portano a credere che i loro valori non siano sincronizzati.

Credenza	Percezione	Emozioni	Comportamenti
Ho fatto degli straordinari per completare il lavoro.	Lasci ogni giorno il lavoro prima di me.	Sono pieno di risentimento perché non contribuisci alla realizzazione degli obiettivi.	Sono risentito, quindi ti eviterò perché mi fai stare male.

Il nostro comportamento e i nostri sentimenti sono guidati dalle nostre credenze

Molte delle nostre ipotesi e ciò che prevediamo provengono da credenze. Che sia giusto o sbagliato, le nostre credenze confondono la nostra visione delle situazioni in cui ci troviamo e delle persone che ci circondano. La situazione non decide come ci sentiamo, ma è il modo in cui vediamo la situazione, sulla base di ciò in cui crediamo.

Quando vediamo una situazione attraverso l'obiettivo di ciò in cui crediamo, abbiamo particolari emozioni che sono suscitate e, a sua volta, ci influenzano nel modo in cui ci comportiamo in una determinata situazione.

Riconosci le credenze non realistiche, obsolete o inefficaci usando l'intelligenza emotiva

Se riconosciamo una situazione che suscita emozioni problematiche, può aiutare tornare indietro con la mente e guardare alla convinzione di base che abbiamo in quella situazione. Se, per esempio, inizi ad agitarti per una situazione con una persona, sarebbe utile prima di tutto esaminarla da solo. Quando riconosci la reazione emotiva, pensala come un segnale dal tuo corpo e dalla tua mente che indica qualcosa di sbilanciato. Quando hai questo tipo di reazione, potrebbe indicare che una convinzione che hai è stata violata. Se è un'emozione che ti sta causando angoscia ed è forte, considera il modo in cui hai percepito cosa sta succedendo e come può essere collegato a una convinzione. Se puoi, scrivi la tua convinzione come una dichiarazione.

Ecco i modi per scoprire la tua convinzione, ripensarla e adattarla in modo da eliminare le emozioni negative

A volte il lavoro ha bisogno di tutti per andare oltre i propri limiti per essere realizzato. È possibile essere in grado di pensare a credenze alternative. A volte, prenderai la decisione di confermare le tue convinzioni e intraprendere determinate azioni basate su di esse. Ci saranno altre volte in cui capirai che la tua convinzione sta creando una disputa nella tua relazione con i tuoi colleghi. Per esempio, puoi modificare la convinzione che è necessario dello straordinario per completare un lavoro, perché magari alcune persone sono in grado di ottenere di più senza dover dedicare ore extra all'ufficio. Le credenze prive di scopo possono essere modificate per adattarsi alle mutevoli pratiche di lavoro.

Gestisci credenze incompatibili con l'intelligenza emotiva

Ci saranno momenti in cui una convinzione che difendi e ti è cara non è condivisa da altri. La convinzione può essere così essenzialmente importante per te che non vuoi né modificare né ripensare che è un'opzione. Ad esempio, potresti avere la convinzione che non ci siano persone cattive, solo persone che cercano di fare del loro meglio. Tuttavia, il tuo capo, cinico, crede che le persone siano semplicemente pigre e amano prendere scorciatoie. In questo caso hai tre scelte da fare: puoi affrontare la convinzione del tuo capo, vivere con la sua convinzione o andartene.

Quando vivi con queste situazioni, significa accettare di poter non essere d'accordo su ogni cosa con gli altri e avere il desiderio di cambiare ciò in cui crede l'altra persona. Puoi disimpegnarti emotivamente e concentrarti sul lavoro da svolgere. Quando ci sono convinzioni che sono in conflitto e sono essenziali per il lavoro che fai, gli atteggiamenti della tua azienda o il rapporto con il tuo capo, possono essere un segnale per te che sarebbe meglio disconnettersi e trovare una posizione, un capo o società che ha credenze compatibili con le tue. (Greaves, Ph.D., Jean and Fullerton, M.S., Robert, 2019)

Il comportamento è spinto da emozioni e sentimenti, pensieri e credenze. C'è sempre una ragione per cui facciamo ciò che facciamo. Le azioni non avvengono senza causa e le cause sono le nostre emozioni e sentimenti, le nostre credenze e i nostri pensieri.

Ad esempio, potremmo avere la convinzione che qualcuno dovrebbe dire "scusami" se si imbattono in noi. Il nostro comportamento può essere attivato da questa convinzione. Ci sono volte in cui siamo consapevoli dei nostri sentimenti e credenze e ci sono altre volte in cui non siamo consapevoli di ciò a cui stiamo rispondendo. Questi possono essere credenze o sentimenti inconsci, nascosti. Ci sono cause per i nostri sentimenti e credenze: provengono dalle esperienze che abbiamo avuto. Questo risale a prima che nascessimo. Ci sono incidenti che ci accadono e sviluppiamo idee su noi stessi e sul mondo a seguito di tali incidenti. Generiamo sentimenti sul nostro mondo e su noi stessi.

Le nostre credenze influenzano le nostre emozioni e, a loro volta, influenzano il nostro comportamento. Le credenze che sosteniamo possono essere o meno utili a noi e alle nostre emozioni. Per esempio, potremmo sentirci irritati se un membro di un club a cui partecipiamo una volta a settimana, arriva sempre in ritardo e vorremmo anche esternare i nostri sentimenti. A causa di ciò, prendiamo le distanze da lui, ma successivamente scopriremo che il ritardo era causato dal fatto che doveva badare alla mamma anziana e malata. Fortunatamente non avevamo agito sulla convinzione iniziale. Si impara che è necessario mettere in pausa, capire bene la propria convinzione, ripensarla e modificarla.

La correlazione tra le nostre credenze e l'intelligenza emotiva è quella che richiede tempo per comprendere e identificarsi nelle nostre reazioni emotive. Ora sappiamo che possiamo o riconoscere una convinzione come da sostenere indipendentemente dalla situazione o ripensare e adeguare la convinzione per riconsiderare la situazione stessa. La scelta sarà nostra. Dobbiamo solo riconoscere le credenze obsolete e quelle che vale la pena conservare. Con la pratica e usando la nostra intelligenza emotiva, possiamo avere successo nel raggiungere questo obiettivo.

Capitolo 12. Il potere dell'influenza

L'influenza è socialmente competente. Quando stai cercando un leader che usi l'influenza a proprio vantaggio, questi individui avranno un'alta consapevolezza di sé e un alto autocontrollo in modo da poter gestire sé stessi e rimanere comunque adattabili, empatici e positivi. Queste persone sono in grado di trasmettere le loro idee in un modo che è attraente per gli altri. Le influenze sono anche convincenti e coinvolgenti per costruire relazioni e ottenere ciò che desideri dagli altri. Ordinare alle persone non funziona, quindi usare la persuasione e l'ispirazione porterà al risultato desiderato. L'influenza è qualcosa che richiede empatia perché, senza empatia, non sei in grado di comprendere la prospettiva dell'altra persona.

Guardando l'influenza che hai, devi capire che l'intenzione è quella di far concordare un altro individuo o un gruppo di individui con ciò che stai dicendo, cosa stai facendo o cosa vuoi. Usando l'influenza, farai qualcosa e userai la persuasione che fa appello al singolo interesse personale oltre ad essere preparato per qualsiasi domanda. Controllando le tue emozioni, praticando l'autocoscienza e usando l'empatia, la tua capacità di influenzare gli altri aumenterà. Tienilo a mente quando cerchi di usare l'influenza nelle situazioni quotidiane.

Come viene utilizzata l'influenza?

L'influenza viene utilizzata in diversi aspetti della vita quotidiana, anche al lavoro, con la nostra famiglia e all'interno della nostra cerchia sociale. Quando comprenderai appieno il potere dell'influenza, ti accorgerai di averlo usato male per tutta la vita. Afferra e sfrutta il potere che detiene imparando come usare e far crescere la tua influenza.

L'influenza cambia la nostra percezione

Quando guardiamo come l'influenza cambia la nostra percezione, dobbiamo guardare ai fattori esterni che influenzano anche noi. Fattori come motivatori culturali, sociali e interni sono importanti quando si guarda come l'influenza può cambiare la nostra percezione. Esistono due tipi di influenze: strutturale e funzionale.

Strutturale si riferisce alla stimolazione fisica che sperimentiamo. Ciascuna delle influenze strutturali si collega a una delle funzioni del nostro corpo. Comprendiamo che posizionando diversi oggetti in categorie, siamo più in grado di dar loro un senso e dare loro un significato.

Le influenze funzionali sono quelle psicologiche, ma influenzano la nostra percezione. Saranno problemi emotivi e mentali, ma anche problemi di ansia, depressione e stati d'animo saranno tutti influenze funzionali.

Culturale

L'ambiente culturale in cui viviamo o in cui siamo cresciuti può influenzare il modo in cui vediamo il mondo. Dato che il tuo sistema di valori è collegato alla tua cultura, devi ricordare che questo modellerà ciò che conta per te come individuo. Il sistema di valori di ciascuna generazione può essere diverso, ma può anche indicare un comportamento futuro. L'influenza della nostra cultura va oltre il semplice personale. Usiamo il nostro sistema di valori per acquistare articoli perché tendiamo a gravitare verso le aziende che supportano il sistema. La cultura intorno a te riflette ciò che è importante per coloro che ti circondano. Scopri come la cultura influenza la tua vita quotidiana.

Il collettivo contro l'individuo

Nelle diverse culture, la mentalità tende ad essere collettiva o individuale. A seconda se la cultura valorizza gli individui al di sopra del gruppo o i gruppi degli individui modelleranno la percezione di questo gruppo culturale. Le culture collettive favoriscono gli obiettivi del gruppo. Ci si aspetta che tu metta tutto in prospettiva tenendo presente gli interessi del gruppo piuttosto che le preferenze personali. Una cultura individualistica preferisce relazioni indipendenti e promuove programmi personali sull'agenda del gruppo.

La lingua che parli

Lingua e cultura sono legate insieme. Pensa alle parole che usi per descrivere una situazione e prova a immaginare qualcuno che hai incontrato che descriverà la situazione in modo diverso. La nostra prima lingua modellerà il modo in cui pensiamo e percepiamo il mondo che ci circonda. Le parole hanno il potere di influenzare e cambiare le menti.

Fattori sociali

La cultura non è l'unica cosa che influenza la tua percezione. Anche il tuo ambiente sociale, comprese le opinioni di amici e familiari durante gli anni formativi, gioca un ruolo nella tua percezione.

La tua cerchia sociale

Non puoi fare a meno di ciò a cui sei stato esposto sin dalla nascita e le esperienze che hai avuto daranno forma a ciò che consideri normale e daranno forma al significato di determinati ruoli sociali. I tuoi genitori, la tua famiglia e altri che sono stati nella tua vita sin dalla nascita ti hanno dato una serie di linee guida su come qualcuno dovrebbe comportarsi e, come parte del gruppo, dovresti guardare le situazioni. L'ambiente sociale in cui sei cresciuto cambierà e influenzerà il modo in cui vivi il mondo e modellerà il tuo sistema di valori.

Ciclo vitale

Diverse esperienze che variano di intensità daranno forma al tuo sistema di valori. Esperienze come la guerra, la malattia e il trauma possono cambiare ciò che ritieni importante. L'influenza dell'esperienza non si limita a un periodo di tempo specifico nella tua vita, ma possono essere collegati a qualcosa di semplice come i ricordi. Tieni presente che non tutti percepiranno il mondo allo stesso modo perché ogni persona ha esperienze diverse che influenzeranno il modo in cui vedono le cose.

Persone con cui ti circondi

Le persone con cui fai compagnia influenzano anche la tua percezione. Comprendi che le relazioni che hai ti daranno forma e plasmeranno e cambieranno il modo in cui vedi il mondo, le tue relazioni, la tua carriera e la tua famiglia. L'influenza è forte quando le persone intorno a te hanno una maggiore intelligenza emotiva. Questi individui comprendono ciò di cui hai bisogno e ciò che desideri e comprendono la connessione tra empatia e influenza. Un individuo emotivamente intelligente comprende che è in grado di persuadere le persone con le loro opinioni e idee e rimodellare il modo in cui la persona percepisce la stimolazione che li circonda.

Umore

Le tue emozioni influenzano fortemente il modo in cui vedi e percepisci le situazioni. Quando sei di buon umore, la vita sembra fantastica e le varie situazioni che capitano, non sembrano fastidiose. Sei più ricettivo di umore positivo. Uno stato d'animo negativo renderà terribili e inaccettabili diversi aspetti della tua vita. Considerando questo, è importante non prendere decisioni se si è in uno stato d'animo negativo.

Ciò in cui crediamo

Tieni presente che il tuo sistema di credenze modellerà il modo in cui percepisci situazioni, conflitti e problemi. Se credi in qualcosa, avrai un risultato più positivo. Non solo credi nella religione, ma puoi anche credere di avere il potere di compiere il bene. La convinzione che puoi o non puoi fare qualcosa modellerà la tua influenza. Resta fedele al fatto che puoi realizzare tutto ciò a cui pensi e guardare crescere la tua influenza.

Cosa influenza le nostre emozioni?

Come hai imparato, le tue emozioni sono importanti e contano. I sentimenti e le emozioni che provi ti daranno forma e ti influenzeranno in modi che non avresti mai immaginato. Ricorda che il tuo corpo influenza la tua mente così come la tua mente influenza il tuo corpo.

Emozioni e influenza dei pensieri

La tua mentalità ha un impatto enorme sulle tue emozioni. Considera di essere in una mentalità negativa. È più probabile che tu esprima emozioni negative e possibilmente reagisca in modo negativo. Se invece hai una mentalità positiva, proverai emozioni positive. Considera quando pensi a qualcosa tutto il giorno e in seguito inizi a sentirti uguale al pensiero. Forse avevi rimuginato sui conflitti già di prima giornata, quelli che non erano stati risolti in modo soddisfacente. Finirai di cattivo umore e probabilmente dimenticherai perché stavi meditando. Quando ti renderai conto di quello che è successo, avrai trasformato una giornata in un'esperienza negativa.

Confronta l'esempio sopra con quando sei innamorato. L'amore è un'altra emozione forte che può influenzare il mondo che ci circonda.

Tutto ciò che incontri quando sei innamorato sarà migliore, avrà un sapore migliore, suonerà meglio e sembrerà meglio. I pensieri che attraversano le nostre menti cambieranno e influenzeranno il modo in cui viviamo la vita e le emozioni che ne derivano. Tenendo questo a mente, è importante adottare una mentalità positiva e lavorare per riformulare consapevolmente i pensieri negativi. Le emozioni forti sono benefiche e non dovresti nasconderle. Devi anche tener conto del fatto che ciò che ti passa per la mente influirà su come ti senti. Riconoscerlo abbastanza presto può salvarti dal reagire male.

Abitudini

Prenditi un momento per pensare alle tue abitudini. Lavi regolarmente la tua auto per mantenerla sempre splendente? Mordere le unghie è un'abitudine che hai? Sei soggetto a mangiare d'impulso? Considera le abitudini che hai. I nostri processi di pensiero sono influenzati dalle nostre emozioni, così come le nostre abitudini. Le abitudini positive susciteranno emozioni positive e le abitudini negative susciteranno emozioni negative. Imparare cosa sta influenzando le emozioni che stai esprimendo ti aiuterà a imparare a controllare le emozioni e a cambiare le abitudini, se necessario.

Ambiente

Il nostro ambiente influenzerà le nostre emozioni. Il modo in cui tieni una casa influenzerà le tue emozioni e il tuo umore. Le persone con cui ti circondi influenzeranno anche le tue emozioni? Consideralo quando scegli il tuo ambiente. Essendo consapevoli del modo in cui reagiamo emotivamente a diversi stimoli nel nostro ambiente, saremo in grado di influenzare le nostre emozioni e il modo in cui le vogliamo. Se ti senti male con te stesso quando vai a casa, allora devi rimuovere te stesso da quell'ambiente. Guarda come stai reagendo alle diverse stimolazioni intorno a te. Osserva i modelli che emergono man mano che diventi più autocosciente. Quando lo fai, sarai in grado di notare cosa sta influenzando specificamente le tue emozioni.

Le tre influenze sopra elencate sono un buon punto di partenza. Presta attenzione a te stesso e a come ti senti e reagisci.

Salute fisica

Le tue emozioni sono anche influenzate dalla tua salute fisica. Quanto sei sano, qualsiasi malattia tu stia vivendo, determinerà delle emozioni che non sempre sono negative. Se sei malato invece, molto probabilmente proverai emozioni negative. Prendersi cura di te è importante anche per la tua intelligenza emotiva.

Espandere la tua influenza

Dato che siamo sul tema dell'influenza, forse vuoi espanderla. Di seguito sono riportati alcuni modi che ti permetteranno farlo.

Riconoscere

L'influenza che hai, sarà sempre lì. Indipendentemente da ciò che fai, manterrai sempre una posizione di influenza. Devi riconoscere e accettare l'influenza che hai già. Riconosci il potere dell'influenza che possiedi. Quando possiedi il potere interiore ma non lo riconosci, lo perdi.

Proattivi

Rimanere fermi non ti aiuterà a espandere la tua influenza. Devi cercare in modo proattivo opportunità. Incontra nuove persone, forma alleanze con nuove persone e crea nuove connessioni. Quando lo fai, sarai in grado di creare una rete di influenza e iniziare ad espandere la tua cerchia.

Ascolta attivamente

Una persona influente è qualcuno che ascolta coloro che lo circondano. Questo individuo è in grado di entrare in empatia attraverso l'ascolto e avrà un maggiore successo a far allineare gli altri con la sua linea di pensiero. Ricorda le abilità richieste per ascoltare attivamente. Esercitati su te stesso se necessario, ma assicurati di capire quanto sia importante l'ascolto attivo per l'influenza che vuoi sviluppare.

Empatizzare

Rafforzando la tua abilità di empatia, sei in grado di capire le persone e come si sentono. Empatizzando con gli altri, mostri che ti interessa ciò che stanno provando, e quindi costruisci sentimenti di fiducia. L'influenza viene dalla fiducia.

Concentrarsi sulle soluzioni

Sapere che desideri soluzioni consentirà agli altri di accettare la tua influenza e quello a cui stai pensando. Questo è utile nell'ambiente di lavoro. I dipendenti hanno bisogno di un leader che si concentri sulle soluzioni e quando guidate le persone verso soluzioni, la vostra influenza si espande.

Assumersi la responsabilità

Un leader accetta la responsabilità. Se il conflitto o il problema non è una tua colpa, come leader, devi comunque assumerti la responsabilità. L'influenza è efficace quando una persona è un individuo onorevole. Assumendoti la responsabilità, stai dimostrando di essere emotivamente intelligente e capace di guidare in modo efficace.

Sii riconoscente

Quando le persone vengono valutate, rispettano l'opinione e l'influenza dell'altra persona. Apprezza ciò che hai, quelli che sono nella tua vita e ciò che gli altri danno per scontato. L'influenza è più efficace quando la persona che cerca di influenzare è cosciente di quel che ha.

Avere una visione

Per aumentare la tua intelligenza emotiva, è bene avere una visione di ciò che vuoi. Gli esercizi di visualizzazione e le immagini sono estremamente utili quando stai cercando di essere più consapevole di chi sei. Consapevolezza di sé, ricordati, è il primo passo per avere un'intelligenza emotiva elevata e gli obiettivi ti aiuteranno a sapere cosa vuoi. Prova a immaginare chi sarai in futuro e usa tutti i tuoi sensi per immaginarlo. Praticando la visualizzazione e avendo una visione, ti stai dando la possibilità di provare emozioni e apprendere le tue reazioni.

Cerca informazioni preziose

Le informazioni che abbiamo raccolto quotidianamente spesso possono essere travolgenti. Durante la giornata, filtra tutte queste informazioni e cerca quelle che ti saranno utili. Per aumentare la tua EI, devi essere in grado di cercare e decifrare le informazioni che ti stanno arrivando in modo da poter leggere le persone intorno a te e notare come si sentono. Prova a raccogliere i piccoli dettagli che altri potrebbero non notare perché, quando lo fai, sei un passo avanti. Le persone emettono segnali non verbali su base regolare e la maggior parte delle persone non presta attenzione a questi.

Abbi Passione

Cosa significa avere una passione per qualcosa? Devi avere un fuoco interiore per volerti connettere e capire le persone per potenziare la tua intelligenza emotiva. Senza quella spinta interiore, non sarà importante per te e la tua motivazione diminuirà. Coltiva la passione per le persone perché in questo modo puoi conoscere chi sono, cosa vogliono, di cosa hanno bisogno e i loro desideri.

Efficienza

Perdere tempo non serve a nulla. Impara a diventare efficiente e utilizzare bene il tempo che ti viene dato. Una gestione efficace del tempo è importante. L'intelligenza emotiva è indicativa di un buon leader. Essere efficienti significa che non devi fare cinque passi quando tre sarebbero sufficienti e non perderai tempo su questioni banali. Una gestione efficace del tempo significa che sai cosa devi fare e quando lo farai, seguendo il programma che hai sviluppato.

Mostra integrità

Una persona che ha integrità è qualcuno che è onesto con forti principi morali. Così come chi desidera aumentare la propria intelligenza emotiva, l'integrità è una qualità che devi coltivare. Quando tieni alle persone e vuoi conoscere il loro stato emotivo, è importante che tu sia affidabile e onesto.

L'influenza non è qualcosa che dovrebbe essere usato per manipolare negativamente le persone o per scavalcare chi ti circonda. Espandi la tua influenza per apportare cambiamenti positivi al tuo ambiente, al tuo lavoro o alle tue relazioni. Sviluppa l'integrità che accompagna il tipo di influenza che dovresti perseguire. Notando ciò che ti motiva, sarai in grado di capire se stai usando il potere della persuasione per scopi buoni o cattivi.

Conclusioni

S enza alcuna presunzione, se hai letto attentamente il libro, ora dovresti avere una buona conoscenza di ciò che è l'intelligenza emotiva. Non dovresti sentirti un pesce fuor d'acqua quando le persone parlano dell'arte e della pratica di gestire correttamente i tuoi sentimenti al fine di prendere decisioni di qualità. L'approccio scrupoloso per fornire informazioni credibili prese nella stesura di questo libro garantisce che il livello di conoscenza dell'intelligenza emotiva sia notevolmente migliorato dopo averlo letto.

Il fatto che tu abbia letto un buon libro sull'intelligenza emotiva non si traduce nell'essere in grado di gestire bene le tue emozioni e quelle degli altri. È quando scegli di interiorizzare le idee che ti sono state trasmesse dalla lettura del libro che potrai avere l'effetto desiderato nella tua vita. Quindi, ti esorto a scrivere importanti suggerimenti per sviluppare l'EQ che hai imparato in questo libro e iniziare a praticarli.

Quando leggi un libro con contenuti di qualità come questo libro, le persone intorno a te devono essere in grado di avvertirne l'impatto. Dovrebbero notare i cambiamenti e chiederti cosa è successo al vecchio te. Lascia che l'impatto di ciò che hai imparato appaia nel tuo atteggiamento e comportamento. Quando ciò accade, sarai in grado di raccomandare il libro ad altri e anche loro vorranno leggerlo perché hanno visto come il libro ha influenzato la tua vita.

Ci sono ancora molte opportunità per migliorare la qualità della tua vita come persona migliorando la tua intelligenza emotiva. Non smettere mai di voler migliorare. Quelli che smettono non riusciranno mai a concludere qualcosa di tangibile nella vita. Guarda sempre il quadro generale e adotta un approccio positivo alla vita. Una mentalità positiva ti stimolerà sempre a cercare mezzi per migliorare. I tuoi giorni migliori sono davanti a te. Rimani positivo e continua a crescere.

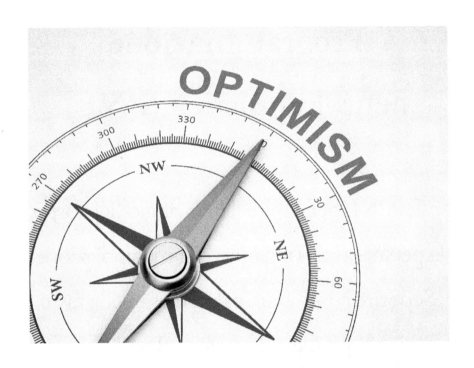

"Qualunque cosa ti capiti nella vita, tu solo hai
la facoltà di decidere come reagire.

Se ti abitui a cercare in ogni situazione il lato positivo, la qualità della
tua vita sarà più elevata e più ricca.

Questa è una delle leggi più importanti della natura."

Robin Sharma

Programmazione neurolinguistica (PNL)

~

La PNL per capire il linguaggio del corpo, la persuasione, l'inganno e la manipolazione. Scoprire come stare calmi e usare le giuste parole nel giusto ordine.

Ted Goleman

Introduzione

Potenzia la tua mente attraverso la programmazione neurolinguistica

I mparare i trucchi della programmazione neurolinguistica può aiutarti a utilizzare i pensieri e i comportamenti senza l'aiuto di uno psicoterapeuta. E se ti dicessi che potresti imparare a capire i tuoi pensieri e le tue emozioni più profonde imparando la PNL attraverso questo libro? Non è sorprendente non dover affrontare situazioni stressanti come una volta? Quando inizi a conoscere la tua mente e come funziona, puoi avere il pieno controllo sui tuoi impulsi. Sei stanco di vedere le cose negativamente? Sei stanco di tutta la frustrazione, l'ansia e la paura che ti viene trasmessa dalla tua stessa mente? Sei stanco di procrastinare, lamentarti e non fare le cose? Bene, questo libro è per te! Chi ha detto che non potresti essere addestrato a controllare la tua mente? Tutto ciò che serve è tempo, impegno e coerenza. Continua a leggere per saperne di più!

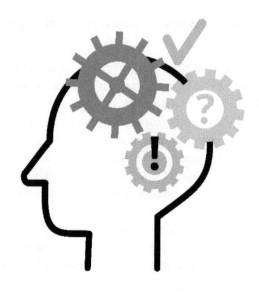

LEARN TO THINK

(IMPARA A PENSARE)

"Io non voglio che qualcuno mi insegni cosa pensare, io voglio che qualcuno mi insegni come pensare."

Domenico Giuseppe Spanò

Capitolo 1. Panoramica della storia e delle origini della PNL

Storia della programmazione neurolinguistica

L a scoperta della PNL è probabilmente dovuta al fatto che c'erano un numero crescente di persone con depressione, schizofrenia, disturbi bipolari e altri disturbi della personalità che avevano bisogno di psicoterapia. Tuttavia, questa crescente domanda era un problema per gli psicoterapeuti di allora poiché non ce n'erano abbastanza per gestire ogni caso. Mancava ancora consapevolezza della salute mentale, soprattutto nei luoghi remoti. Le persone erano ancora scettiche sull'ottenere aiuto dagli psicoterapeuti anche quando ne avevano estremamente bisogno. Quindi, le condizioni delle persone peggioravano in alcune aree, allarmando gli psicoterapeuti perché non potevano fornire un aiuto immediato. Non c'erano ancora linee guida o formazione specifiche per le persone che volevano aiutare le persone con problemi mentali. Ciò ha spinto a creare un modello per aiutare gli aspiranti psicoterapeuti ad essere efficienti nel loro lavoro, per aiutare le persone bisognose nelle loro località.

In realtà, Abraham Maslow aveva già avuto questa idea nel 1943 quando studiò e propose la sua teoria sulla Gerarchia dei Bisogni. Secondo Maslow, bisogni e motivazioni hanno lo stesso significato e si strutturano in gradi, connessi in una gerarchia di prepotenza relativa; il passaggio ad uno stadio superiore può avvenire solo dopo la soddisfazione dei bisogni di grado inferiore. Egli sostiene che la base di partenza per lo studio dell'individuo è la considerazione di esso come globalità di bisogni. Il pensiero di Maslow è stato oggetto di numerose critiche, fondate sull'assente fondamento empirico della sua teoria, la quale è soltanto basata su considerazioni non verificate sperimentalmente. Maslow mirava a rompere la visione pessimistica nel trattare i disturbi mentali.

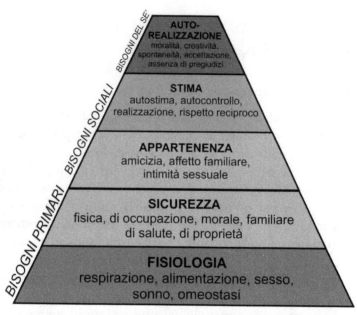

La piramide dei bisogni Maslow (1954)

In seguito, negli anni settanta, Bandler e Grinder furono i cofondatori della Programmazione neurolinguistica (PNL). I due sostenitori della PNL iniziarono a identificare i modelli di comunicazione, l'atteggiamento e tutte le caratteristiche di pensiero di Satir, Erickson e Perls. Infine, sono stati in grado di estrarre una serie di abilità, tecniche e convinzioni che potevano usare per proseguire gli studi.

Obiettivi della programmazione neurolinguistica

La PNL è stata incorporata in interventi basati su sensori e tecniche di modifica del comportamento progettate per aiutare i clienti a migliorare l'autocoscienza, le capacità comunicative, la fiducia e le azioni sociali. L'obiettivo attuale della PNL nel campo della psicologia è quello di aiutare il cliente a comprendere più a fondo i suoi pensieri, i suoi impulsi e i suoi comportamenti e di riformulare questi impulsi in modo benefico verso la guarigione e il successo.

Fino ad oggi, la PNL è integrata nella terapia per aiutare i pazienti con fobie, ansia, scarsa autostima, stress, disturbo post traumatico da stress e molti altri. Gli psicoterapeuti usano anche questo metodo per aiutare una persona a riformulare i propri pensieri nel mezzo di situazioni difficili per aiutarli ad affrontare i loro problemi in modo efficace e sano. Con l'aiuto di uno psicoterapeuta, la PNL può essere utilizzata per aiutare i clienti a comprendere e accettare i propri impulsi e le proprie spinte per ottenere un ulteriore controllo su di esso. Inizieranno a capire perché la pensano così e perché si manifestano i loro comportamenti. La PNL aiuta le persone a gestire i propri umori, emozioni e predisposizioni. E quando lo fanno, iniziano a guardare la vita da un angolo più positivo. Le persone inizieranno a vedere le negatività nella vita e inizieranno a vivere con una mentalità più soddisfacente.

Programmazione Neuro Linguistica

Dal termine stesso, la programmazione neurolinguistica è definita come il "linguaggio della tua mente". Crea la struttura della tua personalità e spiega il motivo per cui pensi in quel modo, agisci in quel modo e parli in quel modo. Nella tua vita, la PNL è paragonata a un'unità di memoria in cui memorizzi tutte le tue esperienze apprese. Che si tratti di informazioni consce o inconsce, tutto aiuta a costruire la tua personalità unica e costruisce i tuoi pensieri e comportamenti.

Dai un'occhiata al software sul tuo personal computer. La funzione, il design e i servizi offerti da queste applicazioni sono definiti dal codice creato dai suoi programmatori. Questo software perfettamente realizzato non potrebbe funzionare senza l'infinita codifica degli informatici. È costantemente aggiornato per le varie innovazioni e sviluppi. Quindi, c'è un miglioramento senza fine nel campo dell'informatica. Proprio come questo software e queste applicazioni, il nostro cervello decodifica vari input dall'ambiente, incorporandolo come un codice nella mente. A sua volta, genera una predisposizione, costruendo una personalità distinta per ogni persona. Questo è il motivo per cui abbiamo differenze individuali. Le nostre menti sono codificate in modo diverso l'una dall'altra, quindi nessuna persona è esattamente uguale, nemmeno due gemelli identici. Ci sarà sempre una differenza in percezione, preferenze, abilità e talenti. Tutto a causa della programmazione neurolinguistica.

Abbiamo anche menzionato la costante necessità di sviluppo nel campo dell'informatica. Saresti sorpreso di sapere che il cervello può fare lo stesso sul suo disco rigido. Il tuo sistema psicologico mira a costruire una base di credenze e atteggiamenti per l'adattamento e l'autoconservazione. Inutile dire che la mente è uno strumento molto resistente. Non è necessario fare affidamento su tecniche, passaggi e tattiche che ti sono state insegnate nel corso degli anni. Il tuo cervello è così potente che perquisisce la sua rete alla ricerca di idee e nuove informazioni che puoi usare per affrontare le diversità e le difficoltà. Ti consente di imparare nuovi metodi e tecniche da zero. Ha lo scopo di ridefinire il programma secondo necessità per la propria sopravvivenza. Quindi, anche quando rimani bloccato in un deserto senza nulla, il tuo cervello capirà sempre qualcosa. Devi solo fidarti.

Gli esperti hanno creato un breve detto sulla programmazione neurolinguistica, "La mente cosciente è il soggetto che stabilisce gli obiettivi, e la mente inconscia è il principale obiettivo". Molte persone hanno tanta paura di lasciare che la loro mente inconscia abbia la meglio. I più vogliono essere consapevoli in ogni momento, essere vigili, essere sani e funzionali quando decidono e risolvono i problemi. Esiste una realtà per prendere decisioni migliori e affidabili. Essere coscienti significa fare affidamento sulla consapevolezza e sugli apprendimenti del passato. Essere coscienti significa che devi ricordare tutto, dai tuoi apprendimenti al tuo allenamento e alle tue interazioni. E se dovessi affrontare un problema che nessuna delle tue esperienze ti ha insegnato? Non c'è nulla a cui pensare o di cui essere consapevoli perché non hai letteralmente idea di cosa fare. Quindi, come puoi decidere o risolvere un problema senza alcuna idea? Puoi usare la tua mente cosciente per ricordare ogni bit di informazione su questo problema. E se non ne fossi a conoscenza?

È qui che la programmazione neurolinguistica viene in aiuto. Ad esempio, sei nel mezzo di un esame molto difficile, sei stato assente per la maggior parte del tempo e non hai idea di cosa significhino i contenuti dell'esame. Più provi a pensare alle risposte, più fallisci l'esame. Noti che ci sono cose che sono successe nella tua vita e che non ricordi. Sono così profondamente radicate nella tua mente inconscia che solo la Programmazione Neurolinguistica può raggiungerle. Anche quando non hai idea degli argomenti dell'esame, smetti di stressarti troppo. Devi lasciare riposare la tua mente cosciente e lasciare che la tua mente inconscia venga a giocare. La PNL ti consente di collegare tutte le informazioni che hai raccolto sin da quando eri bambino. Stabilisce una connessione o un modello che consente di trovare una risposta alle domande.

A volte osservi che anche quando non hai assolutamente idea di un argomento, in qualche modo riesci a trovare una risposta? In domande a scelta multipla, ad esempio, quando ti trovi di fronte a selezioni difficili. In qualche modo, c'è questa risposta che sembra familiare. Ti fa quasi sentire che è quella giusto. C'è una ragione per questo tipo di situazioni. Potresti aver sentito parlare dell'idea qualche tempo fa. Potresti averlo letto da qualche parte in un catalogo, una rivista o un opuscolo. Allora non importava perché sembrava irrilevante e andava bene anche dimenticare. Ma la tua mente inconscia ricorda sempre. Ogni cosa lascia un'impronta nel tuo cervello, la maggior parte della quale la mente cosciente non può raggiungere. Questo è il ruolo della Programmazione Neuro-linguistica: acquisire la capacità di scatenare questi pensieri ed emozioni nascoste per la propria autoconservazione, un meccanismo di sopravvivenza e di coping *(in psicologia il termine coping, indica l'insieme dei meccanismi psicologici adattativi messi in atto da un individuo per fronteggiare problemi emotivi ed interpersonali, allo scopo di gestire, ridurre o tollerare lo stress ed il conflitto).*

Negli sport, d'altra parte, perché pensi che più un atleta pensa alla corretta esecuzione dei movimenti, più non riesce a farlo correttamente. La programmazione neurolinguistica ha già incorporato queste azioni nella tua mente. Controlla la memoria muscolare. Più pensi troppo a un'azione, più è probabile che fallirai perché nella tua mente c'è dubbio, paura e preoccupazione. La programmazione neurolinguistica si sbarazza di tutto ciò. Tutto quello che devi fare è fidarti del tuo inconscio e lasciarlo lavorare.

La programmazione neurolinguistica ha molte caratteristiche che coinvolgono i processi psicologici per influenzare il comportamento. Può fornire strategie, tattiche e metodi efficienti in modo che una persona possa formare il suo atteggiamento, convinzione, identità e obiettivi. Ha sviluppato la conoscenza dell'intero programma o del sistema cerebrale per la consapevolezza e per ottenere il controllo di questi impulsi, comportamenti e pensieri. Tutto ciò che serve è la giusta mentalità per imparare come.

Vantaggi della programmazione neurolinguistica ai nostri tempi

1. Ti orienta verso il successo. Non importa quanto la vita ti colpisca, la programmazione neurolinguistica ti consente di vedere questi problemi sotto una luce positiva. Quando lo fai, elimini la tua paura di fallimenti ed errori. Ti sentirai più sicuro e determinato a fissare obiettivi e realizzarli uno per uno. Il nemico numero uno delle persone che aspirano al successo è la paura e l'ansia per le loro azioni. Spesso, è causato da insicurezza. Con l'aiuto della PNL, puoi assumere una personalità abbastanza forte da resistere a qualsiasi circostanza e continuare ad andare avanti. Ti aiuta a imparare dai tuoi errori e ad applicare questi insegnamenti nelle decisioni future.

2. Migliora la comunicazione e le interazioni sociali. Il tuo inconscio dice molto. Ma devi essere in grado di liberare queste informazioni e idee, e tramutarle in parole. L'obiettivo della programmazione neurolinguistica è quello di liberare tutto il potenziale del tuo subconscio in modo positivo. A sua volta, sarai più sicuro di condividere le tue idee a scuola o sul posto di lavoro. Sarai più sicuro di affermarti in varie situazioni per evitare frustrazione, perdite e depressioni.

3. Ti garantisce il controllo delle tue emozioni, pensieri e azioni. Quando i tuoi aspetti emotivi, psicologici e comportamentali non sono in sincronia, c'è una maggiore possibilità di conflitto interno. Sarai più stressato, meno deciso e più dubbioso di te stesso. Hai meno probabilità di creare e raggiungere obiettivi perché la tua mente è titubante anche quando il tuo cuore si sente determinato. A volte, il tuo corpo è capace, ma il tuo cuore rimane scettico. Questo ciclo continua fino a quando non si raggiunge il punto di non ritorno. Quando ti rendi conto che avresti dovuto raggiungere obiettivi migliori, sarà troppo tardi. La programmazione neurolinguistica ti aiuta a unire questi tre componenti e farli lavorare insieme verso un obiettivo unificato. Con la PNL, avrai una mentalità coraggiosa, un cuore determinato e un corpo forte per affrontare i tuoi problemi quotidiani.

4. Facilita l'autocoscienza. Conoscere te stesso da dentro e fuori è uno strumento molto importante per raggiungere i tuoi sogni in futuro. Sarai in grado di conoscere i tuoi talenti e le tue abilità che potrai utilizzare per raggiungere il successo. Conoscerai le tue predisposizioni o tendenze, così saprai cosa controllare, cosa migliorare e cosa evitare. Inoltre, conoscerai i tuoi trigger personali (fattori scatenanti), in modo da poter abbracciare i tuoi impulsi e controllarli. Tutto grazie alla programmazione neurolinguistica.

5. Supporta la perdita di peso. Due dei nemici delle persone in sovrappeso e obese sono le loro cattive abitudini alimentari e il loro stile di vita scadente. Quando queste abitudini sono radicate nel profondo dei loro pensieri, rende loro difficile il cambiamento. Non importa quanto facciano del loro meglio per perdere peso, adottare una dieta sana ed esercizio fisico regolare, non possono avere successo senza la loro capacità di controllare i loro impulsi. La programmazione neurolinguistica aiuta una persona a impegnarsi per i suoi scopi e obiettivi nella vita. Attraverso la PNL, una persona può avere un'autodisciplina inarrestabile sulla strada per una perdita di peso di successo.

6. Promuove l'apprendimento. Ci sono momenti in cui le persone si demotivano perché trovano difficile comprendere, per esempio, una lezione. Potrebbero sentirsi depressi o frustrati perché non capiscono nulla di ciò che l'insegnante sta dicendo. Queste situazioni causano ansia e stress che potrebbero influire sulle capacità di apprendimento di una persona. La PNL può aiutare a invertire tutte queste negatività e consente alla mente di promuovere una strategia di pensiero positivo per raggiungere gli obiettivi di apprendimento.

7. Elimina le cattive abitudini. La programmazione neurolinguistica può essere efficace per gli ubriachi e i fumatori incalliti. Aiuta una persona a connettersi alle sue pulsioni interne e controllare i suoi impulsi fino a quando non elimina definitivamente queste abitudini.

8. Aumenta le prestazioni. Ci sono momenti in cui una persona diventa demotivata a lavorare perché crede che potrebbe comportarsi male. Questo tipo di negatività può essere modificato dalla programmazione neurolinguistica. Aiuta una persona ad

accedere ai suoi dubbi più profondi, a preoccuparsi e a reindirizzarlo a qualcosa di produttivo. Gli esperti hanno scoperto che l'uso della PNL sul posto di lavoro ha aumentato le prestazioni dei lavoratori di una percentuale significativa. Se hai dubbi sulle tue capacità, la programmazione neurolinguistica è lo strumento giusto per te.

Capitolo 2. Padronanza e linguaggio del corpo

Ognuno, in un modo o nell'altro, ha una lingua in comune: il linguaggio del corpo. Il linguaggio del corpo sono segnali sottili trasmessi dal nostro corpo a proposito dei nostri pensieri, emozioni e intenzioni più interne, e sono spesso chiamati segnali non verbali. Il linguaggio del corpo può manifestarsi nel modo in cui ci sediamo, in piedi, camminiamo o gesticoliamo. Mentre la nostra voce può dire una cosa: "Oh, sono così felice!", i nostri corpi possono trasmettere i nostri veri sentimenti... forse non eri felice come avevi affermato.

La comunicazione non verbale è molto più importante di quanto molti di noi capiscano. È una delle prime forme di comunicazione che sperimentiamo quando siamo neonati. Quando siamo neonati, non possiamo comunicare o comprendere la parola. I nostri genitori e tutori lo capiscono, ci coccolano e vengono spesso in contatto con gli occhi per offrirci la comunicazione attraverso mezzi che possiamo capire. Inoltre, gli adulti possono capire come potrebbe sentirsi un bambino da quanto si dimenano e da quanto sorridono. Da adulti, prendiamo anche più spunti sulle emozioni degli altri di quanto pensiamo. Ad esempio, possiamo notare che la nostra amica sembra aver voltato le spalle verso di noi, forse è leggermente infastidita da te o si sente ostile. Una donna può notare un uomo che si avvicina per parlarle, suggerendo che è attratto sessualmente da lei. Ti sei mai trovato improvvisamente ad aggiustare vestiti e capelli di fronte a qualcuno? Potresti essere stato nervoso per aver impressionato questa persona, sia che tu stia andando ad un primo appuntamento emozionante o che stai entrando in un colloquio di lavoro. Intuitivamente e inconsciamente, la maggior parte di noi comprende l'importanza del linguaggio del corpo e come possiamo usarlo a nostro vantaggio. Quando entriamo in un locale notturno con un vestito nuovo, potremmo camminare con le spalle indietro e la testa in su. Riteniamo di avere un bell'aspetto, quindi agiamo di conseguenza per mostrare agli altri quanto siamo sicuri. A volte chiudiamo gli occhi con un amico quando qualcun altro dice qualcosa di stupido, condividendo un momento di divertimento. Il linguaggio del corpo è forse una delle forme di comunicazione più grande che noi umani abbiamo.

Senza il linguaggio del corpo, avremmo serie difficoltà a capire cosa vogliono dire gli altri quando parlano e faremmo fatica ad avere una prima impressione su alcuni. Mentre le parole possono dirci dove essere o cosa è successo, il linguaggio del corpo trasmette alcune delle informazioni più importanti sulla persona con cui stiamo parlando, indipendentemente dal fatto che ci piacciano o meno, che proviamo attrazione, ci odino, siano nervosi o mentano.

I segnali del corpo

Prossimità

Hai mai bevuto una bella tazza di caffè su una panchina con qualcuno e hai capito quanto ti stanno vicini? Si stanno avvicinando per ascoltare quello che dici e sembrano essere più vicini rispetto all'inizio della conversazione. Se qualcuno è seduto vicino a te, questo è un segno che gli piace la tua compagnia e vogliono sentirti vicino (sia platonicamente che romanticamente). Stare seduti un po' lontano, o allontanarsi quando ti avvicini, suggerisce che non si fidano molto di te o che non apprezzano particolarmente la tua compagnia.

Indizi non verbali associati alla seduta

Stare seduti sembra un'attività abbastanza semplice. Il modo in cui ci sediamo, tuttavia, può rivelare un bel po' di noi stessi. Se sai a cosa prestare attenzione nel modo in cui qualcuno siede, avrai alcune intuizioni sul loro stato mentale ed emotivo e su come si sentono realmente.

Gambe incrociate

Molte persone incrociano una gamba sopra l'altra quando parlano. Quando qualcuno incrocia la caviglia sopra il ginocchio e il riposo è in cima, sono dominanti e sicuri di sé. In generale, ci sono tre parti del corpo che qualcuno esporrà se sono sicuri e rilassati; l'ombelico, il collo e il cavallo. Queste sono aree vulnerabili, quindi se qualcuno le espone, trasmettono che si sentono al sicuro. Al contrario, incrociare le gambe alle caviglie, bloccandole insieme, può indicare timidezza o apprensione. Incrociare le gambe alla caviglia è comune nelle situazioni di intervista o quando qualcuno può essere nervoso, come incontrare i genitori del loro partner. Il modo più comune in cui le persone incrociano le gambe, un ginocchio sopra l'altro, può avere un doppio significato. Se qualcuno incrocia la gamba verso di te, è più probabile che ti amino e si godano la tua compagnia. Incrociando una gamba lontano da te può significare che non sono interessati a te sessualmente o vogliono creare una certa distanza tra voi due.

Toccando e agitando i piedi

Questo è un classico esempio di agitazione. Qualcuno che sta agitando la gamba o scuotendo il piede è molto probabilmente ansioso o impaziente. Questo è il motivo per cui vediamo così spesso questa azione durante gli esami o nelle sale d'attesa: sono entrambe circostanze spesso piene di aspettative!

Diffusione delle gambe

Qualcuno che si siede con le gambe aperte sta dimostrando di essere dominante. Questa posizione occupa un bel po' di spazio e apre i corpi. Se un uomo lo fa a un membro del sesso preferito, potrebbe anche segnalare attrazione, poiché sta esponendo la sua zona inguinale a quella persona.

Indizi non verbali associati alle braccia

Ah sì, le braccia! Li usiamo per abbracciare, salutare gli altri, fare esercizi e ballare. Le braccia sono un modo interessante col quale il nostro corpo può parlare agli altri perché sono quasi come una porta sul nostro busto, che è una parte abbastanza vulnerabile del nostro corpo. Con questo in mente, le braccia possono trasmettere ogni sorta di informazione su come si sente una persona, e sapere a cosa prestare attenzione può essere molto utile.

Braccia incrociate

Quando qualcuno ha le braccia incrociate davanti a sé piegate davanti al petto, preparati a una conversazione forse tesa. Se fai una domanda a qualcuno e lo fanno, potrebbero sentirsi irritati, ansiosi o insicuri. Potrebbero anche cercare di creare una distanza emotiva da te, creando una barriera tra te e loro. Non temere, a volte, questo gesto significa anche che qualcuno sta pensando profondamente a ciò che hai appena detto o chiesto, soprattutto se il resto del loro linguaggio del corpo sembra relativamente rilassato.

Una o entrambe le mani sui fianchi

Stare in questa posizione trasuda spesso dominio fino al punto di ostilità o aggressività. I gomiti appuntiti che fungono da barriera al busto quasi urlano, "non avvicinarti di più"! Qualcuno che sta in piedi con una o due mani sui fianchi potrebbe cercare di sembrare sicuro e indipendente: perché altrimenti i modelli di moda usano questa posa così spesso?

Agitare le braccia mentre si parla

Questo gesto può andare in entrambe le direzioni, emotivamente parlando. Tenere il braccio davanti il corpo, soprattutto se con la mano vicino ai genitali, indica difesa, auto protezione (è tipico delle donne che tengono la borsa a tracolla sul davanti come a voler creare un'ulteriore barriera). Portare le braccia dietro la schiena con le mani giunte, tipico invece degli uomini, indica forza, autorità, sicurezza di sé.

Espressioni non verbali associate a dita e gesti delle mani

Usiamo le mani e le dita per qualsiasi cosa che richieda precisione e attenzione ai dettagli. Le mani possono afferrare piccoli oggetti e muovere il dito verso le cose che vediamo. I bambini sperimentano la prima esperienza attraverso le dita e le mani, basta guardare quanto forte può essere la loro piccola presa.

La stretta di mano

Per presentarsi, la maggior parte delle persone tende a prendere la mano per afferrare l'altra persona e tenerla saldamente. In generale, qualcuno che inizia con una stretta di mano, è un segno di calore e cordialità. Vogliono conoscerti e non vedono l'ora di parlare di più.

Toccando il naso

A volte quando fai una domanda, qualcuno che sta mentendo può iniziare a toccarsi il naso. Questo può sembrare casuale, ma ci sono alcuni fatti di biologia che sostengono il motivo per cui ciò accade. Quando le persone mentono, il corpo rilascia sostanze chimiche che causano il flusso di parte del sangue sul nostro viso. Ciò può causare un po' di prurito al minimo pizzicore e chiunque tende a toccare le aree che si sentono in questo modo. Il bugiardo non solo non si renderà conto di cosa stia facendo, ma non si accorgerà nemmeno di avere un piccolo prurito al naso.

Mani dietro la schiena

La qualità più evidente di questa posa è la vulnerabilità che lascia il busto. Se qualcuno consente tale vulnerabilità, prendi nota. Avere le mani dietro la schiena può segnalare la sottomissione ad un'altra persona. Il rovescio della medaglia, tuttavia, può anche trasmettere sicurezza, poiché lasciare il busto così vulnerabile suggerisce che qualcuno è sicuro di non essere ferito.

Esporre i palmi

Esporre i palmi delle mani e i polsi è un modo per esporsi. Basti pensare a quanto sono sensibili i palmi delle mani e quante vene delicate contengono i polsi. Esporre queste aree trasmette più fiducia e apertura di quanto possiate immaginare. Se qualcuno ti espone i polsi e i palmi delle mani, ti sta comunicando apertura e affidabilità. Esponendo i palmi, qualcuno ti sta inconsciamente mostrando che non hanno nulla da nascondere.

Afferrare e giocherellare con le mani

La persona che sta stringendo le mani, strofinandole insieme e agitando le proprie dita potrebbe aver bisogno di un abbraccio. Questa è un'azione auto-pacificante, nel senso che è un tentativo di calmarsi e rilassarsi. Qualcuno che lo fa potrebbe essere in difficoltà, ansioso o spaventato da qualcosa. Se vedi qualcuno che lo fa, sii gentile, potrebbe averne bisogno più di quanto tu possa pensare.

Gesti non verbali della testa

Il viso e la testa probabilmente trasmettono il cuore delle nostre emozioni. C'è molto di più di un granello di verità nel detto che dice: "i loro occhi sono le finestre dell'anima". Possiamo raccontare le emozioni e l'interesse di qualcuno in ciò che stiamo dicendo in base alle loro espressioni facciali e al loro orientamento fisico nei nostri confronti.

Annuendo su e giù

Quando qualcuno annuisce su e giù, questo indica l'approvazione o l'accordo su qualsiasi cosa tu stia dicendo. Se accompagnato da un contatto visivo, la persona intende comunicare che stanno prestando molta attenzione a ciò che stai dicendo. In generale, questo è un buon segno, qualcuno che ascolta è educato e ti dà il tempo e l'attenzione che meriti durante un'interazione.

Sopracciglia alzate

Le sopracciglia alzate sono un segno di interesse, sessuale o di altro tipo. Se le sopracciglia di qualcuno si alzano leggermente quando ti vedono, ci sono buone probabilità che abbia interesse per te. Se è un amico o una relazione più platonica che lo fa mentre parli, potrebbero esprimere sorpresa o shock. Pensala in questo modo: sollevando le sopracciglia, stanno aprendo di più gli occhi, quasi a mostrarti qualcosa in sé (attrazione) o a prendere più informazioni (come quello che stai dicendo e mostrando).

Il sorriso chiuso

Un grande sorriso a trentadue denti indica la vera felicità e piacevolezza, ma che dire del sorriso stretto e a bocca chiusa? Questo tipo di sorriso è un po' meno felice. Qualcuno che sorride in questo modo potrebbe cercare di nascondere qualcosa o potrebbe falsificare un sorriso amichevole per il gusto delle apparenze. Pensa di dover dire ciao a qualcuno che non ti piace particolarmente; vuoi essere educato, ma è difficile convincerti a farlo. Potresti aver inconsciamente mostrato a questa persona un sorriso con la bocca chiusa per essere amichevole senza rivelare molto su te stesso.

Microespressioni

Una microespressione è un display ultraveloce di una particolare emozione che lampeggia sul viso di qualcuno. È così rapido che un osservatore non addestrato di solito non è in grado di catturarlo. Anche la persona che ha esibito la microespressione non è consapevole di averlo fatto. Le sette microespressioni universali sono disprezzo, disgusto, felicità, sorpresa, rabbia, tristezza e paura. Queste espressioni sono così primarie che sono espresse allo stesso modo tra tutte le persone, indipendentemente da dove siano state allevate. Le microespressioni delle persone appariranno identiche, che siano persone americane, giapponesi o haitiani.

Linguaggio del corpo e attrazione

Molto raramente scopriamo che qualcuno è attratto da noi in base alle loro parole, almeno inizialmente. A volte ci allontaniamo da una conversazione con la sensazione che questa conversazione sia stata in qualche modo un po' più civettuola del solito. Forse la persona ha avuto più contatto visivo del solito o ci ha toccato il braccio ad un certo punto. Spesso abbiamo difficoltà ad accertare se qualcuno è interessato a noi romanticamente o sessualmente perché alcuni spunti del linguaggio del corpo possono essere facili da perdere e spesso non siamo sicuri di noi stessi in situazioni romantiche. Detto questo, uomini e donne possono esprimere attrazione attraverso il loro linguaggio del corpo in modo molto diverso e sapere come i due sessi si esprimono sessualmente può essere utile e chiarire molta confusione.

Come le donne mostrano attrazione

Spesso, quando le donne mostrano attrazione per te, lo fanno mettendo in mostra le parti più femminili del loro corpo. Tienilo a mente quando ti gratti la testa chiedendoti se le piaci.

Toccando i suoi capelli

Questo è il classico momento del film in cui il protagonista maschile sta guardando negli occhi lei mentre ha una conversazione mondana, e lei si nasconde un po' di capelli dietro le orecchie o li fa roteare un po' attorno alle dita. Potrebbe anche lanciarsi i capelli dietro la spalla. Lo fa per attirare l'attenzione su una parte femminile di sé stessa e anche come tecnica inconscia di toelettatura per apparire al meglio per te.

In piedi all'attenzione

Questa è la postura più sexy di una donna, e sicuramente lo sta facendo apposta. Che cosa sembra? È tutto nell'arco della sua schiena. Quando una donna inarca la schiena, mostra il suo seno e le natiche, facendole apparire prominenti, più grandi e più vivaci. Lo sta facendo per attirare la tua attenzione e mostrare la merce. Goditi il panorama, poi vai a chiederle se puoi offrirle da bere.

Toccandosi

Quando una donna si strofina il collo, le spalle o le gambe in tua presenza, considerati fortunato! Questi gesti a volte sono un invito all'intimità. Strofinando queste aree sul suo corpo, inconsciamente sta suggerendo che vuole che anche tu la tocchi. Detto questo, non balzare addosso a questa povera donna. Invece, prendi questi gesti come un piccolo invito per avvicinarti ed entrare nel suo spazio. Lei apprezzerà che tu lo faccia lentamente.

Lo sguardo

Ti sta guardando molto e poi distoglie lo sguardo? Se restituisce il tuo sguardo e lo tiene quando i tuoi occhi si incontrano, ci sono buone probabilità che sia incuriosita. Il contatto visivo prolungato tra due persone è un momento intenso e vulnerabile. Per la maggior parte delle persone, un simile aspetto trasmette aggressività, intimidazione o attrazione. Se continua a guardarti e non sembra preoccuparsi del contatto visivo, vuole che tu inizi il contatto.

Regolazione dell'abbigliamento

Questo è carino. Se continua a toccare i suoi gioielli e ad adattare i suoi vestiti, specialmente in modi che espongono di più il suo corpo, vuole esporsi di più. Ad esempio, rimboccarsi le maniche o togliersi il maglione, anche se la stanza è fredda, sono segni che vuole che tu veda più del suo corpo. Inoltre, se sembra che si stia agitando con i suoi vestiti e si aggiusti continuamente, si sta impegnando per rendersi il più attraente possibile per te.

Come gli uomini mostrano attrazione

Non aver paura! Gli uomini certamente comunicano anche con i loro corpi, ma in modi più assertivi delle donne. Gli uomini useranno spesso manifestazioni fisiche di dominio per mostrare la loro attrazione per te. La maggior parte del linguaggio di attrazione del corpo maschile è un segnale inconscio di forza e potenza, a differenza delle donne che tendono ad attirare l'attenzione sulle caratteristiche della loro bellezza. La prossima volta che vuoi sapere se dovresti parlare con quel ragazzo dall'altra parte del bar, pensa a questi suggerimenti prima di sparare.

Posizione del piede

Se un ragazzo è interessato a te, vorrà inclinarsi verso di te in un modo o nell'altro. Se il suo corpo o la sua faccia non sono rivolti a te ma i suoi piedi lo sono, è un buon segno. Se gli piaci, inclinerà i piedi nella tua direzione per segnalare interesse.

È comodo toccarti

Immaginati su una panchina con un ragazzo quando le ginocchia si toccano accidentalmente. Si allontana o lascia che restino lì, continuando a toccarsi? Se è quest'ultimo, congratulazioni! Gli piaci e brama il tuo tocco. È abbastanza contento di averti nel suo spazio personale.

In mostra il pacchetto

Questa è piuttosto una mossa. Si verifica quando un ragazzo è fiducioso, le gambe leggermente divaricate, con i pollici appoggiati ai passanti della cintura o le mani in un'area simile. In questo modo, sta mostrando i beni e mostrando un lato più sessuale di sé stesso, attirando l'attenzione sul suo organo sessuale.

Toccarti

Gli uomini a volte sono un po' più avanti rispetto alle donne quando si tratta di iniziare il tocco. Potrà toccarti la schiena, la spalla o il ginocchio (se ti senti già a tuo agio). Rompendo la barriera tattile, sta chiarendo che ti vuole nel suo spazio personale e sta pensando di toccarti ancora di più in seguito.

Ti guardo negli occhi

Ancora una volta, gli uomini tendono ad essere un po' più aggressivi delle donne quando si tratta di linguaggio del corpo e attrazione. A differenza delle donne, che possono guardare al loro interesse e poi distogliere lo sguardo, gli uomini cercheranno di mantenere un contatto visivo prolungato. Controlleranno anche il tuo corpo, muovendo gli occhi su e giù.

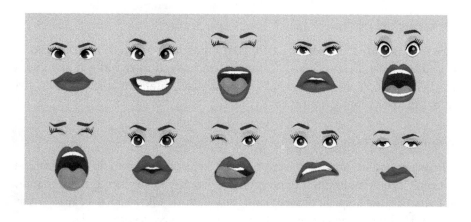

"L'autentico viaggio di scoperta non consiste nell'esplorare nuovi territori, bensì nel vedere con occhi nuovi."

Thorsten Havener

Capitolo 3. Persuasione: come influenzare le persone con tecniche di PNL

P er sviluppare la capacità di comunicare in modo persuasivo, è innanzitutto necessario comprendere i principi linguistici persuasivi chiave. Questa sezione evidenzia questi principi e cerca di aiutarti a comprendere gli elementi chiave su cui devi lavorare per migliorare le tue abilità di persuasione.

L'influenza vera e duratura si verifica nella mente subconscia

Per padroneggiare il linguaggio persuasivo, il principio chiave che devi comprendere è che l'influenza duratura e vera si verifica solo a livello della tua mente subconscia e non nella tua mente cosciente.

Il tuo subconscio è un gigantesco banco di memoria con una capacità illimitata. Memorizza tutte le piccole e grandi informazioni relative a tutto ciò che ti accade. Il tuo subconscio ha il compito di archiviare e recuperare i dati e assicurarti di rispondere in modo adeguato.

Anche il tuo subconscio è soggettivo e non ragiona o pensa in modo indipendente. Obbedisce ai comandi impartiti dalla mente cosciente. La mente cosciente lavora come un giardiniere che pianta semi nella tua mente subconscia, che funge da giardino in cui i semi piantati germogliano e poi crescono.

La tua mente cosciente dirige il tuo subconscio a comportarsi in un certo modo e il tuo subconscio semplicemente gli obbedisce. Mentre la tua mente cosciente comanda il tuo subconscio, la mente subconscia detiene tutto il potere perché immagazzina tutti i dati. Quindi, per convincere qualcuno, devi fare appello alla mente subconscia della persona.

La tua mente cosciente comunica usando pensieri e logiche concrete. Al contrario, il tuo subconscio comunica tramite sentimenti, emozioni e intuizione. Persuadere tuo marito a comprarti una macchina nuova, usando fatti, cifre e dati logici non ti aiuterà a connetterti con lui né a convincerlo.

Invece, dovresti prendere di mira il suo subconscio e usare emozioni e sentimenti. Puoi farlo dicendogli quanto è straordinario e come sei contenta di lui; quindi, affronterai indirettamente l'argomento dell'acquisto di una nuova auto.

Allo stesso modo, se vuoi che il tuo capo ti dia un rilancio, userai l'elemento emotivo per convincerlo. Ti concentrerai su quanto valore apporti all'azienda invece di usare la logica per far valere il fatto che meriti un aumento. Questa tattica ti aiuterà a raggiungere facilmente il tuo obiettivo poiché gli esseri umani sono creature fatte di emozioni.

Gli esseri umani sono creature dell'emozione

La significativa citazione di Dale Carnegie spiega chiaramente quanto segue: per convincere gli umani, devi indirizzare le loro emozioni. Per persuadere qualcuno, devi concentrarti sulle emozioni, mantenendo allo stesso tempo un equilibrio tra sentimenti e logica. Logica ed emozioni sono le chiavi per convincere chiunque. In quanto tale, convincere delicatamente i tuoi ascoltatori significa che devi trovare un equilibrio tra loro.

Le emozioni creano azione, movimento ed energia. Una conversazione basata sulla logica può sembrare noiosa, ma aggiungendo la giusta quantità di emozioni, puoi immediatamente ravvivare e trasmettere efficacemente il tuo messaggio.

Tuttavia, se la tua conversazione è priva di logica, potrebbe non piacere agli ascoltatori intelligenti. Questo è il motivo per cui è importante mantenere l'equilibrio tra emozioni e logica, in modo da poter fare appello a tutti i tipi di pubblico, a coloro che si influenzano con l'emozione e a quelli che si influenzano con la ragione. Questa abilità è ciò che questo libro ti insegnerà.

La sottigliezza è il modo di persuadere le persone

Tutti hanno in mente qualcosa chiamato facoltà critica. La facoltà critica si comporta come un firewall per computer; filtra le idee in base a logica e ragionamento. È progettato per proteggerci da informazioni dannose o errate consentendoci di scegliere quali informazioni potremmo accettare e quali informazioni non sono buone per noi e dovrebbero essere respinte. Tuttavia, è anche il più grande ostacolo che dobbiamo affrontare quando proviamo a persuadere qualcuno, aiutarli a vedere oltre i loro limiti o guidarli verso un nuovo punto di vista.

Nella persuasione, l'obiettivo è di comunicare con la mente subconscia di qualcuno senza obiezioni e superare questa facoltà critica. Per aggirare il pensiero critico di quella persona, devi aggiungere sottigliezza al tuo discorso.

La sottigliezza si riferisce alla comunicazione del tuo messaggio in modo efficace, fermo e gentile. Al fine di convincere qualcuno a vedere le cose a modo nostro, non vogliamo ingaggiare una battaglia di "ingegno" o provare a dimostrare a qualcuno di essere in torto, in effetti è esattamente il contrario. Fare questo non ti aiuterà a convincere le persone. Piuttosto, farà in modo che tu non piaccia alla gente. Invece, vogliamo utilizzare suggerimenti e trigger per accedere direttamente al loro subconscio, al fine di guidarli delicatamente al nostro punto di vista.

Per influenzare le persone senza ferire i loro sentimenti, devi aggiungere sottigliezza al tuo discorso, che è il punto in cui arrivano le emozioni. La sottigliezza ti aiuta a usare i trigger e i suggerimenti per accedere al subconscio di una persona e guidarli delicatamente verso il tuo punto di vista.

Immaginate di lavorare con un team su un progetto e trovate un buon modo per svilupparlo. Tuttavia, temete che la vostra idea possa dispiacere al capogruppo perché contraddice l'idea dello stesso. Qui, per dimostrare il tuo punto di vista, potresti ragionare con il leader del gruppo, ma temi che questa strategia possa alienarti dal gruppo. Tuttavia, poiché ritieni che la tua idea abbia maggiori possibilità di successo, decidi di utilizzare le emozioni per convincere il leader del gruppo.

Ti avvicini delicatamente al capogruppo e gli fai i complimenti per il buon lavoro che sta facendo e su come sta dirigendo la squadra. Questo immediatamente rallegra il leader del gruppo che finisce per amarti. Quindi, fai valere abilmente la necessità di lavorare nell'interesse dell'azienda e del progetto.

Una volta che il capogruppo accetta la tua idea, indirizzi la conversazione verso la tua idea affermando che l'hai letta da qualche parte. Facendo appello alle emozioni del leader, dirigi delicatamente la sua attenzione verso la tua idea senza offenderlo.

Come puoi vedere, la delicatezza e le emozioni ti aiutano a influenzare le persone. In questo libro, scopriremo molte strategie che ti aiuteranno a attingere al subconscio delle persone e ad influenzarle nel modo più efficace possibile.

Ormai, hai imparato le basi della PNL, la persuasione subliminale, la lettura a freddo e diversi aspetti dell'analisi che puoi utilizzare per comprendere e conoscere le persone senza interagire direttamente con loro. Ora, la domanda è: come puoi davvero usare queste abilità per manipolarle nel fare le tue offerte? Bene, ci sono molti modi diversi che incorporano tutte queste abilità senza rischi etici o morali per te stesso. Questo capitolo spiega diversi trucchi per convincere davvero un altro, utilizzando tutto ciò che hai imparato da questo libro. Esistono diversi modi in cui puoi affrontare una situazione e ognuno richiede una tattica o un approccio diversi. È importante conoscere diversi modi per persuadere gli altri e in questo capitolo vengono forniti esempi di queste situazioni. Tuttavia, è importante ricordare queste regole che si applicano ad ogni trucco persuasivo.

Sii osservatore

Non puoi andare da nessuna parte se non presti attenzione all'ambiente circostante, alla situazione o, soprattutto, alla persona che stai cercando di persuadere. L'umore, il comportamento e la situazione devono essere appropriati per il momento affinché il trucco sia efficace. Ricorda come leggere il linguaggio del corpo e sapere come leggere questa persona prima di tentare di manipolarlo in qualsiasi cosa. Ad esempio, in una tattica che verrà descritta in questo capitolo, la chiave del successo è mantenere la persona concentrata sulla conversazione. Se non stai prestando attenzione alla passione e all'attenzione necessarie per far funzionare il trucco, il tuo successo è improbabile. L'attenzione e l'osservazione sono le chiavi della manipolazione.

Onestà e affidabilità

Nessuno seguirà i consigli o i suggerimenti di qualcuno di cui non si fidano. Anche se la situazione non richiede un rapporto o una relazione pre-sviluppata, devi apparire affidabile. Ricorda gli indicatori di disagio e menzogna quando si tratta del linguaggio del corpo ed evitali quando parli. Se stai dicendo una mezza verità o stai persino mentendo per ottenere ciò che desideri da qualcuno, non puoi farlo tenendo le mani dietro la schiena e spostando il peso da un piede all'altro. Se puoi, sii sinceramente onesto, specialmente se l'altra persona non se lo aspetta. Se sembri affidabile, le persone risponderanno di conseguenza.

Ora che sai tutto ciò di cui hai bisogno per avere successo, di seguito sono elencati diversi esempi di come puoi convincere qualcuno a fare quello che vuoi. Queste tecniche vanno da piccoli favori a grandi idee, e ognuna è stata disegnata da una fonte diversa. Avrai una tattica per ogni occasione e se segui le regole sopra elencate e ricordi tutte le conoscenze che hai acquisito in questo libro, avrai successo e otterrai tutti i vantaggi di cui hai bisogno per ottenere ciò che desideri.

Supera la tua idea

Una tattica di PNL utilizzata spesso nel settore delle vendite è quella di usare un'intensa passione per promuovere l'idea che vuoi vendere a qualcuno. È una pratica comune usata da chiunque cerchi di vendere un prodotto e funziona. Sono stato costretto ad acquistare qualcosa di cui mi sono pentito molte volte in base unicamente alla tecnica di vendita. Sono ancora turbato dal fatto che quella crema per la pelle non mi abbia dato una pelle perfetta. Quando esageri i benefici di un'idea e poni l'accento sui punti principali che potrebbero venderla, la tua logica sembra solida ed è difficile discutere. Se qualcuno non ha davvero bisogno di qualcosa, non dire loro che ne hanno bisogno, spiega perché ne hanno bisogno. Non avvicinarti nemmeno all'idea di dare loro l'opzione. Se desideri che qualcuno effettui una donazione alla tua organizzazione preferita, di' loro che in tal modo ne trarranno beneficio, tanto quanto contribuirà a beneficiarne l'organizzazione stessa. Preparali per farti seguire prima ancora che sappiano cosa vuoi proporre. Questa tecnica funziona bene quando vuoi che qualcuno prenda qualcosa, motivo per cui viene insegnato a tutti gli addetti alle vendite e viene utilizzato nelle pubblicità.

Funziona bene anche con la tecnica opposta, cioè quando si semplifica eccessivamente l'idea.

Semplifica eccessivamente la tua idea

Se l'idea è complicata e presenta degli svantaggi, potrebbe essere utile semplificarla eccessivamente. La semplificazione eccessiva, per definizione, è di tralasciare le informazioni e semplificare ciò che includi fino a quando non viene distorto. Per fare questo in persuasione, modifichi ciò che dovresti spiegare quando si tratta della tua idea. Se vuoi che qualcuno prenda lezioni di arti marziali con te, ma sai che a loro non importa molto, potresti provare questa tecnica. Descrivi i benefici dell'apprendimento di un'arte marziale. Potresti spiegare come sarai più attivo e in forma, avrai i mezzi per difenderti in caso di emergenza e imparerai le mosse da sfoggiare in caso di necessità. Forse potresti offrire di mostrare alcuni video di tecniche di arti marziali di successo che sono visivamente accattivanti. Se usi abbastanza passione quando vendi, l'idea di un lieve infortunio potrebbe non passare per la mente al tuo amico. Tuttavia, nel caso di questo esempio, potrebbero non ringraziarti più tardi.

Mettiti in una posizione neutra

Se possibile, mantenere l'illusione della neutralità e limitare ogni pregiudizio percepito. Ad esempio, se la ragazza del tuo amico lo ha implorato di tagliarsi i capelli, quindi ti guarda per una seconda opinione, non dovresti esprimere alcun reale interesse. Comportandosi come se la tua opinione fosse completamente priva di motivazione, il tuo amico probabilmente sceglierà il taglio di capelli e la sua ragazza potrebbe anche doverti un favore.

Cambia l'ambiente a tuo vantaggio

Gli studi hanno dimostrato che l'ambiente in cui si trova qualcuno può avere un impatto sulle loro decisioni. Ciò varrebbe come una forma di persuasione subliminale. Ad esempio, se hai un disperato bisogno di un partner di studio per un prossimo esame, non dovresti chiederlo al tuo partner preferito nel centro commerciale. Il centro commerciale è circondato da attività divertenti, luci intense, musica e altre distrazioni.

Tuttavia, se glielo chiedessi in un ambiente che stimola l'idea di studiare nel suo cervello, come la biblioteca, è più probabile che sia d'accordo con te. Gli studi hanno dimostrato che il cervello funziona in modo diverso in ambienti diversi, motivo per cui può essere difficile riconoscere un collega in un supermercato. Se vuoi che qualcuno effettui una transazione commerciale, il tuo successo è più probabile se c'è una valigetta e una penna stilografica nella sua visione, poiché questi elementi tendono a far emergere il desiderio di denaro nelle persone.

Parla velocemente

Se ti trovi coinvolto in una discussione che prevedi di vincere, velocizza il tuo discorso. Se parli in fretta, sembri più preparato sugli argomenti e il tuo avversario ha molto meno tempo per pensare a una risposta coerente, poiché si concentra invece sull'elaborazione dei tuoi argomenti. L'altra persona si agiterà nella loro confusione e inciamperà sui loro argomenti. Alla fine lasceranno cadere la loro parte del disaccordo per la frustrazione e ne uscirai vittorioso. Fai attenzione ai segni di irritazione e frustrazione sul viso. Se vedi questi segni, sei vicino alla vittoria.

Imburrali prima del tempo

Se usi la persuasione subliminale e la PNL per fornire idee sul fatto che qualcuno debba fare qualcosa o eccellere in una determinata area, è necessario che lo facciano, ci crederanno. Se lo fai in anticipo, quando arriva il momento di chiedere quel favore o proporre l'idea, vorranno seguirlo. Ricorda le regole della persuasione subliminale, tuttavia. Le idee non dovrebbero provenire da te. Sottolinea gli oggetti che possono mettere l'idea nella loro testa, oppure mostra la tua reazione ogni volta che viene messa in luce la loro idea

In caso di dubbio, riscuoti un favore

Il modo più semplice per chiedere un favore è fornirne uno in anticipo. Se aiuti il successo di qualcuno in qualche modo, o li tiri fuori da una situazione difficile, si sentiranno inclini a restituire questo atto di gentilezza in seguito. Se ti stai dipingendo come una persona onesta e genuina come descritto nella tattica della PNL, l'atto sembrerà autentico. Coloro che hanno ricevuto qualcosa da una persona generosa sentono sempre l'obbligo di restituire il favore. È meglio, tuttavia, incorporare la persuasione subliminale e non dire apertamente che ti devono un favore. Nulla fa sembrare un atto gentile più benevolo di un altruista senza reciprocità. Ad esempio, potresti iniziare l'affermazione con "Mi farai un favore?", invece di chiedere loro di fare il favore. A causa del precedente favore o dei favori che hai fatto per loro, risponderanno prima ancora di sapere di cosa si tratta. Questo metodo è particolarmente utile se ritieni che non apprezzeranno la richiesta.

Scioccali

Questo può essere fatto in più modi. Un modo per scioccare una persona è mostrare ciò che sai, o forse ciò che non conosci, su di loro. Questa è un'ottima occasione per provare qualche lettura a freddo e mostrare le tue capacità di analisi. Se sai molto di qualcuno, devi aver prestato attenzione e cura sinceramente. Se lo fai e non concedi all'altro il tempo di pensare all'azione appena avvenuta, probabilmente faranno ciò che suggerisci senza ripensarci. Non usare questa tattica spesso tuttavia, poiché un atto scioccante non è così scioccante se viene fatto più volte. Ad esempio, potresti sorprenderli con il loro pasto preferito o fare un commento su un loro interesse che hanno menzionato in passato.

Il ricatto esiste

Spesso un atto disperato, che probabilmente farà perdere la fiducia che avete costruito in qualcuno, è il ricatto. Poiché è così rischioso, è meglio evitare tutti i ricatti. Tuttavia, se assolutamente necessario, hai le capacità per farlo in modo efficace. Con la lettura a freddo, puoi estrarre informazioni dalla persona che desideri ricattare. Una strana macchia di rossetto sul viso del tuo amico maschio, una bugia che hai sentito dire a qualcuno e che potresti minacciare di condividere o usando una vaga affermazione su qualcosa che avrebbero potuto fare di cui non sai nulla, mentre permetti loro di colmare le lacune e " realizzare" ciò che vuoi dire. Questi stessi trucchi possono essere utilizzati anche nel caso vogliate guadagnare un favore. Potresti suggerire di aver notato quel rossetto o di aver sentito quella menzogna e promettere che manterrai i loro segreti. Non solo manterrai la relazione di cui hai bisogno per ottenere ulteriori favori da questa persona, ma non guadagnerai una cattiva reputazione che potrebbe impedire un'ulteriore manipolazione di altre persone. Ricorda, un aspetto importante della persuasione è apparire degno di fiducia.

Cosa fanno le persone inconsciamente

Un semplice trucco che ho usato personalmente è quello di distrarre qualcuno mentre lo guidi a fare qualcosa. Questi atti devono essere semplici e avrai bisogno di un po' di attenzione da parte dell'altra persona. Potresti coinvolgerli in una conversazione su qualcosa di cui sono appassionati o interessati. Rimani impegnato in questa conversazione e continua. Se vuoi che mantengano qualcosa, aprano una porta o eseguano un'altra semplice attività, puoi guidarli all'atto mentre continua la conversazione. Senza accorgersene, il tuo compagno farà ciò che desideri inconsciamente. Potrebbe non essere una manipolazione stravagante, ma può semplificarti la vita se sei andato a fare shopping con questa persona e vuoi, per esempio, che portino le valigie. Guidarli all'atto deve rimanere sottile, poiché il loro focus deve rimanere sulla conversazione. Quando si rendono conto di ciò che è accaduto, l'atto di solito è finito, non lo notano affatto. Ad esempio, conosco qualcuno che ha più passione per un videogioco, di quanto la maggior parte delle persone abbia per qualsiasi altra cosa. Camminando verso casa sua, non mi andava di tenere la borsa che avevo portato con me. Casualmente ho sollevato la conversazione su questo gioco e ho visto i suoi occhi illuminarsi. Quando ha iniziato a parlare, ho fatto alcune domande per farlo andare avanti. Ho colto l'opportunità quando la sua mano si è estesa a me mentre mi ha spiegato un concetto e gliel'ho consegnata. Non sembrava accorgersene mentre continuava a descrivere con entusiasmo una razza immaginaria di elfi. Continuò semplicemente a tenere la borsa mentre parlava fino a casa sua. Se gli avessi chiesto di tenere la mia borsa senza usare la persuasione, forse lo avrebbe fatto, o forse no.

Accendilo

Cambiare sia la scelta delle parole che la durata della frase aumenterà le tue possibilità di ottenere un "sì" per la richiesta che stai chiedendo. L'uso di frasi "io" anziché "tu" o "non" invece di "non puoi" indurrà la persona a cui stai facendo la richiesta, ad accettare. Questa è una forma di persuasione subliminale, in quanto non si chiede apertamente ciò che si desidera. Ad esempio, la frase "Andrai al grande magazzino?" Non sembra attraente come "Sono così esausto, e devo ancora andare al grande magazzino". Se giochi a fare la vittima e sembri aver bisogno di aiuto, l'altra persona potrebbe venire in tuo soccorso. Ciò è particolarmente vero se di recente hai fatto un favore a loro. Cambiare la lunghezza della frase è sia un trucco dell'autore che un trucco per gli oratori per mantenere coinvolto il pubblico. Se si alternano frasi lunghe e brevi, la tua affermazione suona più attraente per l'orecchio e sembri più sicuro. Gli autori cambieranno la lunghezza delle frasi quando descrivono una scena, per dare ai lettori una pausa dalle lunghe frasi per un momento. È difficile seguire un grande blocco di parole, anche se è parlato. È anche importante utilizzare descrizioni accattivanti delle parole anziché semplici frasi. Convincere qualcuno a mangiare cibi biologici è più possibile se si usano parole come "tutto naturale" invece del semplice "sano". Questo è il motivo per cui gli annunci pubblicitari esclamano, di solito in lettere grandi, descrizioni caricate del loro prodotto.

Linguaggio del corpo mimico

Quando qualcuno vede in te familiarità, anche a livello inconscio, risponderà in modo più positivo alle tue richieste. Puoi rispecchiare il linguaggio del corpo di una persona mentre usi anche qualsiasi altra tecnica, questo può agire come quel tocco in più che ti darà ciò che vuoi. Ad esempio, se hai sviluppato il rapporto necessario con questa persona, hai impostato l'ambiente di cui hai bisogno, eppure ti senti ancora come se avessi bisogno di una spinta in più per guidare l'idea, puoi guardare il loro movimento e studiare il modo in cui si spostano i capelli dagli occhi. Hanno incrociato più volte le gambe? Piccoli movimenti che non si rendono conto di fare dovrebbero essere al centro dell'attenzione quando studi il loro linguaggio del corpo. Se vedono qualcosa di sé stessi in te, a livello inconscio, si fideranno di te di più e saranno più aperti ai tuoi suggerimenti.

Fai attenzione

Potrebbe sembrare un'idea troppo semplice, tuttavia presta attenzione a qualcuno. Se hai appena ascoltato ciò che l'altra persona sta dicendo e hai usato il tuo linguaggio del corpo per mostrare che stavi ascoltando e interessato poco prima di fare la tua richiesta, è più probabile che tu li persuada. Le persone vogliono essere ascoltate. Se si sentono come se avessi ascoltato e si preoccupassero sinceramente di ciò che hanno da dire, saranno più sensibili verso di te. Puoi farlo affrontandoli con il tuo corpo mentre parlano e stabilendo un contatto visivo con loro. Annuisci nei momenti giusti e fai domande. È importante mettere le tue capacità di analisi al lavoro anche in questo momento. Stanno rispondendo positivamente ai tuoi sforzi? Sembrano essere coinvolti nella conversazione? Il loro umore è appropriato per la richiesta? Mantieni la conversazione leggera, ma assicurati che l'altra persona sia coinvolta e si preoccupi di ciò che sta dicendo.

Approfitta della confusione

Gli esseri umani sono creature abituali. Per natura, tutti tendiamo a seguire una sorta di routine e quando vacilla, ci arrampichiamo. Quando ciò accade, una persona tende ad aggrapparsi all'azione più vicina che può intraprendere in mezzo alla sua confusione. Se questo è successo e la persona è un po' persa, puoi approfittare del momento per suggerire una linea d'azione preferibile. Probabilmente prenderanno qualsiasi tipo di direzione possibile per tornare in pista, quindi accetteranno il suggerimento più facilmente che non se avessero la mente lucida. Ecco un esempio di questa tecnica persuasiva. Il tuo amico va sempre a pranzo in un ristorante specifico il venerdì. Questo venerdì, ti ha chiesto di unirti a lui per raggiungerlo. Non ti importa molto del menu e l'ultima volta che hai cenato lì ti sei sentito male tutta la notte. Tuttavia, il tuo amico è irremovibile e siete sulla stessa direzione verso questo ristorante anche questo venerdì. Oggi c'è una deviazione inaspettata a causa di lavori in corso e il tuo amico è visibilmente disturbato. Ora sarebbe il momento per suggerire un posto diverso. Parla con calma e suggerisci un posto in cui poter navigare in queste nuove circostanze. Il tuo amico, per sfuggire al disordine e alla confusione in cui si è trovato, accetterà di buon grado. Tu avrai la tua scelta di ristorante e il tuo amico ti ringrazierà per essere stato così utile.

Dire bugie

Quando usi la menzogna come tecnica persuasiva, è meglio non farlo con qualcuno con cui hai instaurato una relazione. Sarà meglio mentire con qualcuno con cui non hai costruito le basi della PNL di base e che probabilmente non lo farai mai. Il motivo è che coloro che conoscono la tua reazione di base e il linguaggio del corpo possono individuare i comportamenti ansiosi di una bugia molto più facilmente di qualcuno che ti ha appena incontrato. Quando menti, dovrai utilizzare maggiormente le tue abilità di lettura e analisi a freddo della PNL o della persuasione subliminale. Presta attenzione al loro comportamento e osserva le loro reazioni. C'è sospetto nei loro occhi? Questo può essere visto come tensione nella fronte, labbra increspate e occhi leggermente socchiusi. Se sembrano credere alla tua storia, la loro faccia sarà interessata. Non si agiteranno e occasionalmente potrebbero annuire. È importante prestare attenzione anche al tuo linguaggio del corpo. Ricorda, quando qualcuno si allontana da un altro, viene percepito come un disagio e se nascondono le mani in qualche modo, nascondono qualcosa.

Il paradosso di Ellsberg

Conosciuto per aver trapelato i documenti del Pentagono, Daniel Ellsberg iniziò la sua carriera studiando il processo decisionale. Il suo paradosso è spiegato con un esempio di due urne. Si supponga di avere due urne, R e H rispettivamente, ognuna contenente 100 biglie assortite bianche e nere. L'urna R contiene 49 biglie bianche e 51 nere, mentre la composizione dell'urna H non è specificata. Si supponga ora di pescare casualmente una biglia da ciascuna urna e di non conoscere il colore delle biglie estratte. A questo punto si dovrà decidere quale delle due biglie scegliere (se quella pescata dall'urna R o quella dell'urna H), dopodiché sarà possibile conoscere il colore delle biglie estratte. Nello scegliere la biglia ci si trova di fronte a tale opportunità di scelta:

Scommessa A: Se esce una biglia nera, si vincono 100$

Scommessa B: Se esce una biglia bianca, si vincono 100$

Con le informazioni a disposizione la maggior parte delle persone scelgono la biglia estratta dall'urna R nella scommessa A, ciò implica che la scelta di avere una probabilità certa e ben compresa è preferita confronto alla scelta in condizione di incertezza dell'urna H.

Ciò spiega che le persone tendono ad evitare i rischi. Se presenti una scelta a qualcuno, e fornisci tutti i fatti di uno e ammetti alcuni fattori sconosciuti dell'altro, probabilmente sceglieranno l'opzione che è completa, indipendentemente dai fatti. Puoi usarlo a tuo vantaggio se vuoi influenzare la loro decisione in un modo o nell'altro. Un po' di inganno e semplificazione eccessiva possono essere inclusi in questa tattica, quindi è importante ricordare il tuo linguaggio del corpo e come viene percepito dall'altra persona.

Influenza del gruppo

C'è un motivo per cui le aziende visualizzeranno le loro migliori recensioni in uno spazio visibile sul loro sito web. Le persone spesso basano le loro decisioni sulle statistiche, anche se si tratta di una statistica basata esclusivamente sulle opinioni degli altri e senza scienza o prove. Se un gruppo di persone sono d'accordo con te, è probabile che l'ultima persona che stai cercando di convincere cambi la sua posizione per adeguarsi al voto della maggioranza. Puoi farlo in vari modi, persuadendo gli altri individualmente o scegliendo persone che già conosci e che saranno d'accordo con te per sostenere la tua idea. Proprio come un gruppo di pecore, anche gli umani possono cadere nel complesso del gruppo.

Cosa presentare prima

In ogni situazione, le persone tendono a concentrarsi sulle informazioni che sono state fornite per prime. Questo è il motivo per cui i pettegolezzi sono disapprovati, poiché è probabile che le persone credano alle false voci più che ai fatti, anche se sono state presentate dopo. Se il primo punto della tua idea è debole, l'altra persona potrebbe non seguire, anche se i seguenti punti sono logici e forti. Pensa alla tua scelta di parole e ordina attentamente le parole prima di presentare l'idea. Usa le tue altre abilità per assicurarti che questa persona sia aperta a una nuova idea e portala a casa offrendo i maggiori vantaggi fin dall'inizio. Si concentreranno su questo e hanno maggiori probabilità di essere d'accordo con te. È meglio combinare questo trucco con altri, come lo scambio di favori, il complesso di gruppi o la vendita eccessiva della tua idea.

Contrasta le tue richieste

A volte, se la tua richiesta è grande e probabilmente sarà difficile convincere qualcuno, puoi iniziare con una più piccola in anticipo. Se chiedi a qualcuno di aiutarti con una cosa minore, come correre al negozio per te, potrebbe farlo. Dopo, puoi passare alla richiesta più ampia che originariamente volevi fare, come mantenere un grande segreto per te o correre un grande rischio. Inversamente, puoi anche far sembrare semplice e logica una piccola richiesta, proponendo innanzitutto uno schema grandioso, probabilmente ridicolo. Potresti iniziare con qualcosa di scandaloso come fare una grande rapina. Dopo che la tua grande idea è stata abbattuta, puoi quindi provare a chiedere il favore più piccolo e meno rischioso. Poiché la prima sembrava al di là del ragionamento logico, la seconda opzione apparirà ragionevole in confronto e l'altra persona sarà più incline a conformarsi. Negozi online usano questo trucco sotto forma di una vendita esca. Possono offrire tre opzioni di un prodotto. Uno ha un prezzo decente, il secondo è costoso e il terzo è una combinazione dei due allo stesso prezzo dell'opzione costosa. Qual è l'esca? L'opzione costosa è posta per aumentare il fascino della terza scelta, facendolo sembrare un affare che potrebbe non sembrare come prima. Un'altra versione di questo trucco è quando i negozi hanno spesso "vendite" che in realtà contengono il prezzo reale, con una versione molto più grande del prezzo impostato come valore originale. Chi non è stato vittima di questa manipolazione? È difficile dire di no a un pacchetto di quattordici paia di calzini quando hanno dieci dollari di sconto per un periodo di tempo limitato.

Tempo limitato

Un'altra tattica che puoi sperimentare è il trucco a tempo limitato. È difficile rinunciare a qualcosa che afferma che sarà valida solo per un periodo di tempo limitato, poiché lo stress di non avere più una simile opportunità ti mette sotto pressione. Puoi utilizzarlo a tuo vantaggio e offrire un'opportunità al tuo amico come un'opportunità che non si presenterà più. Ad esempio, se desideri che il tuo collega si ammali lo stesso giorno in cui ti trovi, potresti cercare gli eventi che si verificano quel giorno. Se quel collega rifiuta, o sembra esitante di unirsi a te, puoi spiegare che quel giorno c'è un concerto di sole band locali che suonano al parco e che potrebbero non suonare mai più. Nessuno di voi può essere particolarmente affezionato alle band locali, tuttavia il fatto che potrebbero non venire di nuovo almeno farà fermare il vostro collega. Se riesci a trovare un'occasione sensibile al tempo che piace all'altra persona, hai ancora più probabilità di ottenere ciò che desideri da loro. Più esitano prima di rispondere, più stanno valutando l'opzione. Non iniziare la tua richiesta con "So che potremmo essere licenziati, ma saltiamo il lavoro domani?"

La tecnica "Ma sei libero"

Alla gente piacciono le scelte. Avere la libertà di scegliere tra diverse opzioni o di non optare per una sola. Se desideri influenzare qualcuno affinché faccia qualcosa di specifico, puoi presentarlo come un'opzione. Usa le tue altre abilità e vendi l'idea. Guarda le loro reazioni e vedi se hai catturato il loro interesse. Se tutto va bene, puoi portare a casa l'idea usando una frase magica alla fine, "Ma sei libero di non farlo". Poiché è un'opzione di scelta, le persone risponderanno in modo più positivo e spesso sceglieranno di eseguire l'azione in base al fatto che hanno la scelta. Ecco perché la psicologia funziona così bene, perché il cervello e la mente possono essere ingannati.

Usa un'esperienza correlata

A volte, le persone vogliono essere rassicurati che non sono soli in una situazione. Se fornisci un terreno comune e spieghi un aneddoto correlabile alla situazione che ha un esito positivo, l'altra persona sarà più propensa a seguirti. Se stai spingendo qualcuno a fare un lavoro rischioso, spiega un momento in cui hai fatto una scelta rischiosa e come ti ha beneficiato. Le storie di successo spingono molte persone a rischiare. Ricorda, alle persone non piace correre rischi per l'ignoto. Quindi, bisogna fornire loro le informazioni su cui basare la propria decisione.

Ha funzionato prima, funzionerà di nuovo

Molte persone credono che se qualcosa ha funzionato bene a loro favore, la serie continuerà. Il gioco d'azzardo è un business che si fonda su questa convinzione, poiché le persone che hanno la fortuna di vincere in una partita perderanno tutte le loro vincite cercando di replicare quella fortuna e nel giocare di nuovo. Puoi usarlo anche a tuo vantaggio, specialmente se vuoi che qualcuno faccia qualcosa che loro, o un'altra persona, hanno tentato prima con successo. Se ricordi a questa persona che la situazione precedente era favorevole, è più probabile che rispettino la tua logica. Naturalmente, se questa azione si basava sulla fortuna, come il gioco d'azzardo, le probabilità che si rivelasse favorevole non hanno alcuna correlazione con il risultato precedente. Tuttavia, l'altra persona potrebbe non saperlo, come molti non lo sanno.

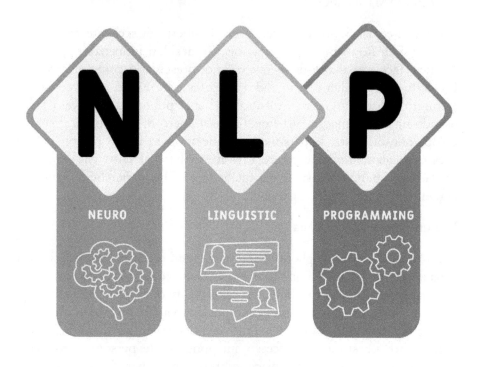

"Uno degli strumenti migliori per persuadere gli altri è costituito dalle nostre orecchie: ascoltandoli."

Dean Rusk

Capitolo 4. Manipolazione

Abbiamo discusso che la programmazione neurolinguistica è molto efficace quando qualcuno sceglie un percorso che cambia la vita. Nel fare ciò, è necessario essere in grado di manipolare la propria mente per ottenere il controllo sui propri impulsi, pulsioni, pensieri, sentimenti e comportamenti. Quando le persone pensano alla manipolazione, spesso suscita un approccio molto negativo. Abbastanza ragionevole, alcune persone usano la manipolazione per acquisire i loro bisogni egoistici. Ma in questo capitolo discuterò del valore della manipolazione etica. Questo è il modo di convertire l'energia negativa in un impulso positivo attraverso gli aspetti fisici, emotivi, mentali e spirituali della persona e dell'essere umano.

Perché è necessaria una manipolazione etica? In poche parole, tutti noi siamo nati in un mondo molto caotico e molto crudele. Siamo tutti nati in una vita difficile. Ricco o povero. Uomo o donna. Di tanto in tanto tutti sperimentiamo difficoltà. Queste esperienze negative modellano le nostre menti e i nostri cuori in un modo indesiderabile. Iniziamo a imparare a mentire, a rubare, a procrastinare e a perdere la fiducia solo per sopravvivere o resistere alla pressione. Per questo motivo, ci abituiamo a cattivi stili di vita e abitudini che sono dannosi per il raggiungimento dei nostri obiettivi. La vita ci dà paura, insicurezza, ansia, pressione e depressione. Dalle nostre esperienze, abbiamo imparato ad essere pessimisti piuttosto che ottimisti. Abbiamo iniziato a diventare troppo critici, troppo egoisti, troppo scettici su tutto. Quindi, non sappiamo davvero cosa vogliamo dalla vita. Tutto ciò a cui pensiamo è tenere il passo con le aspettative della società anche quando non ne siamo felici. La maggior parte delle persone muore senza provare nemmeno la minima felicità. Pensano di sapere cosa stanno facendo, pensano di essere contenti, ma in realtà, hanno in mente altre cose che non riescono a capire.

Vedi, le persone si lasciano limitare nelle loro azioni, pensieri, credenze e aspirazioni. Non hanno idea che ci sia qualcosa di più di ciò che possono imparare dal loro ambiente. Ciò che hanno ora non raggiunge nemmeno la metà di ciò che possono fare. Le competenze e i talenti che pensano di poter avere, non sono neanche lontanamente vicini al loro pieno potenziale

Questa è la bellezza della programmazione neurolinguistica e della manipolazione etica. Permette a una persona di scatenare qualsiasi cosa, dal conscio al subconscio. Libera la mente e la libera per poter vedere innumerevoli modi e tecniche per vivere la vita. La programmazione neurolinguistica rompe le catene che ci legano alle esigenze della società. Ci rende spontanei, audaci, implacabili e di successo. L'unica domanda rimasta per noi è, come?

La manipolazione etica è guidata da risultati e ricompense. Ha quattro obiettivi principali, vale a dire:

Influenzare. La manipolazione etica è orientata a far vedere una persona da una prospettiva diversa. Fa in modo che una persona faccia qualcosa che non è naturalmente incline a fare. Ad esempio, un fumatore incallito o un alcolista, non hanno la minima tendenza a rinunciare ai propri vizi perché credono di non poter vivere senza le loro cattive abitudini. Per influenzare questa persona, devi farle vedere le cose sotto una luce diversa. Questo lo spinge a rinunciare ai suoi comportamenti difettosi e a cambiare i suoi metodi. Abbiamo discusso della durata necessaria per il funzionamento della programmazione neurolinguistica. Con l'aiuto della manipolazione etica, prepara la persona per un percorso che gli cambierà la vita.

Persuadere. Convincere significa adottare un certo modo di pensare. Questo è applicabile alle persone che hanno fobia, ansia e depressione. La manipolazione etica può aiutare le persone a vedere le cose in modo positivo per suscitare comportamenti funzionali e ridefinire i pensieri autolesionistici.

Ispirare. La manipolazione etica viene anche utilizzata per motivare la persona al successo. Che si tratti di perdita di peso o guadagno finanziario, la programmazione neurolinguistica abbinata alla manipolazione etica è efficace per mantenere una persona determinata a fare del suo meglio.

Unificare. Abbiamo discusso del fatto che la coerenza tra la mente e il corpo è un fattore importante nel raggiungimento degli obiettivi. La manipolazione etica aiuta una persona a raggiungere quella coerenza facilitando una chiara mentalità e percezione nel prendere decisioni e risolvere i problemi. Elimina la paura e il dubbio. La manipolazione etica consente a una persona di sapere cosa vuole veramente e come vuole realizzarlo.

Metodi di manipolazione

Gli psichiatri usano queste forme di manipolazione etica per aiutare i loro clienti a migliorare il loro modo di pensare. Per alcune persone usano questi metodi in modo negativo; nella programmazione neurolinguistica, questi metodi di manipolazione sono fatti per il benessere del cliente. Con la pratica e la disciplina, puoi anche manipolare la tua mente mentre usi diverse forme di manipolazione positiva.

1. Rinforzo positivo. Ciò include lodare te stesso e ricompensarti dopo ogni azione positiva. Quando la tua mente è cablata per pensare che ci sia qualcosa di positivo in ciò che stai facendo, anche solo raggiungendo obiettivi a breve termine, sarà propenso a raddoppiare i suoi sforzi verso il positivo.

2. Negazione. Uno dei modi più semplici per manipolare la mente è attraverso la negazione. Non è quel tipo di negazione in cui neghi una situazione stressante. Negare attraverso la manipolazione etica significa negare a te stesso i piaceri che rendono vana la tua integrità e salute. Ciò include negare a sé stessi i cibi grassi e i cibi spazzatura quando si mira a perdere peso. Include negare a te stesso tutti i vizi di cui desideri sbarazzarti. Non importa quanto sia difficile all'inizio, la tua mente inizierà ad abituarsi a questo cambiamento. Poco per volta, non avrai più voglia di farlo.

3. Far girare i fatti. Per rendere efficace la manipolazione etica, devi pensare come un politico a te stesso. Allena la tua mente a far girare i fatti. Crea la ragione di te stesso e mantienila sotto il tuo controllo. Perché pensi che i politici vincano durante le elezioni? È la loro capacità di convincere le menti delle persone. È la loro capacità di far vedere agli elettori che hanno bisogno delle loro capacità al Congresso. Per allenare la tua mente, devi fare esattamente lo stesso.

Convince la tua mente che ha bisogno di fermare le sue cattive abitudini, altrimenti succederà qualcosa di brutto. Convincere la tua mente a pensare alle cose positive che ci attendono una volta che metterete fine agli impulsi e agli impulsi autolesionistici che si sono radicati per molti anni.

4. Riduzione al minimo degli impulsi. Il motivo per cui le persone continuano a comportarsi in conformità con il loro stile di vita difettoso è l'intensità dei loro sentimenti. Quando inizi a minimizzare questi impulsi, segnala alla mente che non è così importante come una volta. Dissuade la mente dal bisogno e dal significato nel corpo. Prima, una persona poteva pensare di non poter smettere di fumare. Con l'aiuto della manipolazione etica, quella persona potrà controllare la propria mente e ridurre al minimo l'importanza di questa azione. Ben presto, inizierà a vedere l'errore nei suoi comportamenti e cambierà in meglio.

5. Diversivi. Ogni volta che il cervello dice al tuo corpo di agire secondo i suoi impulsi, crea un diversivo in modo da spendere la tua energia in qualcosa di più produttivo. Ad esempio, se la tua mente grida che hai bisogno di una sigaretta, fai qualcosa che ti toglierà la testa da quell'impulso. Fai sport, gioca al computer o inizia una conversazione con i tuoi amici. Distraiti finché non senti più il bisogno di farlo.

6. Sarcasmo. Ci sono persone che possono facilmente farsi male o offendere quando si trovano di fronte a scontri critici. A volte le persone hanno bisogno di un po' di sarcasmo in modo da poter ottenere il punto senza far male. Gli psichiatri usano questo metodo per le persone che sono eccessivamente sensibili alle parole. Ogni volta che hanno bisogno di dire qualcosa di negativo, lo trasformano in battute che faranno ridere il cliente ma alla fine capiranno il significato sottostante delle dichiarazioni. Se ti manca l'assertività e le persone continuano a darti per scontato per questo motivo, puoi usare il sarcasmo per inviare loro un messaggio. In questo modo, ti sentirai meglio con te stesso. Allo stesso tempo, non fai del male a nessun'altro.

7. Senso di colpa. Questo è un metodo efficace per impedirti di cedere ai tuoi impulsi. Ogni volta che hai voglia di abbuffarti o fumare, pensa a qualcosa che ti fa sentire in colpa per questo. Se hai un figlio o una figlia, vorresti che sperimentassero lo stesso tuo destino? Ricordati che il fumo passivo è più pericoloso del fumo stesso. La tua famiglia può ancora inalare frammenti di sostanze tossiche, anche dopo ore da quando hai finito di fumare. Queste sostanze sono presenti nei tuoi vestiti, nella tua pelle e nel tuo respiro. Parlare semplicemente con loro può causare malattie alla tua famiglia. Sei disposto a rischiare la loro sicurezza a causa dei tuoi bisogni egoistici?

8. Adulazione. Quando ti lusinghi, ciò non significa necessariamente che sei narcisista. A volte, queste semplici cose possono elevare il tuo spirito e aumentare la tua determinazione. Quando lusinghi la tua mente dopo una buona azione, la tua mente secerne ormoni del "benessere". Fallo ripetere alla tua mente ancora e ancora.

9. Isolamento. Questo metodo non significa isolarti dal mondo. È solo che ci sono persone che continuano a influenzarti per usare le tue cattive abitudini. Isolati da quelle persone. Se vuoi smettere di fumare, stai lontano dai tuoi amici che hanno la tendenza a convincerti a fumare di nuovo. Se vuoi perdere peso, isolati dai cibi malsani. Se possibile, sbarazzarsi di cibo spazzatura e cibi grassi dalla dispensa e dal frigorifero. Scambia tutto con frutta e verdura salutari.

10. Allenamento del cervello. Per ricablare il tuo cervello, devi conoscere te stesso e conoscere i motivi per cui hai cattive abitudini. Ci sono persone che si sbronzano, si abbuffano o fumano quando sono stressate. Capire la ragione dietro i tuoi impulsi ti consente di mantenere una mentalità chiara anche se sei ansioso o sotto pressione. Allena la tua mente a fare cose produttive durante situazioni stressanti. In questo modo, puoi mantenere la tua mente lucida e potrai sbarazzarti di queste abitudini radicate.

Capitolo 5. Controllo mentale

Che cos'è il controllo mentale?

C he ne dici di concordare sul fatto che il controllo mentale va sotto l'ombrello dell'influenza e dell'impatto, come cambiare le convinzioni e le pratiche degli individui?

Alcuni sosterranno che tutto è controllo. Comunque sia, nel dire questo, si perdono significative differenze. Da una parte abbiamo impatti morali e coscienti che riguardano l'individuo e i suoi privilegi. All'estremità opposta abbiamo impatti pericolosi che spogliano l'individuo della sua personalità, libertà e capacità di pensare in modo sostanziale o intelligente.

È a questo fine che troviamo fazioni e organizzazioni pericolose. Questi incontri usano strategie di duplicità e controllo mentale per sfruttare le carenze, proprio come le qualità, degli individui, per soddisfare i requisiti e le esigenze degli stessi capi della cricca.

Quindi cos'è il controllo mentale?

È ideale considerarlo una disposizione di impatti che sconvolge completamente una persona al suo centro, al grado della sua personalità (qualità, convinzioni, inclinazioni, scelte, pratiche, connessioni e così via) creando un altro pseudo-personaggio o pseudopersonalità.

Ovviamente può essere utilizzato in modi utili, ad esempio con i tossicodipendenti, tuttavia qui stiamo discutendo circostanze che sono naturalmente terribili o senza scrupoli.

L'analista Philip Zimbardo afferma che il controllo mentale è un processo attraverso il quale la libertà di scelta e di azione individuale o collettiva è compromessa da agenti o agenzie che modificano o distorcono la percezione, la motivazione e colpiscono i risultati comportamentali e cognitivi. Non si tratta né di magia né di mistica, ma di un processo che coinvolge una serie di principi di base di psicologia sociale.

Non è un vecchio enigma noto a pochi eletti, è un mix di parole e raccolta di pesi, raggruppato in modo da consentire a un controllore di fare affidamento sui propri devoti, stabilendosi sulle loro scelte per loro, consentendo loro di sentire che loro sono autonomi e possono scegliere. L'individuo che è controllato dalla mente non è a conoscenza della procedura di impatto, né delle progressioni che avvengono al loro interno.

Ci sono alcuni punti focali significativi che dovrebbero essere resi completamente inconfondibili.

Ancora più importante, è una procedura senza pretese e complicata. Senza pretese, sottintendendo che l'individuo non è a conoscenza del grado di impatto che gli viene imposto. In questo senso, dopo qualche tempo realizzano piccoli miglioramenti, accettando che si stanno assestando delle scelte per sé stessi, quando, in realtà, ognuna delle scelte viene fatta per loro. Tradimento alla luce del fatto che si propone di catturare e ferire.

Inoltre, è una procedura, in quanto non si verifica in un momento. Richiede alcuni investimenti, nonostante il lasso di tempo dipenderà da fattori quali le strategie utilizzate, l'attitudine del responsabile del trattamento, il termine di presentazione ai metodi e altri elementi sociali e individuali. Ai nostri tempi ormai, i controller sono capaci di farlo accadere in un paio d'ore.

È possibile che ci sia potere fisico, ma certamente c'è potere e peso mentale e sociale.

Controllo mentale contro lavaggio del cervello

Steve Hassan fa un affascinante confronto tra controllo mentale e indottrinamento. Dice che indottrinando la sfortunata vittima si rende conto che l'aggressore è un nemico. Ad esempio, i detenuti di guerra si rendono conto che l'individuo che fa la programmazione mentale o potenzialmente il tormento è un avversario e spesso capiscono che rimanere in vita dipende dal cambiare il loro quadro di convinzione. Sono costretti, regolarmente con potere fisico, a fare cose che normalmente non farebbero. Ciò nonostante, quando la sfortunata vittima fugge dall'impatto dell'avversario, gli impatti della programmazione mentale ogni tanto svaniscono.

Il controllo mentale è progressivamente poco appariscente e avanzato alla luce del fatto che l'individuo che fa i controlli viene regolarmente visto come un compagno o un istruttore, quindi l'individuo ferito non sta davvero cercando di proteggersi. A dire il vero, la persona in questione potrebbe essere un membro "disponibile" e, accettando che il responsabile del trattamento abbia i suoi eventuali benefici come preoccupazione principale, fornisce regolarmente dati privati energicamente, che vengono quindi utilizzati contro di loro per procedere con il controllo mentale.

Questo rende il controllo mentale pericoloso, se non anche più dell'intimidazione fisica. Come tale, tende ad essere molto più potente di tormenti, maltrattamenti fisici, droghe e così via.

Questo merita di essere ripassato. Come principale controllo prioritario, potrebbe non esserci pressione fisica o cattiveria, tuttavia può davvero essere significativamente più potente nel controllo di un individuo.

Ciò è dovuto al fatto che la compulsione può cambiare la condotta, tuttavia l'influenza coercitiva (controllo mentale) cambierà le convinzioni, gli schemi mentali, le procedure di pensiero e la condotta (essenzialmente un cambiamento di carattere). Inoltre, la "persona in questione" allegramente ed efficacemente si interessa ai cambiamenti, confidando che sia la cosa migliore per loro!

Quindi, in seguito, riconoscere che qualcuno di cui si fidavano e amavano li ha illusi e controllati è estremamente problematico, ed è una delle ragioni per cui è difficile per gli individui percepire il controllo mentale. Tuttavia, quando la sfortunata vittima è libera dall'impatto del carattere manipolativo, le disposizioni, le convinzioni e le pratiche persistono, in gran parte alla luce del fatto che l'individuo ferito accetta di aver fatto da solo queste scelte, e in una certa misura sulla base del fatto che l'individuo non vorrebbe ammettere di essere stato controllato e ingannato, a sua insaputa, da un "compagno".

Una pistola alla testa

I controllori tendono a far credere che nessuno punta una pistola alla testa dell'individuo controllato. Per la vittima che non comprende il controllo mentale, è difficile confrontarsi.

L'individuo controllato, tenderà a credere che è vero che nessuno lo sta obbligando nelle scelte, di conseguenza penserà di aver fatto le scelte di sua volontà. Inoltre, le scelte fatte sono significativamente più dominanti e gli impatti durano di più, questo farà credere ulteriormente nella verità creata dal controllo mentale.

Chi usa il controllo mentale

Chi potrebbe utilizzare questi metodi, cancellando la vita degli altri per i loro vantaggi di mentalità ristretta? Oppure controllare gli altri semplicemente per il fatto che hanno bisogno del controllo? La risposta appropriata è che sono persone pazze, sociopatici e narcisisti. Molto probabilmente la maggior parte delle persone straordinarie manipolatrici che usano il controllo mentale si adattano al profilo di una persona pazza o di un narcisista. Inoltre, il motivo per cui lo fanno è perché non hanno cuore!

Poiché gli individui non hanno la più pallida idea di cosa sia esattamente una persona pazza o un narcisista, il controllore viene regolarmente chiamato in modo diverso, un coniuge oppressivo, una moglie o un marito controllante, un uomo verbalmente dannoso o un capo severo. Una valutazione più approfondita spesso fa scoprire che queste persone hanno un problema di carattere.

Ogni individuo è vulnerabile. Incluso anche tu!

È un luogo comune che gli individui solitari, deboli e impotenti siano vulnerabili o che abbiano qualche tipo di problema. In realtà, ciò che rende un individuo particolarmente vulnerabile è il fatto che non si cura di sé!

L'approccio ideale per proteggerti dall'essere arruolato da una fazione ed essere esposto al controllo mentale è osservare, per esempio, come una religione è capace di attirare e mantenere le persone.

Robert Cialdini ha raffigurato sei standard che ritrae come armi di impatto. Sembra che queste capacità siano presenti in tutti gli ordini sociali del pianeta e che siano davvero utili per consentire alla società di rimanere stabile e prosperare. Discute di corrispondenza, dovere e coerenza, verifica sociale, affabilità, autorità e carenza. Li chiama armi di impatto poiché lavorano al di fuori della coscienza di moltissime persone e quindi le fazioni le sfruttano per controllare e influenzare i loro individui.

Ciò che influenza l'efficacia del controllo mentale

Gli effetti dannosi del controllo mentale in una setta religiosa sono relativi a:
- Le procedure utilizzate
- La quantità di procedure
- Con quale frequenza viene presentato l'individuo
- Che gli individui sono molto vicini al capo della religione
- La capacità del controller
- Quanta introduzione al mondo esterno è consentita
- Possibilità di maltrattamenti sessuali
- Al fatto che la parte continui a ricevere supporto da familiari e compagni

Ad esempio, un individuo che ha vissuto e lavorato a lungo in un settore a diretto contatto con il capo della fazione avrà sperimentato molto più impatti del controllo mentale rispetto a qualcuno che frequenta una lezione di 2 ore impartita dalla testa della cricca una volta alla settimana per 2 mesi.

Nelle cricche uno contro uno, in stretta associazione con un sociopatico, ad esempio una circostanza di coppia, i risultati possono essere aggravanti. Lesione complessa è il termine usato in questi giorni per descrivere ciò che accade ai bambini cresciuti da tutori psicopatici o narcisisti.

Tecniche utilizzate nel controllo mentale

Il controllo mentale attuale è sia innovativo che mentale. I test dimostrano che fondamentalmente scoprendo le tecniche per il controllo mentale, gli impatti possono essere diminuiti o eliminati. Sempre più difficili da contrastare sono le interruzioni fisiche, che il complesso militare-meccanico continua a creare e migliorare.

1. **Istruzione** - Questo è il più evidente, ma rimane ancora il più insidioso. È stato costantemente il sogno definitivo di un tiranno finale di "insegnare" ai giovani normalmente ricettivi, successivamente è stato un segmento focale per i regimi oppressivi comunisti e fascisti fin dall'inizio dei tempi. Nessuno è stato più determinante nello scoprire la motivazione delle attuali istruzioni di Charlotte Iserbyt, che in un suo scritto rivela il lavoro degli stabilimenti globalisti, che per il futuro prevedeva di consegnare automi servili dominati da una classe esclusiva, completamente istruita e consapevole.

2. **Promozioni e propaganda** - Edward Bernays è stato indicato come il creatore della cultura consumistica che era stata progettata principalmente per concentrarsi sull'autoritratto mentale (o sulla scarsità in quel dipartimento) dell'individuo in modo da trasformare un bisogno in una necessità. Inizialmente fu immaginato per oggetti, ad esempio le sigarette. Ciò nonostante, Bernays notò inoltre nel suo libro del 1928, Propaganda, che "la pubblicità intenzionale è il braccio ufficiale impercettibile del governo". Ciò può essere visto in modo inequivocabile nello stato di polizia avanzato e nella cultura dei nativi in via di sviluppo, avvolto dalla pseudo-entusiasta Guerra al terrore. L'unione e l'espansione dei media ha permesso a tutta la struttura aziendale di convergere con il governo, che attualmente utilizza l'idea di un accordo di promulgazione. Media, la stampa, i film, la TV e le notizie sui link sarebbero ora in grado di funzionare perfettamente per incorporare un messaggio generale che sembra avere un fondo di verità poiché proviene da un numero così significativo di fonti, allo stesso tempo. Quando ci si sposta verso la sensibilità per riconoscere il "messaggio" fondamentale, si vedrà questa incisione dappertutto. Inoltre, non si tratta nemmeno di specificare informazioni subliminali.

3. **Programmazione prematura** - Molti negano ancora che i programmi per computer di scrittura prematura siano autentici. La programmazione prescientifica ha le sue cause nella Hollywood prevalentemente elitaria, dove il grande schermo può offrire una visione importante di dove sta andando la società. Basta dare uno sguardo ai libri e ai film che ritenevi non plausibili o "fantascienza" e indagare sulla società di oggi.

4. **Sports, Plitica e Religione** – Alcuni potrebbero risentirsi nel vedere la religione, o persino le questioni legislative, messe insieme agli sport come una tecnica per il controllo mentale. Il tema centrale è equivalente in tutto: isolare e prevalere. I sistemi sono molto semplici: ostacolano la propensione comune degli individui a sostenere la loro resistenza e li addestrano a formare gruppi piegati al controllo e alla vittoria. Lo sport ha costantemente avuto un ruolo come diversivo chiave per correggere le propensioni innate delle persone ad un problema, in cose futili e poco significative.

5. **Cibo, Acqua e Aria** – Additivi, veleni e altri danni al nutrimento in realtà modificano la scienza della mente per creare mitezza e indifferenza. È stato dimostrato che il fluoro nell'acqua potabile abbassa il QI, aspartame ed MSG (glutammato monosodico) sono eccitotossine che energizzano le sinapsi. Un semplice accesso al cibo economico che contiene queste tossine in generale ha creato una popolazione che ha bisogno di queste sostanze.

6. **Farmaci** - Questa può essere una sostanza che crea dipendenza, tuttavia la missione dei controllori della mente è quella di essere sicuri che tu sia dipendente da qualcosa. Una branca degna di nota della motivazione all'avanguardia del controllo mentale è la psichiatria, che prevede di caratterizzare tutti gli individui in base al loro problema, anziché al loro potenziale umano. Ciò è stato prefigurato nei libri, ad esempio Brave New World. Oggi si sta utilizzando per aiutare considerevolmente i propri limiti, specialmente degli individui che mettono in discussione l'autorità. L'utilizzo della forza in campo militare ha provocato quantità record di suicidi. Per finire, nell'uso dei farmaci, ci sono attualmente oltre il 25% dei giovani statunitensi che fanno uso di droghe desensibilizzanti per la mente.

7. **Test militari** - L'esercito ha una lunga storia come terreno di prova per il controllo mentale. La personalità militare è forse il terreno più fertile, in quanto gli individui che cercano la vita in campo militare nel complesso tendono a subire il controllo e la sottomissione incontrastata a una missione.

8. **Gamma elettromagnetica** - Una "minestra" elettromagnetica coinvolge tutti noi, caricati dagli attuali gadget di

conforto che sembrano aver influenzato direttamente il lavoro mentale. Questa "minestra" avanzata non ci permette di cambiare la mente.

Il controllo mentale è più comune di quanto la maggior parte della gente pensi. Non è facile da rilevare a causa della sua natura sottile. In molti casi, accade in quelle che sono percepite come circostanze normali, come attraverso l'educazione, la religione, i programmi TV, le pubblicità e molto altro. I culti e la loro leadership usano il controllo mentale per influenzare i loro membri e controllare qualunque cosa facciano. Non è facile rilevare il controllo mentale. Tuttavia, quando ci si rende conto, è possibile uscirne e ricominciare da capo.

Usi delle tecniche di controllo mentale

Gli individui che usano tecniche di controllo mentale per manipolare o persuadere gli altri lo fanno con vari obiettivi. In questo capitolo, discutiamo degli usi di queste tecniche in relazione alle vittime del controllo mentale e di ciò che gli autori desiderano ottenere.

Isolamento

La segregazione fisica può essere innovativa, nonostante ciò, quando il disimpegno fisico è inimmaginabile o non pragmatico, i controllori cercheranno comunemente di staccarti razionalmente. Ciò potrebbe essere realizzato in vari modi, a partire dal controllo della tua rete di familiari e amici. Controllare il flusso di dati è un obiettivo definitivo.

Critica

L'analisi potrebbe essere utilizzata come dispositivo di disconnessione. I controllori parleranno il più delle volte in termini "noi contro di loro", rimproverando il mondo esterno e garantendo la propria prevalenza. Come indicato da loro, dovresti sentirti fortunato ad essere insieme a loro.

La pressione dei pari e la prova sociale

Gli individui che si sforzano di controllare enormi raduni di individui useranno normalmente prove sociali e tensione degli amici per programmare mentalmente i nuovi arrivati. La conferma sociale è una meraviglia mentale in cui (pochi) gli individui si aspettano che le attività e le convinzioni altrui siano adeguate e, alla luce del fatto che "tutti lo fanno", devono essere legittimate. Funziona particolarmente bene quando un individuo non è sicuro di cosa pensare, come andare avanti o cosa fare. Molte persone in tali circostanze prenderanno semplicemente in considerazione ciò che fanno gli altri e faranno altrettanto.

Paura dell'alienazione

I nuovi arrivati alle riunioni manipolative riceveranno per la maggior parte un caloroso benvenuto e daranno forma a varie nuove parentele che sembrano essere molto più significative di qualsiasi cosa abbiano mai sperimentato. Più tardi, se sorgono delle domande, queste connessioni si trasformeranno in una risorsa straordinaria per trattenerle durante la riunione. Indipendentemente dal fatto che non siano totalmente persuasi, la vita nel mondo esterno può sembrare abbandonata.

Reiterazione

La ridondanza coerente è un altro dispositivo di influenza sorprendente. A dispetto del fatto che potrebbe sembrare troppo debole per avere successo, il rielaborare lo stesso messaggio ancora e ancora lo rende banale e più semplice da ricordare. Nel momento in cui la reiterazione è unita all'evidenza sociale, trasmette il messaggio senza far dubitare.

Fatica

L'esaurimento e la mancanza di sonno causano stanchezza fisica e mentale. Quando sei fisicamente svuotato e meno vigile, sei sempre più indifeso e influenzabile. Un'indagine citata nel Journal of Experimental Psychology dimostra che le persone che non avevano riposato per sole 21 ore, erano sempre più vulnerabili alla proposta.

Formare una nuova identità

Alla fine, i controller devono ridefinire la tua personalità. Hanno bisogno che tu smetta di recitare in modo naturale e diventi un robot, qualcuno che insegue con noncuranza le loro richieste. Utilizzando tutte le strategie e tutti i metodi di controllo mentale sopra citati, si sforzeranno di farti credere l'affermazione secondo la quale accetti che sono persone fantastiche che fanno qualcosa per cui valga la pena essere grati (sono possibili piccole varietà). In primo luogo può essere qualcosa di apparentemente insignificante come concordare sul fatto che gli individui del raduno sono individui divertenti e adorabili. Quando riconosci un dettaglio apparentemente insignificante, potresti essere sempre più preparato a riconoscerne un altro e in seguito un altro e un altro. Senza che te ne accorga, inizierai a conformarti con gli altri individui del raduno.

Attualmente, sulla scia di quanto stiamo esaminando, potresti meditare sui "raduni" che accadono nella tua vita. È corretto dire che ti stanno controllando?

Che ne dici di immaginare che ti sei iscritto a Greenpeace. Tutto è iniziato con un piccolo regalo, a quel punto una sorta di occasione divertente (un sacco di nuovi compagni) e, prima che tu lo sappia, sei seduto in una piccola nave a dissentire che una compagnia petrolifera penetra nell'area polare, mentre la tua vocazione e messa in attesa. Cosa è successo qui? Greenpeace ti ha controllato nel farlo? No. Ti hanno colpito e ti hanno portato a realizzare qualcosa che mai avresti pensato di fare. Ti hanno chiesto di fare ciò che credono sia corretto (nonostante il fatto che i sentimenti possano cambiare) e tu sei d'accordo.

Altro tipo di controllo mentale potrebbe essere quello adottato da un istruttore di arti marziali che applica un controllo sia verbale che fisico nei confronti dei suoi allievi, asserendo che se avranno deferenza e rispetto assoluti, diventeranno straordinariamente forti da far sembrare Terminator e Rambo delle esili fanciulle. Indipendentemente dal fatto che le sue intenzioni qui siano monetarie o un desiderio di base di controllo e di sentirsi predominanti, non vi è alcun dubbio che stia utilizzando i metodi di controllo mentale citati in precedenza.

Quanto sono efficaci le tecniche di controllo mentale?

Le tecniche di controllo mentale sono molto efficaci nel raggiungere gli obiettivi stabiliti. Le strategie che controllano il cervello degli altri sono un tipo affascinante di potere rovinoso che esiste ancora nell'opinione pubblica. La psiche è sempre più reattiva nel vedere gli esercizi del mondo esterno.

Il nostro cervello conserva ogni dato e canalizza quello richiesto. La nostra personalità consapevole e subliminale trasmette queste informazioni. Questi frammenti di dati sono generalmente preparati dalla mente. Su migliaia di dati che vediamo attraverso le nostre cinque facoltà, solo un paio di essi sono intenzionalmente consapevoli.

Inoltre, questa setacciatura si basa su condizioni specifiche. In questo modo, ciò ha reso progressivamente impotente tali controlli, invece la PNL è una risorsa integrale per controllare le riflessioni di un individuo.

Le strategie di controllo mentale possono influire sulle attività di procedura sulla base del fatto che queste misure sono l'effetto collaterale delle contemplazioni nel tuo cervello inizialmente controllate. Tali tecniche dipendono dalla Programmazione Neuro-Linguistica (PNL) adatta al controllo della psiche individuale con metodologie ed esempi ben preparati.

Pertanto, è concepibile ingannare il proprio cervello mettendo un oggetto o qualcosa nell'area del soggetto che elude la personalità consapevole che viene scelta dalla personalità intuitiva.

Il mentalista potrebbe indossare una cravatta rossa che sarà trascurata dalla personalità consapevole come se irrilevante e incoraggiata dalla personalità subliminale del testimone. Presumibilmente, si trascurerà ciò che si sta dicendo, e si attiveranno metodi diversi che indirizzeranno l'attenzione dello spettatore sul colore della cravatta.

Queste tecniche vengono utilizzate da esperti di PNL di eccezionale talento.

Manipolazioni e controllo mentale

La manipolazione mentale è un tipo di impatto sociale che si aspetta di cambiare la condotta o l'impressione degli altri attraverso tattiche fuorvianti o malvagie. Promuovendo gli interessi del manipolatore, regolarmente a danno di un altro, tali strategie potrebbero essere considerate sfruttatrici e insidiose.

L'impatto sociale non è davvero negativo. Ad esempio, individui, compagni, familiari e specialisti possono tentare di indurre a cambiare in modo inequivocabile propensioni e pratiche inutili. L'impatto sociale è comunemente visto come innocuo quando si tratta di dare, alle persone colpite, la possibilità di riconoscerlo o respingerlo e non è indebitamente coercitivo. A seconda delle circostanze e delle ispirazioni specifiche, l'impatto sociale può stabilire un controllo insidioso.

Una persona potrebbe non rendersi conto di essere manipolata. Di seguito elenchiamo alcuni esempi di situazioni manipolative per tua comprensione.

Esempi di comportamenti manipolativi

1) Minimizzare

La condotta manipolativa include la limitazione delle sue conseguenze per altre persone. Nel momento in cui il destinatario di un'osservazione pesante o aspra tende a reagire, l'individuo manipolatore, piuttosto che preoccuparsi di aver disturbato, si opporrà alla reazioine dicendo: "Stavo solo scherzando. Non sei in grado di capire uno scherzo?" o "Sei così permaloso?".

Un altro esempio, "Mi sento così stressato oggi" (cerco compassione e sostegno). Reazione dei controller: "Non hai la più pallida idea di cosa sia lo stress!". Nel caso in cui diventi furioso, ti verrà costantemente detto "Stavo solo scherzando!". Non c'è approvazione, simpatia o sostegno.

2)Non accettare mai il torto

Gli individui manipolatori accusano sempre le altre persone. La loro condotta spesso si riconosce da come reagiscono a qualcosa che un'altra persona ha fatto. Per esempio dicono che, se non fosse stato per l'altro, non si sarebbero mai irritati. A loro piace esonerarsi da qualsiasi dovere morale riguardo alle loro attività. Un classico esempio: inciampi sulle loro scarpe nella notte perché le hanno lasciate in giro, quando cadi sarai accusato perchè dovresti guardare dove metti i piedi o avresti dovuto accendere la luce.

3) Manipolazione non-verbale

Rotolamento degli occhi, lamenti, scuotimento della testa, queste sono una parte della sequenza delle pratiche usate da un controller. Mostrano insoddisfazione o frustrazione senza dire una parola. È tutto fatto per fare in modo che qualcun'altro si chieda se ha sbagliato qualcosa.

4) Illuminazione

Questa condotta manipolativa può creare una situazione individuale pesante, tale da far credere alla vittima che sta quasi impazzendo.

Ecco le indicazioni di base:

● Stai continuamente ripensando a te stesso.

● Ti chiedi "Sono eccessivamente permaloso?" dodici volte al giorno.

● Ti senti regolarmente confuso.

● Non puoi capire perché, con un numero così significativo di cose positive fatte per tutta la vita, non sei più felice.

● Ti rendi conto che qualcosa è terribilmente fuori-fase, tuttavia non ad esprimere del tutto quello che è, neanche a te stesso.

● Inizi a ingannare.

● Si incontrano difficoltà nell'accostarsi a scelte semplici.

● Hai la sensazione di essere un individuo completamente diverso, quando sicuro, quando spensierato, quando triste.

● Ti senti come se non riuscissi a fare nulla di giusto.

• Ti chiedi se sei un "bravo" coniuge / lavoratore / compagno.

5) Trascurare

Il tuo manipolatore può tentare approcci per ostacolarti e deluderti. Questa tecnica, e la conseguente delusione per te, consente loro di sentirsi al comando in modo distaccato e forte. Ad esempio, "trascurano" di informarti su un messaggio telefonico importante e quindi perdi un incontro significativo. Uno dei modi in cui controllano e manipolano è quello di conoscere i tuoi difetti per poterli sfruttare.

La conservazione dei dati è una strategia tipica, i controllori si divertono a disporre di dati a nostra insaputa.

6) Ti è stato detto che non ascolti

Un'altra strategia che pone il controller nella posizione di forza è quella, di far notare all'individuo, in una discussione, che non ha prestato sufficiente attenzione. Un individuo razionale prenderà in considerazione ciò che gli è stato contestato, tanto da sentirsi in colpa. Questo serve a mantenere l'individuo sottomesso e a minare la sua certezza. Mantiene il manipolatore in una "situazione di controllo".

Suggerimenti per decidere in modo indipendente senza manipolazioni

Se vuoi essere in grado di pensare in modo più indipendente e migliorare le tue capacità decisionali, seguire i suggerimenti di seguito ti aiuterà molto.

Pensa in modo flessibile

La maggior parte della leadership di base dipende dal ragionamento oggettivo e dipende dalla memoria e dalla logica. Tali procedure avranno in genere una comprensione nel fatto che il passato fornisca una ragione utile e affidabile per anticipare ciò che verrà.

Diventa creativo

In qualunque momento affrontiamo un problema e ci si sente abbattuti, o come se non ci fossero più alternative o soluzioni, potrebbero venir meno le nostre certezze.

Il problema è proprio che, in tali condizioni, il vecchio approccio del pensiero critico, in vista delle esperienze del passato, ci sta bombardando, dal momento che quell'esperienza chiaramente non sta dandoci una risposta risolutiva. Ciò che è richiesto in questo caso, è un tipo di intervento profondamente unico, uno che dipende dall'innovazione.

Esci dalla tua zona di comfort

L'applicazione di una metodologia fantasiosa richiederà regolarmente audacia. In generale, abbiamo il terrore di muoverci verso le nostre difficoltà in modi nuovi. In ogni caso, quando ci atteniamo al noto, probabilmente non faremo molto apprendimento. Per andare avanti, dovremmo sfuggire alla nostra consueta gamma di familiarità e avventurarci nella vaghezza. In realtà non esiste altro metodo per capire come affrontare le difficoltà che avanzano nel mondo all'avanguardia. Quando ti trovi di fronte a tali circostanze, cerca di consigliarti che se le cose intorno a te cambiano mentre rimani nella tua consueta gamma di familiarità, a quel punto in termini pratici, stai andando al contrario. Ciò implica che probabilmente avrai un problema in arrivo.

Lasciate emergere le soluzioni

Un altro problema sollevato dalla vulnerabilità attorno a ciò che il futuro potrebbe riservarci, è che è importante iniziare ad avere progressi per tempo, prima che si presenti l'ultimo obiettivo.

Nel vecchio mondo del "pensiero critico", era regolarmente concepibile elaborare un problema per trovare la soluzione. Oggi, questo tipo di metodologia sarebbe come dire "aspettiamo finché tutti i semafori sul nostro percorso diventino verdi prima di uscire di casa".

Sentirsi "giusto" non è una guida

Nel complesso, utilizziamo varie inclinazioni mentali ignare e percorsi facili, anche negli esercizi quotidiani più fondamentali. Senza di loro, la nostra personalità consapevole sarebbe sopraffatta dalla quantità di scelte di routine richieste per vivere.

Ciononostante, in modo scioccante, tali inclinazioni determinano predisposizioni che possono, anche spesso, far commettere errori. Quel che aggrava questo problema, è che non arrivano segnalazioni di avvertimento psicologico quando ciò si verifica, tipo quando non siamo corretti, perchè ci si sente esattamente equivalenti a quando si è corretti.

Renditi conto che l'oggettività è un mito

Una delle principali motivazioni alla base del perché è così naturale accettare che le nostre azioni siano corrette, è che è normale aspettarsi che la nostra esperienza consapevole del mondo sia "esatta" e che abbiamo una buona padronanza di ciò che sta accadendo intorno a noi. In ogni caso, la ricerca mentale mostra che abbiamo davvero una solida inclinazione ad essere corretti e che la nostra psiche può convincerci che "conosciamo", anche quando siamo confusi.

Benvenute prospettive alternative

Una metodologia di base per sconfiggere la soggettività incline all'errore della nostra convinzione è di capire come prendere in considerazione altri punti di vista. Dovremmo cercare efficacemente una prova che vada contro ciò che accettiamo adesso, e forse il metodo più semplice per farlo è accogliere con entusiasmo credenze che contrastano con le nostre.

Cerca di confutare le tue idee

C'è una risposta per la nostra assenza di obiettività e propensione ad accettare che siamo corretti, il che è sorprendente fino al punto di trovarsi al centro del ragionamento logico. Nella scienza, le affermazioni sono percepite per quello che sono, standard di lavoro da utilizzare fino a prova contraria, quindi tutte le cose considerate fino ad allora, vengono sostituite da ipotesi più aggiornate e sempre più utili.

Gli individui che usano tecniche di controllo mentale lo fanno per ottenere il controllo sulle loro vittime. Le tecniche di controllo mentale che usano sono molto efficaci nel dare loro ciò che vogliono. Le vittime del controllo mentale non sono in grado di prendere decisioni indipendenti, ma pensano di sì. È importante identificare la manipolazione e riprendere il controllo per prendere le tue decisioni. Seguendo i suggerimenti, ora puoi essere in grado di prendere decisioni indipendenti che ti procurano gioia.

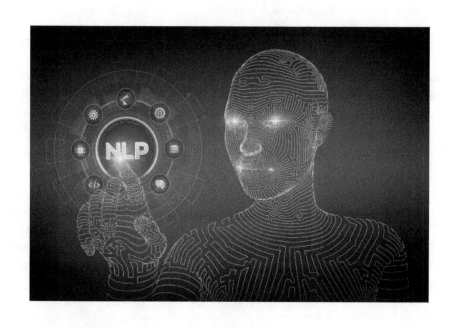

"Attraverso le parole ognuno di noi può dare a qualcun altro la massima felicità oppure portarlo alla totale disperazione."

Robert Dilts

Capitolo 6. Psicologia oscura

La psicologia oscura studia il comportamento e la psiche delle persone che sono sfruttatori, dei predatori e talvolta criminali che vittimizzano gli altri. Ogni essere umano può potenzialmente maltrattare gli altri umani e, più in generale, gli esseri viventi. Mentre molti di noi possono controllare o sublimare questo impulso, altri non possono resistere, agendo invece su di esso. La psicologia oscura cerca di comprendere i pensieri, le emozioni e le osservazioni che portano a una condotta predatoria che contraddice la comprensione contemporanea del comportamento umano. La psicologia oscura presuppone che comportamenti criminali, offensivi e devianti siano premeditati, astuti e persistenti il 99,99% delle volte. Tuttavia, il restante 0,01%, si sottopone ad atti atroci senza motivo o intenzione.

La psicologia oscura ipotizza che ogni persona abbia un deposito di scopi malevoli verso gli altri che vanno da ruminazioni leggermente invadenti e di passaggio ad azioni non alterate e psicopatiche prive di ragione. La psicologia oscura avvolge tutto ciò che ci rende ciò che siamo per quanto riguarda il nostro lato oscuro. Tutte le società, le religioni e tutta l'umanità hanno questa malattia. Dalla nascita alla morte, tutti abbiamo un lato nascosto insidioso, a volte criminale o nevrotico. Contrariamente ai principi religiosi e alle teorie sociologiche contemporanee, la psicologia oscura presenta un terzo sviluppo filosofico che vede queste pratiche in modo diverso.

La psicologia oscura afferma che ci sono individui che si comportano in questo modo non per potere, denaro, sesso, vendetta o un'altra ragione nota. Si comportano in questo modo senza un obiettivo. In altre parole, i loro fini non giustificano i loro mezzi. Ci sono persone che ignorano e danneggiano gli altri solo per il gusto di farlo. Il potenziale di ferire gli altri senza causa, spiegazione o ragione è dentro ognuno di noi. La psicologia oscura presume che questo oscuro potenziale sia incredibilmente complicato e molto più difficile da caratterizzare.

La psicologia oscura presume che tutti noi abbiamo il potenziale per comportamenti predatori e questo potenziale conosce i nostri pensieri, sentimenti e giudizi. Come leggerete presto, tutti abbiamo questo potenziale, ma solo pochi di noi lo seguono. Tutti abbiamo avuto impulsi spietati. Abbiamo tutti considerato di ferire gravemente gli altri. Se sei onesto con te stesso, riconoscerai di aver avuto questi impulsi intollerabili.

Ciò nonostante, tendiamo a considerarci una specie generosa, pertanto non si vorrebbe accettare l'esistenza del desiderio di manipolazione. Tuttavia, tutti abbiamo queste inclinazioni, ma fortunatamente non le seguiamo mai. Secondo la psicologia oscura, ci sono individui che hanno questi stessi pensieri, emozioni e discernimenti, ma che li seguono in modo deliberato o avventato. Questo è ciò che li separa dagli altri.

Religione, filosofia e neuropsicologia hanno cercato di definire la psicologia oscura. La maggior parte del comportamento umano, sia buono che cattivo, è intenzionale e orientato agli obiettivi; tuttavia, la psicologia oscura ipotizza che esista una zona in cui le azioni intenzionali e orientate agli obiettivi diventano mal definite. Esiste uno sfruttamento di psicologia oscura che va dal semplice passaggio di pensieri all'autentica anomalia psicopatica senza motivo o motivo evidente.

Gli psicologi riconoscono che la sottomissione al male è imprevedibile in entrambe le identità dei predatori, così com'è imprevedibile capire fino a che punto si spingeranno senza senso morale. Alcune persone aggrediscono, uccidono, tormentano e abusano irrazionalmente. La psicologia oscura vede queste persone come predatori a caccia di prede umane. Gli esseri umani sono particolarmente pericolosi per sé stessi e gli altri esseri viventi, la psicologia oscura mira ad affrontare le molte ragioni alla base di questo.

Capitolo 7. Massimizza il tuo potenziale

Q uando sei nella stagione di definizione degli obiettivi, è importante capire che quando stabilisci i tuoi obiettivi, assicurati di darti la migliore opportunità di successo. Questo è importante perché osservando i tassi di fallimento (registrati da Forbes), essi mostrano che il 92% delle persone non riesce a raggiungere i propri obiettivi. Questa è un'indicazione che ci fa capire quanto può essere facile fallire piuttosto che riuscire. Ti daremo anche un piano d'azione di quattro settimane per guidarti a diventare il tipo di persona che vuoi essere.

1. Punta più in alto, ma inizia dal basso mentre registri i tuoi successi e vai avanti.

Molte persone trovano divertente fissare obiettivi grandi e audaci. Mentre è vero che obiettivi enormi sono entusiasmanti e stimolanti e possono anche aiutarti a raggiungere non solo l'obiettivo, ma anche a superare il tuo pieno potenziale, stabilire obiettivi importanti a volte può essere scoraggiante nei primi giorni. Un modo perfetto per contrastare ciò, è quello di sezionare i tuoi enormi obiettivi in una serie di piccoli obiettivi raggiungibili.

Ad esempio, se sei un maratoneta e hai appena iniziato, il tuo primo obiettivo potrebbe essere quello di correre solo da quindici a venti minuti a corsa durante la prima settimana e quindi aumentare gradualmente il tempo di, diciamo, dieci minuti a settimana per il i prossimi due mesi. Adottare questo approccio ti permetterà di avere qualche successo iniziale che ti consentirà di aumentare lo slancio e aumentare la tua fiducia. Ti sentirai incoraggiato ad aumentare l'obiettivo settimanale di quindici minuti nei prossimi due mesi e successivamente venti minuti a settimana negli ultimi due mesi.

Quando fai questi piccoli passi e li aumenti di piccole quantità, dopo qualche tempo sarai in una buona posizione. A lungo termine, questo ti aiuterà a raggiungere il tuo enorme obiettivo audace. Quando si tratta di stabilire il tuo enorme obiettivo, più sei in grado di dividere quell'elefante, maggiori saranno le possibilità che avrai di raggiungere il tuo obiettivo finale.

2. Non affidarti ad altri per fissare i tuoi obiettivi.

Consentire ad altre persone di impostare o modificare obiettivi per te può comportare diversi effetti dannosi e impedirti di raggiungere tali obiettivi. Il motivo è che non saranno più i tuoi obiettivi e non avrai un senso di proprietà o impegno, perché è l'obiettivo di qualcun altro. Inoltre, quando altre persone ti fissano un obiettivo, possono sopravvalutarti e quindi fissare obiettivi che sono più alti di quello che ritieni di poter fare. La mancanza di convinzione può portare a rinunciare quando si verifica la prima sfida. Se devi coinvolgere le persone, per aiutarti a raggiungere il tuo obiettivo, bene, ma non lasciare che ti fissino un nuovo obiettivo.

3. Avere una chiara visione mentale di come si presenta il successo.

Avere obiettivi intelligenti ti aiuterà ad avere chiarezza e una scadenza ragionevole per raggiungere i tuoi obiettivi. I piccoli obiettivi sono i seguenti:

- *Specifico* - Il tuo obiettivo deve essere definito chiaramente. Invece di dire che hai bisogno di più denaro in un mese, devi essere specifico sulla quantità di denaro che desideri, ad esempio € 2.000 o € 10.000 al mese.

- *Misurabile* - Devi poter "misurare" ciò che hai fatto, questo ti permetterà di sapere che hai effettivamente raggiunto il tuo obiettivo.

- *Raggiungibile* - Anche se sembra giusto stabilire obiettivi che ti facciano sentire la sfida, non devi fissare obiettivi impossibili, perché porteranno solo a frustrazioni.

È difficile ottenere qualcosa di cui non conosci l'aspetto. Pertanto, per raggiungere il successo nei tuoi obiettivi, devi avere un'immagine chiara di come si presenta il successo. Il segreto è avere un obiettivo chiaro in modo da poter mettere in atto un piano chiaro per raggiungerlo.

Avere, per esempio, l'ambizione di aumentare le entrate della propria attività, tra il 50 e il 100% ogni anno, è una sfida "poco chiara", perché il piano per un aumento del 50% non è lo stesso di quello per l'aumento del 100%. Pertanto, è necessario sapere esattamente quali piani devono essere implementati. Non è possibile implementare un vecchio piano e sperare, perché la speranza non è una strategia. Avere obiettivi chiari ti aiuterà a elaborare piani chiari, che aumenteranno le tue possibilità di raggiungere il successo.

4. Scopri perché i tuoi obiettivi sono importanti.

Se non capisci perché i tuoi obiettivi sono importanti per te, sarà difficile fare lo sforzo necessario. Comprendendo il motivo per cui i tuoi obiettivi sono essenziali, darai un forte senso allo scopo, che ti terrà motivato quando attraverserai momenti di difficoltà. Quando non hai un senso dello scopo, appena le cose non andranno come previsto, tenderai a declassare il tuo obiettivo.

Per raggiungere i tuoi enormi obiettivi, devi rimanere fermo sul tuo obiettivo, ma essere flessibile sul tuo approccio. Avere una forte motivazione per raggiungere il tuo obiettivo aiuterà i tuoi occhi a rimanere concentrati sul premio finale e ti motiverà a continuare a combattere anche durante i momenti difficili.

5. Tieni traccia delle tue prestazioni.

Credo fermamente nel dire "Ciò che viene misurato viene fatto". Ma credo fermamente di più nel potere della motivazione. Quando dividi l'elefante in piccoli obiettivi, quando inizi a raggiungerli, aumenterà sia la fiducia nel tuo approccio sia la fiducia nel raggiungimento del successo.

Se lavori con una squadra, assicurati di condividere i progressi con la tua squadra quando segui le prestazioni. Di solito, alla gente piacerà conoscere i progressi, specialmente quando il gioco si fa più duro. A volte quando la testa è abbassata e ti stai orientando verso il traguardo e non sai quanto sei vicino, ascoltare i progressi ti incoraggerà a fare il tratto finale e superare il traguardo.

6. Cerca la conoscenza e non i risultati.

Concentrarsi sull'eccitazione che deriva dalla scoperta, dall'esplorazione, dal miglioramento e dalla sperimentazione alimenterà sempre la tua motivazione. Quando ti concentri principalmente sui risultati, la tua motivazione morirà ogni volta che calcolerai che potresti non raggiungerli. Pertanto, è necessario concentrare l'attenzione sul viaggio e non sulla destinazione. Tieni traccia di ciò che stai vivendo sulla strada e cerca le aree che puoi migliorare.

7. Non permettere a te stesso di ristagnare.

Quando ti senti come se non stessi imparando nuove cose nella tua vita personale o professionale, potrebbe essere il momento migliore per cambiare. Per crescere, è necessario evitare il ristagno a tutti i costi. Attraverso questo, sarai in grado di affrontare nuove sfide e superare eventuali ostacoli sulla tua strada.

8. Crea un ambiente di lavoro positivo.

Non c'è dubbio che le persone si esibiranno tanto bene quanto il loro ambiente di lavoro. Avere un ambiente di lavoro scadente può portare a personale non coinvolto e improduttivo e il loro atteggiamento negativo nei confronti del lavoro si rifletterà sul tipo di prodotti e servizi forniti. Se vuoi avere successo in quello che stai facendo, dovresti imparare come creare un ambiente di lavoro positivo. Di seguito sono riportati i suggerimenti per la creazione di un ambiente di lavoro positivo:

*   *Praticare la sicurezza sul posto di lavoro* - Nessuno vorrà lavorare in un ambiente che non è sicuro. In tal caso, saranno soggetti a lesioni. Siete legalmente obbligati ad aderire alle norme di salute e sicurezza in modo da poter avere un ambiente di lavoro sicuro. Se tu o il tuo dipendente avvertite dei disagi durante il lavoro, sarà difficile lavorare al massimo delle vostre potenzialità.

- *Abbraccia un rinforzo positivo e sii amichevole* - Esercitarsi con parole gentili può fare molto nel mondo degli affari. Il modo in cui interagisci con le persone può portare a fallimenti o successi nel settore prescelto. Devi capire che ci sono alcuni compiti che non puoi svolgere da solo senza i tuoi dipendenti, ed è per questo che devi riconoscerli il più possibile. Quando utilizzi una pratica di rafforzamento positivo nei tuoi dipendenti, aumenterai la loro soddisfazione e il loro impegno e saranno felici di sapere che stanno avendo un impatto sulla tua attività. Quindi assicurati di dire loro una parola gentile in modo che possano sentirsi apprezzati. È probabile che i lavoratori facciano più sforzi quando lavorano per un datore di lavoro comprensivo. Per questo motivo, è saggio imparare i nomi delle persone, mettere un sorriso sul tuo viso e salutare i tuoi membri la mattina prima di iniziare la giornata di lavoro.

- *Abbi l'abitudine di celebrare il successo* - È positivo quando inizi una riunione e cominci a parlare di cose positive non solo riguardanti la tua attività, ma anche per coloro che lo hanno reso possibile. Individua un individuo o un dipartimento per un lavoro ben fatto. Prendi nota di chi hai ringraziato di recente e cerca anche modi per riconoscere i membri del tuo personale che potrebbero sentirsi sottovalutati nelle loro funzioni.

- *Incoraggiare il divertimento sul posto di lavoro* - Un ufficio stracolmo di attività porterà a una mancanza di creatività, motivazione e soddisfazione nel lavoro. Fornisci sempre il giusto equilibrio tra lavoro e svago in ufficio per consentire alle persone di chattare e divertirsi. Ad esempio, dovresti dare al tuo staff una divertente pausa e puoi anche presentare venerdì casuali o anche giorni a tema, in cui le persone possono vestirsi casualmente.

- *Pratica atti casuali di gentilezza* - Tutti noi amiamo qualcosa dato gratuitamente. Mostra al tuo personale come lo apprezzi attraverso l'offerta di regali casuali. Ad esempio, puoi decidere di offrire pizze per ogni membro del tuo personale o portare snack o persino una bottiglia di birra o vino alla fine della settimana lavorativa. Questo farà sì che le persone desiderino che il fine settimana finisca più velocemente per tornare più motivati al lavoro.

Piano d'azione di quattro settimane per diventare la persona che vuoi essere.

Prima di definirti un professionista di qualsiasi settore, devi aver seguito l'intero processo di formazione per apprendere le operazioni di quel settore dentro e fuori. Una cosa su cui si sbaglia spesso, è pensare di essere professionisti solo perché si sta facendo qualcosa di pertinente a un settore. Questo non è un segno di professionalità ma un segno di illusione.

Anche se pensi di essere brillante, se non hai la capacità di far emergere la tua esperienza senza sforzo, il mondo non sperimenterà mai quella brillantezza.

Tuttavia, c'è speranza, perché puoi imparare a diventare qualsiasi cosa tu voglia essere. Se hai identificato ciò che vuoi essere e non sai come iniziare, ti aiuterò con un piano di quattro settimane.

Se segui questo piano, in quattro settimane, avrai fatto ciò che hai tanto desiderato in modo professionale. Avrai anche un metodo sicuro su come produrre infiniti risultati, senza sforzo e in modo professionale.

Settimana 1: Impara ad esercitarti.

Quando inizi una professione, la prima cosa che devi sapere è prendere l'abitudine di lavorare in quel settore specifico. Bisogna anche dire qualcosa che non piacerà a molti giovani… la maggior parte del vostro lavoro da principiante non va bene! La maggior parte dei giovani che hanno appena iniziato sono arroganti e pensano di sapere tutto. Queste sono persone che hanno appena iniziato e il loro lavoro è terribile e senza valore.

Ciò di cui non sono a conoscenza è che, non solo non riusciranno a farsi un buon nome per sé stessi, ma stanno dando ai loro clienti una brutta impressione riguardo al loro lavoro. Stimano la quantità anziché la qualità. C'è una cosa importante che dovrebbe, tuttavia, essere notata. Non è solo il cattivo professionista che produce cattivi risultati; i professionisti delle merci danno anche molte volte risultati negativi. L'unica cosa diversa tra professionisti cattivi e buoni è che le persone buone non permettono a nessuno di vedere le loro cose cattive. I buoni professionisti hanno una qualità che le persone cattive non hanno, che è la prospettiva.

Le brave persone hanno l'abitudine di uscire da sole e guardare obiettivamente il proprio lavoro. Sono consapevoli di non poter lasciare che il proprio orgoglio assuma il controllo del proprio lavoro. Se il loro lavoro non va bene, sono consapevoli che richiede correzioni e non potrà essere consegnato così com'è.

Nella prima settimana, l'obiettivo è quello di aprire il processo di pensiero creativo o la mente subconscia e quindi imparare come applicare quei pensieri in azione.

Settimana 2: Costruisci una struttura.

Grazie per esserti unito a noi alla settimana 2. Dovresti, tuttavia, notare che questa è una continuazione di ciò che hai imparato nella settimana 1, e quindi dovresti continuare a praticare ciò che hai imparato nella settimana 1. Ciò significa che quando raggiungi la settimana 4, dovresti praticare ciò che hai imparato dalla settimana 1 alla 3.

Ormai devi possedere una buona idea generale su come catturare i tuoi pensieri. Anche la tua creatività dovrebbe aumentare. Nella seconda settimana, l'obiettivo è iniziare a raccogliere idee e imparare a metterle insieme.

A questo punto, il tuo lavoro è confuso e ovunque. Stai letteralmente fantasticando con ciò che è nella tua mente e non hai alcun processo logico dietro ad ogni pensiero. Lo stai facendo solo per il gusto di farlo.

In questa settimana, farai qualcosa di diverso, che implica tenere un diario personale di ciò che ti è successo durante la giornata riguardante il tuo progetto. Di solito, viene eseguito di notte allo scopo di riavvolgere gli eventi della giornata. Ogni giorno richiede di scrivere informazioni dettagliate sulla tua giornata dal momento in cui ti sei svegliato.

Assicurati di avere una struttura che fungerà da quadro per il tuo lavoro in futuro. La maggior parte dei professionisti cotti a metà produrrà un lavoro a metà e sparso. Quando hai uno schema su ciò che vuoi essere, sarai in grado di raccogliere facilmente le tue idee e farle apparire al momento e nel luogo appropriati. È proprio come quando si costruisce. La prima cosa è gettare le basi prima di iniziare la costruzione. Senza una solida base, la tua casa non sarà forte.

Ancora una volta, quando ci trasferiremo nella nostra nuova casa, incontreremo pareti vuote e anche piani. È da lì che inizieremo a spostare i mobili e a mettere anche le decorazioni. Sarebbe un atto sciocco portare mobili prima di costruire la casa.

Settimana 3: Assegnati un incarico.

Alla terza settimana, abbiamo una solida base per lavorare su qualunque sia il nostro progetto. Questo è il punto in cui vai avanti e attui ciò che hai avuto in mente. La scorsa settimana abbiamo lanciato molte idee. Le nostre idee sono in attesa di essere implementate. In questo momento, dovresti avere molte idee su cosa vuoi fare.

E a differenza delle ultime due settimane, sei più flessibile nel processo di esecuzione. Questo significa che puoi andare avanti per fare quello che vuoi fare. La cosa più importante è continuare a praticare ciò che hai imparato. Usa questi sette giorni per lavorare al tuo progetto. Che si tratti di un pezzo al giorno o alla settimana, questo non è importante. Assicurati solo di farlo ogni giorno.

Settimana 4: Ricarica il tuo progetto e finalizza.

È importante esaminare il tuo progetto prima di presentare l'invio finale. Questo ti aiuterà a rimuovere gli errori che potresti aver commesso nei tuoi lavori precedenti. In qualsiasi tipo di professione, devi prenderti il tempo per fare affidamento sul tuo lavoro. Questo non solo salverà la tua immagine ma assicurerà anche che tu fornisca i migliori servizi al mondo.

In questa fase, devi continuare a imparare di più in modo da poter migliorare e non dimenticare di applicare ciò che hai appreso nelle prime fasi. Trasforma la carriera dei tuoi sogni in realtà e concedi più tempo possibile per ottenere buoni risultati.

Spero che quando seguirai il piano di quattro settimane sopra, emergerai come il tipo di persona che vuoi essere. Tutto inizia con il processo decisionale e poi dedicandoti al raggiungimento del tuo obiettivo. Non c'è nulla che possa essere raggiunto se non è prima conquistato nelle nostre menti, e quindi guidare le nostre menti dovrebbe essere una priorità nel raggiungere i nostri obiettivi.

Capitolo 8. Concetti fondamentali e connessione allo stoicismo

Q uasi ogni filosofia offre la libertà di una forma o dell'altra. Molti si concentrano sull'essere liberi da difficoltà e sofferenze, mentre altri dall'ignoranza, dalla disperazione e persino dall'oblio. Lo stoicismo offre diverse libertà proprie, compresa la libertà dalla passione, la libertà dalla sofferenza e persino la libertà dal caos. Tuttavia, un elemento della libertà stoica che lo distingue da molte altre varianti è l'idea di essere libero dall'interno. Mentre la maggior parte delle tradizioni si concentra sulla liberazione da fattori esterni, lo stoicismo si concentra sulla liberazione da fattori interni. Questi fattori interni includono passioni, desiderio sfrenato e conflitto interiore. Tuttavia, tutti questi si combinano per creare la massima libertà: la libertà della mente. In breve, quando una persona pratica lo stoicismo, subisce un processo che serve a liberare la mente da tutte le restrizioni, delusioni e sofferenze che affliggono la persona media.

Liberare la mente da influenze esterne

A prima vista, liberare la mente può sembrare un processo che ha poco a che fare con il mondo esterno. Tuttavia, il fatto è che molti degli ostacoli, restrizioni e insidie che si trovano nella mente di una persona sono messi lì da forze esterne. Questo può assumere forme estreme come il lavaggio del cervello, la programmazione mentale e simili, oppure può assumere forme più sottili come valori sociali, sistemi di credenze religiose e persino campagne pubblicitarie. Alla fine, la mente è costantemente bombardata da informazioni di varie forme provenienti da influenze esterne. Anche se l'individuo filtra queste informazioni, ha ancora un modo per farsi strada, causando ogni sorta di conflitto interno, dubbio e confusione. È qui che lo stoicismo può venire in soccorso.

Un modo in cui lo stoicismo libera la mente da influenze esterne è porre una forte attenzione sulla logica e sulla saggezza. Questi attributi aiutano l'individuo a non cadere in preda alla manipolazione emotiva che è usata da gran parte dei media moderni. Tutto, dalle notizie alle campagne politiche e persino alle campagne pubblicitarie, è progettato per concentrarsi sui fattori emotivi di una persona. Colpendo il nervo giusto, possono influenzare le persone ad acquistare prodotti, votare per un determinato candidato o fare qualsiasi numero di cose senza pensarci due volte. Tuttavia, il praticante stoico applicherà la logica e la saggezza alle cose che vede e ascolta, determinando la loro intrinseca veridicità. Il più delle volte il risultato è che lo Stoico vede attraverso l'inganno ed è quindi in grado di evitare di prendere una decisione che rimpiangerà in seguito. Ciò libera la mente dal clamore e dalla propaganda che satura quasi tutti gli strati della nostra società in questo momento moderno.

Lo stoicismo attribuisce anche un alto significato all'etica. La differenza tra etica stoica ed etica convenzionale è che l'etica stoica si basa sull'individuo, non sul collettivo. Ciò significa che ogni stoico deve decidere ciò che è etico per loro, non semplicemente accettare un elenco predefinito di cose da fare e da non fare. Mentre può sembrare contro intuitivo rifiutare le norme sociali di comportamento al fine di raggiungere uno standard etico di comportamento, la verità è che l'etica deve venire dall'interno verso l'esterno, non dall'esterno all'interno. Zenone e i suoi contemporanei credevano che la natura fosse giusta e corretta, quindi ogni individuo possiede un senso intrinseco di giusto e sbagliato. Seguendo questa bussola morale interna, lo Stoico si libererà dalle influenze sociali, religiose e politiche che tenterebbero di convincere una persona a seguire il suo insieme di regole prescritto. Visto che queste regole sono generalmente progettate per controllare il comportamento umano, una tale bussola morale farebbe molto per preservare la libertà della mente e dell'anima dell'individuo.

Liberare la mente dalle influenze interne

Per quanto impegnativo sia liberarsi dalle influenze esterne, non è niente in confronto alla liberazione dalle influenze interne. Emozioni, desideri, ambizioni e altre pulsioni interne possono essere le cose più difficili di cui liberarsi. Dopotutto, puoi scappare da qualsiasi persona o altro, ma non puoi mai scappare da te stesso. Ovunque tu vada, ti troverai sempre lì. Fortunatamente, Zenone e i suoi contemporanei si resero conto che la vera libertà e la liberazione dalla sofferenza dovevano essere raggiunte dall'interno. Pertanto, ha iniziato a stabilire i principi stoici per aiutare la persona media a raggiungere questo obiettivo. Il risultato finale è che una persona che segue la tradizione stoica diventerà libera da influenze interne e esterne.

Nessuna influenza interna è forte come le emozioni di una persona. La reazione emotiva di una persona a una situazione serve a interpretarla in modo distorto e spesso impreciso. La paura può far sembrare qualsiasi situazione peggio di quanto non sia in realtà, e la rabbia può trasformare qualsiasi situazione in un incubo assoluto. È qui che i principi stoici possono dimostrare di avere un valore incommensurabile. La disciplina dell'azione, ad esempio, può fare molto per aiutare una persona a prendere decisioni basate sull'evidenza piuttosto che sulla sua reazione emotiva. Anche se potresti ancora provare paura a causa di una situazione, controllando il tuo processo decisionale puoi essere libero dal dominio che la paura può portare. Usando la logica e la saggezza puoi fare scelte migliori, indipendentemente da ciò che ti dicono le tue emozioni. Questo vale anche per la rabbia. Quando prendi il controllo della tua rabbia, impedisci che sia lei a prendere il controllo di te. La disciplina dell'azione garantirà che non reagirai mai per cattiveria o rabbia, causando danni ad amici o persone care. Questo non solo previene la sofferenza che proverebbero, ma previene anche la colpa e la vergogna che proveresti dopo il fatto.

La disciplina del desiderio è un altro principio stoico che fa molto per liberare la mente. Le emozioni di una persona possono farle desiderare ogni sorta di cose, indipendentemente da cosa siano realmente. Ancora peggio, quando una persona consente ai propri desideri di controllarli corrono il rischio di diventare dipendenti dalle cose. Queste cose potrebbero essere apparentemente innocue come guardare la TV, fare shopping o usare i social media. In alternativa, quelle cose potrebbero essere più sinistre, come droghe, alcol o gioco d'azzardo. Inizialmente, sviluppare la disciplina del desiderio può richiedere molto sforzo, soprattutto se si soffre di dipendenza in qualsiasi forma. Tuttavia, una volta raggiunto l'obiettivo, la tua mente sarà libera dai "demoni" della dipendenza, il che significa che avrai di nuovo il controllo della tua vita. In questo contesto, la libertà da influenze esterne e interne è strettamente correlata. Dopotutto, le campagne pubblicitarie non possono avere un impatto sul processo decisionale se non c'è una risposta interna da attivare. Pertanto, praticando le discipline stoiche libererai la tua mente da tutti i pericoli, sia quelli dall'esterno che quelli dall'interno.

Libertà dalla sofferenza

Infine c'è l'aspetto della libertà dalla sofferenza. Questo potrebbe sembrare fuori posto quando si parla di come lo stoicismo libera la mente del praticante, tuttavia quando ti fermi a considerare la vera natura della sofferenza, inizia ad avere molto senso. Se cerchi parole alternative per "sofferenza", troverai "angoscia". E quando pensi all'angoscia, il più delle volte pensi all'angoscia mentale, che si svolge esclusivamente nella mente. La sofferenza, quindi, può essere vista come uno stato d'animo, nel senso che non puoi liberarti dalla sofferenza se non liberi la mente.

Un modo in cui lo stoicismo serve a liberare la mente dalla sofferenza è quello di mettere le cose nella giusta prospettiva. Troppo spesso ciò che causa la sofferenza in primo luogo è desiderare cose che sono fuori portata, temere cose inevitabili o cercare di controllare cose che sono al di fuori del tuo controllo. La disciplina dell'assenso serve a mettere tutte queste cose nel contesto. Rendendosi conto che certe cose sono al di fuori del tuo controllo, puoi lasciar andare la responsabilità di quelle cose e dei loro risultati. Inoltre, accettando che alcuni obiettivi sono fuori portata e che accadranno determinate cose, che tu lo voglia o no, puoi rimuovere la frustrazione che queste cose portano. Alla fine, la chiave per eliminare la sofferenza è vedere le cose per come sono realmente. Questo libera la mente dal tentativo di risolvere problemi che semplicemente non ha il potere di risolvere.

Un altro modo per liberare la mente dalla sofferenza è sperimentare la sofferenza volontariamente. Questo non significa che devi desiderare le difficoltà, piuttosto significa che ti immergi nelle difficoltà quando ti viene voglia. Il punto di questo esercizio è dimostrare che sei più forte dei momenti difficili che affronti. Provare che puoi sopportare le difficoltà

175

libererà la tua mente dalla paura e dal terrore che le difficoltà stesse generano. Una volta raggiunto questo obiettivo, noterai due conseguenze. In primo luogo, scoprirai che i momenti difficili sembrano molto meno sinistri e insormontabili rispetto a una volta. Questo ti libera dal disagio emotivo e mentale che la maggior parte sperimenta durante questi momenti. La seconda conseguenza è che quando la tua mente è libera dall'angoscia diventa più capace di risolvere i problemi che affronti. Pertanto, non solo hai liberato la tua mente dall'angoscia, ma hai anche liberato la tua mente per svolgere meglio i compiti per cui era stata progettata in primo luogo, portando così i momenti difficili a una fine più rapida e più felice.

Capire le emozioni

Gli stoici si sentono sempre. Nonostante ciò che ci si potrebbe aspettare, è un'aspettativa degli stoici che la tranquillità e l'euforia siano prodotte vivendo la tua vita al massimo. Tutto considerato, gli individui sembrano paragonare gli stoici agli aspiranti vulcaniani. Niente contro i Vulcaniani oltre al loro approccio paternalistico verso l'umanità negli anni pre-federali, ma ci sono cattivi esempi stoici come altri terrestri. Gli stoici sono pretenziosi di essere umani.

La massima stoica, vivendo come indicato dalla natura, ci spinge a capire dove ci troviamo in questo universo in crescita. Tutto ciò che è caotico e totalmente bizzarro in questo mondo che collega la vita è incluso qui. Senza dubbio, concentriamo la maggior parte di ciò che è la nostra considerazione sulla personalità umana, che di per sé è uno strumento sorprendente. La scena mentale è fatta di sentimenti ed è qui che gli stoici gli danno ciò che è dovuto.

In questa vita passionale, molto diversa da come la affrontiamo, gli stoici hanno il loro modo di affrontarla. Ad esempio, non prevediamo che i sentimenti saranno di grande aiuto per la condotta. Il clima può essere un modo per dire come vengono trattati questi sentimenti. Devi guidare lentamente, portare un ombrello quando c'è pioggia, ma alla fine devi lavorare. Le tempeste appassionate sono abbastanza simili in un certo senso. Nonostante si abbia una terribile sensazione nei confronti di alcune cose, gli Stoici credono che al momento possiamo ancora intervenire.

Se sei molto sconsiderato nei confronti di una persona, quando ti viene chiesto perché, hai risposto, "è appiccicoso", gli individui ti percepiranno come divertente. Gli stoici affermerebbero che la reazione avuta nei confronti della persona è irragionevole. In primo luogo, la tua reazione è molto probabilmente dovuta alla ricezione di un punto di vista inutile. Secondo, a prescindere, un uomo ha la possibilità di agire con rettitudine, indipendentemente dalle situazioni.

Ci sono tre "sentimenti positivi" che lo stoicismo gestisce. In greco, sono indicati come *eupatheia (vulnerabilità)*. Questi sentimenti sono Attenzione, Desiderio e Gioia. Ci sono tre passioni che sono considerate "sentimenti terribili" dal ragionamento stoico. La distinzione è stata creata per separare i sentimenti positivi da quelli negativi. Nella psiche, la formazione Stoica è:

Attenzione vs Paura

Desiderio vs Appetito (lussuria)

Gioia vs Piacere

Guarda quanto scritto sulla morale stoica con l'idea di averne un assaggio. Ognuna delle sottigliezze del sentimento umano può essere classificata con una di queste parole, quindi non stressarti per rancore, bramosia, ribellione, vendetta, ecc., sono completamente rappresentati. Il dolore non può avere l'inverso e la miseria è preoccupante.

Una logica comparativa è quella di Attenzione contro Paura. La paura ci fa buttare via la soddisfazione che abbiamo attualmente perché pensiamo che qualcosa o qualcuno verrà e ce la toglierà. L'attenzione è più importante, perché ci fa capire che la vera pace non si trova nelle cose esterne. Se non riusciremo a prosperare, dovremmo avvicinarci al mondo non con cautela ma con consapevolezza.

Il prossimo è Desiderio. È un nome peculiare per un'idea entusiasta. La definizione di appetito energetico secondo noi è "lo sciocco desiderio". L'avidità è una fame di cose materiali, tangibili, mentre l'ostilità è la ricerca della rivendicazione. La nostra vitalità viene distrutta da queste cose in un sogno o, come tendono a fare, ci fanno svolgere attività inutili. Le cose che sono fuori controllo sono cose su cui gli stoici non scommettono la loro gioia. Preferirebbero piuttosto accettare l'Appetito. Secondo Aurelio, devi divertirti nella tua attività. Quando gli stoici discutono del sentimento, è sempre per influenzare la parte cognitiva e soggettiva di un sentimento che è considerato separato dai cambiamenti reali.

Il Piacere, secondo la prospettiva negativa degli stoici, è aggiuntivo a causa dell'interesse principale per la Gioia. Lo Stoico prova a costruire una Gioia resistente. Cerca di ricordare cosa lo fa sentire eccitato dal bisogno, ed è abbastanza concepibile esistere senza tali cose. D'altra parte questa Gioia non è una passione irrazionale, dato che è conforme alla ragione, essa è "un'emozione buona". La Gioia stoica non è, come il Piacere, la motivazione e il fine dell'azione morale.

Insistiamo sull'avere il meglio per gli individui, alternando tra i punti bassi e i punti più alti della nostra vita. Pensiamo che la maggior parte dell'agonia che viviamo sia auto-procurata, perchè è il risultato di una prospettiva che richiede di vedere il mondo non come è veramente. Le cose fragili, mortali, le aspettative presenti e quelle passate, sono gli interessi su cui ci concentriamo maggiormente in modo tale da continuare ad andare avanti. Ciò che è distintivo è Attenzione, Desiderio e Gioia. Questo può accadere ad una mente che riconosce come avvengono i cambiamenti, nel senso che ciò che è in noi può prosperare e sopravvivere.

Capitolo 9. Inganno

L 'atto di mentire è un fenomeno comune nel mondo. Ci sono diverse ragioni per cui le persone hanno scelto di essere ingannevoli nella loro vita quotidiana. L'atto di ingannare può essere fatto per guadagno personale o per ragioni ideologiche. L'atto, di per sé, è molto pericoloso perché ha il potenziale per danneggiare una vittima. Il processo viene sempre eseguito per un periodo di tempo che può variare, ma in realtà, può anche essere fatto senza danneggiare necessariamente la vittima.

Esistono diversi modi in cui un individuo può scegliere di capire cos'è l'inganno. Il modo migliore per iniziare il processo di comprensione profonda inizia con la conoscenza della definizione del termine. L'atto di inganno può essere descritto come un processo per far credere a una persona qualcosa che non è vero. Implica un'ampia forma di creazione di una falsa realtà attraverso la manipolazione delle apparenze. Il mondo attuale ha visto e sperimentato diverse forme di inganni in diversi contesti. Pertanto, diventa un compito difficile classificare queste forme di inganno usando una sola caratteristica comune ad esse. Questo nonostante ogni atto di inganno abbia una somiglianza familiare con gli altri.

L'inganno contiene entrambe le forme di simulazione e dissimulazione. La simulazione è l'atto di trattenere o nascondere informazioni importanti alla vittima dell'atto ingannevole. La dissimulazione è il processo di diffusione di informazioni fuorvianti o errate a un individuo ingannato. L'atto di mentire può avere successo sia con l'omissione, che con l'inclusione di informazioni. Tuttavia, normalmente l'inganno si ottiene maggiormente per omissione piuttosto che per inclusione.

Il primo gruppo di psicologi che ha studiato l'arte dell'inganno, ha fatto le sue ricerche nel 1989. Hanno fatto i loro studi guardando il gioco di prestigio della magia o evocando il loro paradigma. Tuttavia, questa forma di inganno ha una grande differenza rispetto a quella fatta da una

179

persona sicura o da una spia. La persona che esegue un inganno in magia, ha un contratto per ingannare le persone che lo guardano. Inoltre, le parti che stanno subendo l'inganno sono sempre consapevoli che stanno per essere ingannate, prima dell'azione.

Tuttavia, l'atto dell'inganno ha diversi modi per ottenere successo. Durante l'atto dell'inganno, le vittime non vengono informate o rese consapevoli di ciò che sta accadendo o di ciò che sta per accadere. D'altra parte, non ci sono forme di inganni che sono state sanzionate dalla società globale. Questo nonostante alcune forme di menzogna non siano tollerate e siano sanzionate.

Esistono numerose rappresentazioni dell'inganno e il contesto in cui sono state utilizzate in tutto il mondo. Ci sono certi momenti in cui adolescenti sono stati in grado di ingannare gli adulti. Il caso non si verifica solo sugli adolescenti; ci sono diversi casi in cui diverse persone di età e sesso sono state in grado di mentire a medici o altri professionisti della salute. Mirerebbero ad evitare o modificare le prescrizioni che vengono impartite. La frode al consumo nel settore sanitario è stata tra i casi più comuni che sono stati evidenziati nel mondo attuale.

L'altra forma di inganno che è stata evidenziata per lungo tempo è conosciuta come inganno militare e strategico. Questa forma di inganno è stata praticata da tempo immemorabile da diverse comunità o nazioni in tutto il mondo. Gli stratagemmi e le finte sono molto importanti e apprezzate negli sport e nei giochi come forme di inganno. Persone che utilizzano trucchi per il gioco d'azzardo, imitatori e sensitivi fraudolenti sono aumentati a dismisura in tutto il mondo. Ciò ha fatto sì che sempre più persone diventassero vittime di truffe.

Il metodo criminale di inganno è comunemente noto come "falsificazione", in vari paesi del mondo. Ci sono molte pubblicazioni come libri e riviste incentrate sul plagio e altre forme d'inganno. L'altra forma di inganno che ha riscosso molti interessi della sociobiologia, degli psicologi e dei filosofi è conosciuta come "autoinganno".

Vale la pena guardare queste forme di inganni. Tuttavia, l'attenzione principale è rivolta all'inganno che comporta la comunicazione tra due persone. Ciò ha portato a diversi tipi di ricerca nella psicologia di un essere umano. Diverse persone sono state curiose di sapere come ingannare le altre persone o come conoscere i momenti in cui vengono ingannate da altre persone. Tali forme di inganni sono inclini a verificarsi quando vi è un reale scambio di informazioni tra le persone. È determinato da fattori come problemi psicologici e questioni strutturali.

Teorie e tassonomie (classificazioni)

Diversi scienziati hanno cercato di sviluppare la psicologia dell'inganno alla fine del XIX secolo. Hanno aiutato la loro ricerca con il paradigma di evocare come il caso dell'inganno. Lo scopo di questa ricerca era quello di essere in grado di classificare i principi generali che vengono utilizzati per evocare mentre mistificano il pubblico. Questo costituirà quindi una base per spiegare il quadro su cui agisce l'atto dell'inganno.

Pertanto, ciò ha portato allo sviluppo delle tassonomie a fungere da quadro per la teoria dell'inganno. Una buona tassonomia aiuta a contribuire allo sviluppo di una teoria adeguata. Ciò è reso possibile perché la tassonomia aiuta a orientare il focus di un individuo su uno studio specifico. Il primo passo per condurre la tassonomia consiste nel considerare il processo estremamente provvisorio. Ci sono alcune circostanze difficili che possono essere sperimentate durante il processo del sondaggio di ricerca. Tuttavia, un buon esercizio di tassonomia è giudicato dalla sua capacità di aiutare i suoi utenti.

Diverse tassonomie sull'inganno sono state sviluppate da diversi teorici. Queste tassonomie presentano un vantaggio fondamentale per l'attuale e la prossima generazione. Perché saranno utilizzati come fonte di sviluppo di sistemi di inganno completi nella generazione attuale e successiva. Questi sistemi possono essere fondamentali per aiutare le future indagini sugli inganni. Tuttavia, l'obiettivo più importante delle tassonomie è aiutare a sviluppare teorie scientifiche sull'inganno.

Tale teoria avrà diversi componenti al suo interno. Comprenderà variabili di base, concetti comuni e leggi che consentiranno a un individuo di comprendere l'inganno. Le forme riuscite di tassonomie sono state in grado di iniziare con l'effettiva definizione di cosa sia l'inganno. Approfondisce le spiegazioni più scientifiche del fenomeno. Queste analisi considerano i casi comuni che si verificano nella vita quotidiana degli esseri umani per essere in grado di relazionarsi con la comprensione delle persone.

Tassonomia nello spazio psicologico

Durante la tassonomia, è stata studiata una relazione sistematica tra i termini di inganni e persone di madrelingua inglese. Questo studio implica come quarantasei termini fossero collegati all'inganno. Ci furono diverse teorie che furono invocate come teorie dell'inganno che furono riconosciute. L'inganno è in grado di comprendere categorie come bugie, maschere, crimini, finzione e gioco. Le forme di inganni che sono state praticate in tutto il mondo tendono ad avere una chiara linea di somiglianza tra loro. La tassonomia è molto gerarchica. È perché le sei categorie possono essere raggruppate in due categorie principali.

Le due principali categorie che caratterizzano le sei categorie dell'inganno sono conosciute come fabbricazioni di sfruttamento e fabbricazioni benigne. Ci sono molte cose racchiuse in fabbricazioni benigne che includono il gioco e la finzione. D'altra parte, le fabbricazioni di sfruttamento coinvolgono diverse attività come sottostanti, maschere, crimini e menzogne. Questa tassonomia è stata la punta di diamante di due individui negli anni '80. Erano il signor Hopper e il signor Bell che andarono oltre per cercare di esaminare le forme di inganni che erano moralmente accettabili, innocue e socialmente accettabili; invece, moralmente inaccettabile, dannoso e socialmente inaccettabile come nuove categorie di tassonomia dell'inganno.

La prima dimensione è stata etichettata come nocività. Questa dimensione comporta forme di inganno che variavano da immorale, cattivo, dannoso e inaccettabile. I termini utilizzati nella dimensione sono stati definiti come parole di bassa valutazione. Termini alti sono stati usati per descrivere innocuo, morale e accettabile. La seconda dimensione è stata etichettata come segretezza. Gli elementi in questa dimensione che sono stati valutati in modo elevato, erano basati su convertire, non verbale e indiretto, quelli che sono stati valutati in modo basso erano basati su verbale, diretto e nascosto.

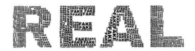

Tattica dell'inganno

Il mondo attuale ha visto fare diverse forme di inganno. Queste attività sono state svolte a casa, al lavoro e in diversi luoghi sociali. La visione comune dell'ampia società globale pone questo atto come immorale.

Una richiesta irragionevole per una più ragionevole

Questa tattica viene utilizzata da diverse persone che ingannano gli altri per ottenere ciò che vogliono. Può essere descritta come una tattica di inganno testata nel tempo. Se un individuo vuole compiere l'atto dell'inganno, è probabile che faccia una richiesta irragionevole come primo passo. L'irragionevole ha sempre un'alta probabilità di essere respinto. È quindi seguita dalla seconda richiesta, che tende a sembrare attraente rispetto alla domanda precedente. Questa forma di tattica è stata utilizzata più volte nel mondo cooperativo. La migliore rappresentazione può essere vista quando vi è un coinvolgimento nell'acquisto e vendita di beni o servizi.

Effettuare una richiesta insolita prima di effettuare la richiesta effettiva

Un po' come l'esempio precedente, un altro modo per far sì che un individuo faccia un compito per te, è formulare richieste insolite. Questi tipi di richieste hanno la capacità di spiazzare un individuo, essendo alla sprovvista mentre la richiesta viene fatta. Durante questi momenti, è difficile per un individuo capire la richiesta in corso e tuttavia, andare direttamente alla richiesta effettiva, ha alte possibilità di essere rifiutata immediatamente. Di conseguenza, in questi momenti, si riformula la richiesta, quella effettiva, in un contesto che sia più ragionevole, così che venga accettata.

Instillare Paura e Sollievo

Il processo di inganno implica che un individuo ottenga ciò che desidera. Ciò può essere raggiunto quando alla vittima, viene inizialmente fatto temere il peggio. Il secondo passo di questa tecnica consiste nel far sollevare la persona prospettando migliori possibilità. Questo rende una persona felice e in grado di concedere alla persona che lo inganna quanto richiesto. Quello che questa tecnica comporta è un piccolo trucco per ottenere il risultato finale desiderato.

Rendere colpevole il Partito Ingannato

La colpa è una forma molto profonda di emozione che è molto critica nella vita quotidiana delle persone. È una delle tattiche più utilizzate quando le persone dovrebbero essere manipolate per fare determinate cose. Il primo passo verso questa tecnica prevede la scelta del bersaglio giusto. La maggior parte delle persone che vengono scelte sono preferibilmente quelle che hanno la tendenza a sentirsi in colpa il più delle volte. Il secondo passo consiste nel garantire che il bersaglio scelto si senta colpevole di ciò che vuole la parte ingannatrice. Questo può accadere tra colleghi aziendali o anche tra amici. Per esempio, il modo migliore per ingannare un amico, è quello di ricordargli i favori fatti dalla parte ingannatrice.

L'uso della corruzione

La corruzione è un evento comune (purtroppo) a cui si sta assistendo in tutto il mondo. È descritto come uno dei modi migliori in cui un individuo che commette un inganno può essere in grado di compiere il suo atto di manipolazione. La corruzione può essere descritta come un atto di offrire a un'altra parte qualcosa di prezioso in cambio di una forma di favore. Gli oggetti di valore, in questo caso, possono essere denaro o altre forme di offerte.

Il processo è gestito con finezza affinché abbia successo. Il primo passo di questa tecnica prevede una ricerca individuale sui valori più importanti di cui la l'obiettivo ha bisogno. Le persone tendono ad essere molto disperate quando hanno bisogno urgentemente di certe cose e sono fuori dalla loro portata. Il secondo passo prevede che la parte pratichi l'atto manipolativo, senza far sembrare evidente la sua azione. Hanno la tendenza a far sembrare le loro azioni come una forma di assistenza all'altra parte in modo da nascondere le loro chiare intenzioni.

Giocare alla vittima

Interpretare la vittima durante l'atto dell'inganno ha il potenziale per far sì che l'atto abbia successo. Il processo ha il suo vantaggio, però durante l'inganno non bisognerebbe eagerare. Bisogna utilizzare la tattica in determinati momenti e con parsimonia. La tattica dovrebbe essere in grado di colpire il "cuore" della vittima designata. I manipolatori tendono ad agire in modo da essere persone altruiste e meravigliose per poi, in seguito, ingannare l'individuo facendo credere che molte cose nel loro mondo si stanno sgretolando.

Utilizzo della logica

Anche questa è una tecnica usata dai manipolatori. Le vittime includono quelle persone che tendono ad avere un tipo di mente razionale. Questo tipo di persone tende a essere facilmente persuaso dal pensiero logico. Pertanto, i manipolatori tendono ad avere almeno tre ragioni per provare a convincere l'obiettivo dell'inganno. Questi motivi tendono ad avere vantaggi sia per il manipolatore che per l'obiettivo dell'inganno. Questi pensieri sono sempre presentati in una forma razionale in modo da aiutare il manipolatore a non perdere la calma. Durante queste presentazioni, le emozioni tendono ad essere trascinate via perché il manipolatore sia in grado di raggiungere la sua mente target.

Capitolo 10. Programmazione neurolinguistica nella vita quotidiana

Ti sei mai reso conto di quanto sia potente la nostra mente? Puoi pensare all'infinito. Il cielo è letteralmente il limite. Puoi immaginarti di essere la persona che vuoi essere e trasformarla in realtà. Ogni pensiero che abbiamo in mente può spingerci a fare qualcosa che vale la pena perseguire. Ecco come funziona la nostra mente conscia e inconscia. Se vogliamo ottenere cose più grandi nella vita, dobbiamo concentrarci su di esse e credere di poterle raggiungere. Tutto si riduce a come pensiamo e affrontiamo le opportunità e le sfide della vita.

Abbiamo discusso del fatto che la PNL è un approccio modellistico che si occupa in realtà di come la nostra mente può cambiare il modo in cui pensiamo, visualizzare gli eventi passati e affrontare le nostre vite. Questo metodo modella la percezione che hanno le persone di pensare in modo eloquente e analizzare le strategie per raggiungere i propri obiettivi personali. I neuroni nel nostro cervello sono tutti interconnessi. Formiamo le nostre uniche mappe mentali interne del mondo come risultato del modo in cui indoviniamo e percepiamo i dati che abbiamo catturato attraverso i nostri cinque sensi. Attribuiamo quindi un significato personale a queste informazioni che riceviamo dal mondo. Assegnando un linguaggio distinto a queste immagini, suoni, sentimenti, sapori e odori interni, formiamo la nostra seconda mappa mentale. Quindi, formiamo la nostra consapevolezza cosciente. Dalle voci interiori che sentiamo nelle nostre menti, al modo in cui comunichiamo attraverso di essa, la PNL è il processo principale per tradurre le nostre intuizioni in azioni produttive e utili. Esistono molti modi su come applicare la programmazione neurolinguistica nella nostra vita quotidiana. Come studente, genitore, lavoratore o aspirante artista, possiamo sempre usare la PNL come processo principale per aiutare la nostra mente a essere inarrestabile nel raggiungere i nostri obiettivi.

In questo secolo, tutto ruota intorno all'automazione e alla gratificazione istantanea. I telefoni sono diventati wireless, la cucina è diventata wireless, le auto non hanno bisogno di chiavi per funzionare. Tuttavia, c'è un risvolto della medaglia in questi miglioramenti. I giovani oggi sono senza lavoro e irresponsabili. Le relazioni sono insignificanti e sono definite da ricchezza e fama. I leader non hanno alcun senso di vergogna, specialmente nella corruzione. Le persone diventano negligenti, invidiose, senza cuore e fredde. L'istruzione è diventata senza valore perché definita da voti non dall'apprendimento. Infine, i bambini sono diventati a livello globale senza maniere. Le persone hanno case, ma non necessariamente una casa confortevole. Abbiamo tutti letti grandi e comodi, ma non riusciamo a dormire abbastanza. Ci sono molte nuove ricette da provare, ma le persone non hanno più tempo per mangiare. Tutto è solo stressante, pieno di pressione, ansia e frustrazione.

Fortunatamente, la speranza di cambiare queste cose è infinita e sempre attuale. Per alcuni, le persone credono che questo sia il loro destino, e nessuno può cambiarlo. Ma attraverso la PNL, ti renderai conto che siamo i padroni del nostro destino. Siamo il capitano della nostra nave. Creiamo il nostro destino. Nessuno prende le nostre decisioni tranne noi. Tu controlli il tuo ambiente. La tua società non ti controlla. Il motivo per cui le persone in questi giorni sono infelici è la mancanza di appagamento nella loro vita. A loro piace conformarsi alle norme della società. A loro volta, diventano robot viventi senza alcun senso della realtà. Per loro, la società è la loro realtà. Non si rendono conto che la felicità è uno stato d'animo. Ovunque tu sia, qualunque cosa tu faccia, se ci metti il cuore, sarai felice!

In questo capitolo discuteremo di come riprogrammare il tuo cervello per avere finalmente la vita felice e gioiosa che meriti. Vedi, ci sono tre fattori che programmano il cervello: Ambiente, Istruzione ed Esperienza. Ma questi possono essere riprogrammati tramite Riformulare, Rinominare e Riqualificare.

Il motivo per cui rimaniamo pessimisti è la paura di rimodellare e riqualificare la nostra mente per pensare alle cose in modo diverso. A causa delle nostre brutte esperienze, abbiamo sempre paura di riprovare. Ma quando finalmente acquisisci il coraggio di riformulare i tuoi pensieri su una situazione, inizi ad essere più forte per affrontare questa sfida e puoi finalmente riqualificare il tuo pensiero da un'impressione negativa a una positiva. Ci sono molti passaggi per favorire la positività e la felicità nella vita. La programmazione neurolinguistica ti consiglia di seguire questi metodi per favorire una mentalità positiva sulla strada per una vita felice e di successo.

Rafforza le tue relazioni ogni giorno. Che sia con i tuoi amici o i tuoi familiari, è molto importante mantenere una relazione sana. Queste persone di cui ti fidi sono utili per elevare il tuo spirito, guidare i tuoi pensieri e comportamenti e ti fanno sentire positivo, non importa quanto sia difficile la vita per te. Queste serie di rapporti ti assicurano che anche se fallisci, avrai sempre loro alle spalle. Saranno sempre lì, soprattutto quando ne avrai più bisogno. L'amore, la cura e il sostegno che possono darsi gli uni agli altri non ha prezzo; può essere d'ispirazione per raggiungere i tuoi obiettivi in futuro. Quindi, non dare mai niente per scontato. Utilizza la potenza degli strumenti a disposizione e di Internet. Anche se non li vedi tutti i giorni, assicurati di far sentire che li pensi. Questi semplici gesti possono portare a te e alla persona amata gioia e soddisfazione. Ti fa sentire che non sei solo. Quindi, la notte, potrai dormire sonni tranquilli.

Provare nuove cose. Che si tratti di un cambiamento nella carriera o di sperimentare nuovi hobby, provare nuove cose può darti diverse idee ed esperienze che puoi utilizzare per il tuo sviluppo. Attraverso la Programmazione Neuro-Linguistica, puoi essere audace, forte e coraggioso nell'uscire dalla tua zona di comfort, affrontare nuove sfide e imparare nuove cose. Non limitarti allo schema che hai sviluppato in passato. Non importa quanti anni hai, ci saranno sempre nuove cose da imparare, posti meravigliosi da vedere e attività da vivere. Non è mai troppo tardi per provare tutto ciò che il tuo cuore desidera. Perché è qui che puoi trovare felicità, gioia, appagamento e soddisfazione nella vita.

Puntare sempre all'auto-miglioramento. Questo è uno dei modi più importanti per spezzare le catene che la società ti ha dato dalla nascita. Come abbiamo discusso in precedenza, anche se pensi di aver raggiunto il tuo pieno potenziale, c'è ancora così tanto da sapere su te stesso. I tuoi attuali fondi sono limitati perché li lasci in linea con gli standard della società. Ma puoi cambiarli attraverso la programmazione neurolinguistica. In tutto ciò che fai, punta alla tua crescita e sviluppo. Evita di rimanere stagnante e ozioso, soprattutto sulla strada del successo. Se vuoi davvero raggiungere i tuoi desideri più intimi, devi imparare ad uscire dalla tua zona di comfort e iniziare a cercare opportunità in cui potrai imparare nuove cose. Approfitta della tua istruzione e formazione. Questi potrebbero aiutarti a sbloccare un livello completamente nuovo di potenziale. Quando arriva, non aver paura di afferrarlo.

Autodisciplina adottiva. La programmazione neurolinguistica ti consente di applicare l'autodisciplina ogni giorno della tua vita. Quando hai autodisciplina, inizi a controllare la tua mente a poco a poco, pezzo dopo pezzo. L'autodisciplina è la chiave per raggiungere i tuoi obiettivi. Ti aiuta a scongiurare ogni tentazione che può far deragliare i tuoi sogni. Se vuoi davvero perdere peso, hai bisogno dell'autodisciplina per dire no ai cibi grassi e ai cibi spazzatura. Se vuoi smettere di fumare e bere, mantieni una sufficiente autodisciplina per evitare di essere tentato di nuovo e cadere nel buco nero. Questo funziona anche quando si desidera evitare la procrastinazione. L'autodisciplina ti consente di controllare la tua mente e dirgli di rimanere produttiva.

Impara ad affermarti. Uno dei motivi principali per cui una persona sperimenta depressione e frustrazione è la sua mancanza di assertività (capacità di farsi valere con la persuasione). Quando una persona non ha questa abilità, gli altri sono inclini a non prenderlo in considerazione. Per le persone, va bene che venga scelto per ultimo e che sia vittima di bullismo o ferimento. A causa di queste esperienze, una persona emula l'impotenza. Comincia a credere di meritare il suo destino. Perché lasciarti dare per scontato quando puoi affermarti? Impara a non essere d'accordo in ogni occasione. Condividi le tue opinioni con le persone. Pensa anche a te stesso e ai tuoi sentimenti. Non lasciare che altre persone ti considerino come se fossi sacrificabile. Ricorda che sei un essere umano, hai il diritto di vivere una vita felice e libera. Per raggiungere una vita soddisfacente, non lasciare che gli altri ti tolgano questi diritti. Rivendicali per te non perché puoi ma perché te lo meriti.

Persegui ciò che vuoi. Gli errori più comuni tra le persone, sono quelli di vivere la loro vita secondo ciò che i loro genitori e la società gli hanno dettato. Per essere veramente felici, devi imparare a dire no a questi standard e a crearne di nuovi. Cosa vuoi veramente ottenere nella vita? Cosa vuoi fare? Non fare affidamento sui tuoi genitori per prendere queste decisioni, fallo tu per te stesso. Ricorda, crea tu il tuo destino e nessun altro. La vita si vive solo una volta, e non è il caso di sprecarla impressionando le persone facendo ciò che non vuoi. Rompi quelle catene che ti hanno chiuso, le aspettative e le realtà che ti hanno nutrito fin'ora è tutta un'illusione. Crea la tua realtà in base a come vuoi che sia. Trasformala in qualcosa che si adatti al tuo stile di vita, ai tuoi talenti e alle tue abilità. Finché non calpesti i piedi al tuo prossimo, la tua coscienza è tranquilla, sei libero di perseguire ciò che vuoi ogni volta che lo desideri.

Quando desideriamo ottenere grandi cose nella vita, torniamo sempre a rivalutarci e a determinare gli approcci che dobbiamo adottare per ottenere ciò che vogliamo. Se rimani in una posizione negativa, le tue emozioni e azioni saranno direttamente influenzate. La tua mente potrebbe iniziare a inviare impulsi di cui non hai più il controllo. Ciò potrebbe influire negativamente sui tuoi aspetti sociali, emotivi, psicologici e fisici.

Se la nostra mente è riprogrammata per pensare in modo ottimistico, è una chiara prova che saremo in grado di fare cose più grandi. Si tratta di credere in noi stessi e di superare le sfide che affrontiamo. Come disse Marco Aurelio, "La felicità della tua vita dipende dalla qualità dei tuoi pensieri". Pertanto, dobbiamo riprogrammare i nostri pensieri in modo ottimistico per ottenere la soddisfazione e la contentezza che desideriamo avere.

Definizione degli obiettivi tramite la PNL

Tutti parlano di stabilire obiettivi per un futuro più luminoso. Possa essere a breve o lungo termine. Tuttavia, il viaggio verso la realizzazione dei nostri obiettivi potrebbe non essere qualcosa di così facile da raggiungere. Durante il processo, a volte trascuriamo le cose e finiamo per essere cattivi. Per alcuni, potrebbe essere difficile riprendersi mentre altri stanno lottando per superare l'attuale crisi che stanno affrontando. Ma come si può stabilire un obiettivo e realizzarlo nonostante le molte prove che si possono incontrare?

Gli obiettivi sono uno dei più grandi motivatori della vita che ci aiutano a comprendere il nostro stato attuale e a concentrarci sul perseguimento di ciò che la nostra mente e il nostro cuore desiderano. Pochissimi di noi vivono la vita che vogliono. Mentre alcuni sono nati più fortunati e altri meno, non vi è invece alcuna discriminazione su chi può sognare qualcosa. Tuttavia, c'è qualcos'altro che sarebbe bello fare, cioè mirare e voler acquisire qualcosa di più grande, magari riprogrammando la nostra mente. Forse ti starai chiedendo perché a ogni nuovo anno, la maggior parte di noi tende a voler cambiare le cattive abitudini dell'anno precedente. Perché col nuovo anno, vengono stabiliti degli obiettivi. Purtroppo, la realtà è che solo l'8% riesce a realizzarli. Si dice che siano quelli di successo nella vita.

Nella PNL, l'acronimo S.M.A.R.T ti aiuterà a definire ciò che vuoi veramente. Questo acronimo significa specifico, misurabile, realizzabile, realistico e tempestivo. La PNL introduce il concetto di utilizzare un processo di esito "ben formato", un processo che rende i tuoi obiettivi S.M.A.R.T ancora più intelligenti. Il sistema S.M.A.R.T ha dimostrato di aiutare le persone a raggiungere i propri obiettivi. È, infatti, una forte evidenza di come affrontiamo le sfide della vita e di come possiamo concentrarci per raggiungere gli obiettivi. La programmazione neurolinguistica, tuttavia, darà una spinta in più aggiungendo informazioni sensoriali specifiche che aiuteranno a trasformare il tuo comportamento in tale obiettivo.

Per superare i problemi e raggiungere l'eccellenza, la PNL ci aiuta a cambiare il nostro modo di pensare, comportarci e comunicare con noi stessi e con gli altri. Questo ci consente di creare e ricreare la nostra vita come la vogliamo. Ciò fornisce anche un rapporto su come le persone pensano e agiscono per consentire di influenzare gli altri. Per vedere quanto sei disposto a soffermarti a fissare obiettivi e vuoi raggiungerli, dovrai rispondere a una serie di domande che ti permetteranno di capire di più sulla tua ragione. Supponi che il risultato desiderato sia ottenere un lavoro ben remunerato, puoi porti domande per capire se l'obiettivo è ciò che realmente desideri. L'obiettivo dichiarato è per te positivo? È sotto il tuo controllo? E' raggiungibile? E' in linea con quello che vuoi fare? Queste sono solo alcune delle domande che potrebbero illuminarti.

Devi sapere qual è il risultato desiderato perché la tua attenzione deve essere rivolta in quella direzione affinché tu possa raggiungerlo. Devi specificare ciò che vuoi davvero, ad esempio "Voglio perdere 20kg", che è più chiaro e più specifico del dire "Voglio perdere peso". Questo approccio è costituito da "S" nel sistema S.M.A.R.T che significa SPECIFIC. Non fissare un obiettivo troppo generale perché potrebbe causare alcuni inconvenienti. Per fissare un obiettivo specifico, le tue domande devono essere del tipo Chi, Cosa, Dove, Quando, Quale e Perché. Avere obiettivi specifici e obiettivi in forma positiva ti aiuterà ad essere più motivato. In questo caso, la tua mente è programmata per voler ingrassare piuttosto che perdere peso. Pertanto, è importante averlo chiaro in mente in modo positivo.

Il prossimo approccio dell'impostazione degli obiettivi è rispondere se è sotto il tuo controllo? Questo definisce la M in S.M.A.R.T che è MISURABILE. Gli obiettivi prefissati devono essere realistici e non al di fuori del tuo controllo. Ad esempio, se si desidera disporre immediatamente di uno stipendio elevato, la scelta sarà quella di cercare lavoro come agente nel settore BPO. D'altra parte, vuoi anche lavorare al tuo corso di ingegneria, ma lo stipendio non è nelle tue aspettative. Come vedi, sei confuso se seguire ciò che il tuo cuore desidera o pensare solo alla praticità. L'obiettivo di avere uno stipendio alto è nelle tue mani e nel tuo controllo. Pensare a "Voglio un salario alto" non è un obiettivo negativo, ma uno migliore potrebbe essere più specifico. A quanto può arrivare il tuo stipendio? Come ottenere il tuo stipendio previsto lavorando ancora con la tua passione? Queste sono alcune delle domande che devi identificare per vedere se il tuo obiettivo è misurabile.

Il prossimo da ricordare è se l'obiettivo è REALIZZABILE. Innanzitutto, identifichi gli obiettivi che sono più significativi per te. Successivamente, cerchi metodi su come farlo diventare realtà. Quindi sviluppare le competenze, l'atteggiamento e la capacità finanziaria per raggiungerli. Un obiettivo è raggiungibile dopo aver tracciato chiaramente i passaggi su come realizzarlo e quali sono i metodi che seguirai per realizzarlo.

Un altro aspetto da considerare per stabilire un obiettivo è essere REALISTICI. Per realizzarlo, devi stabilire in modo obiettivo che sei disposto e in grado di lavorarci. È la tua scelta su quanto dovrebbe essere alto il tuo obiettivo. Devi solo assicurarti che l'impostazione rappresenti progressi sostanziali. Stabilire obiettivi ambiziosi aiuterà a raggiungerli, ma solo se esiste una forte forza motivazionale che ci spinge a fare quanto necessario. Quando stabilisci obiettivi elevati, assicurati solo che sia qualcosa che puoi realizzare e credi di essere disposto a lavorare per questo.

L'ultimo approccio di S.M.A.R.T è essere TEMPESTIVO. L'impostazione di un obiettivo deve avere un determinato periodo di tempo. Se non ce n'è nessuno, il senso di urgenza non si innescherà quando si lavorerà sull'obiettivo prefissato. Se vuoi perdere 20kg, allora entro quanto tempo pensi di perderlo? Rispondere "entro un giorno" non ti aiuterà. Tuttavia, se ti concedi il giusto tempo, tipo entro 3 mesi, metterai in moto la tua mente inconscia per iniziare a lavorare sul tuo obiettivo ed essere in grado di raggiungerlo in modo tempestivo.

Con la Programmazione Neuro-Linguistica, combinata con la definizione degli obiettivi di S.M.A.R.T, puoi programmare la tua mente per concentrarti inarrestabilmente sul raggiungimento dei tuoi obiettivi. Sebbene durante il periodo di elaborazione, potrebbe non essere facile a causa di circostanze impreviste che potrebbero verificarsi. Se non vuoi che si creino emozioni negative a causa dei piani che non si riescono a seguire, non allontanarti da ciò che hai impostato. Invece, lascia che la tua mente sia programmata sul fatto che le cose che accadono, sono lì per metterti alla prova e che sei un combattente per affrontarle con coraggio.

Realizzare i tuoi obiettivi non è una cosa facile da fare perché si tratta sempre di "stare sul pezzo". La disponibilità a perseguire il raggiungimento dei tuoi obiettivi conta di più. Dipende sempre da te su come lo affronterai. Assicurati solo che durante il processo per raggiungere i tuoi obiettivi, lo fai con determinazione e passione, non per motivi di conformità. Il frutto del tuo lavoro è molto più apprezzato se c'è una volontà che viene da te. I tuoi sforzi verranno ripagati quando arriverà il momento giusto e, una volta raggiunti gli obiettivi desiderati, sentirai soddisfazione e felicità su te stesso e sulle cose che hai nella vita.

Conclusioni

Q uando impari a comunicare, puoi letteralmente governare il mondo. Non ci sono risate malvagie in sottofondo, è un tipo completamente diverso di "dominio del mondo".

È il tipo che ti permette di governare, prima di tutto, sul tuo regno dei pensieri. Ti permette di prendere il controllo su chi sei e su chi sei proiettato fuori nel mondo. Ti permette di essere più in sintonia con te stesso e più in sintonia con tutti gli altri intorno a te.

Nel corso della storia, le parole hanno preso il controllo dei mondi più di una volta. Purtroppo, il più delle volte, erano i malvagi che avevano le parole migliori. Non entreremo in un dibattito politico qui, né vogliamo stancarti, ma per un breve secondo nel tempo e nello spazio, immagina tutto il potere dei sovrani del 20° secolo scatenati verso il miglioramento dell'umanità.

E immagina di poter far parte del macchinario che lo mette in azione. Puoi effettivamente essere il cambiamento che vuoi vedere nel mondo. In realtà puoi essere una persona che capisce le persone, che può entrare in empatia con loro, che può manipolarle non in senso negativo, ma nel senso di aiutarle a trovare la propria strada.

Questo è tutto ciò che riguarda la programmazione neurolinguistica. Forse non una coincidenza, la PNL è nata sulla scia del mondo post-Seconda Guerra Mondiale, un mondo che era stato lacerato da uomini che conoscevano il potere delle parole e cosa possono fare quando le masse sono esercitate in una direzione o nell'altra.

Il modo in cui usi la tua lingua è importante, proprio perché la lingua è l'essenza stessa di ciò che sei come essere umano. A differenza dei computer, non vedi solo zero e uno. Pensi sempre alle parole. Ogni immagine che hai nella tua testa ha una serie di suoni strettamente correlati o, in alcuni casi, una serie di simboli linguistici che associ ad essa. Questo è il modo in cui siamo collegati e quando impari a collegare e sciogliere veramente gli schemi che il tuo cervello ha creato da solo, puoi prendere il controllo.

Puoi prendere il controllo della tua vita. Di te stesso. Delle tue emozioni negative. Di ogni singola piccola azione che potresti aver fatto inconsciamente. Di tutto quello che vuoi ottenere nella tua vita.

Non vogliamo prometterti la luna e poi deluderti. Vogliamo che tu sperimenti il cambiamento che la PNL può portare nella tua vita sulla tua pelle. Spero che questo libro ti abbia fornito gli strumenti per creare la mappa mentale della PNL che desideri nella tua vita e gli strumenti per aiutarti a creare ponti di comunicazione che alla fine ti porteranno ogni singola cosa che desideri.

La PNL si attesta al confine tra scienza e arte. Gioca con il linguaggio, ma attinge a prerequisiti profondamente scientifici. Usa la strategia, ma richiede un'azione che viene dal cuore prima di tutto. Dipinge la mappa del mondo del tuo cervello, ma lo fa usando la selezione dei colori basata sui dati. Prendilo, abbraccialo, trasformalo nella tua vita e crea il futuro che meriti. Ti aspetta tanto oltre l'orizzonte, devi solo osare per raggiungerlo e creare il ponte che ti porterà lì!

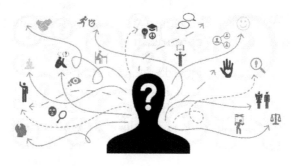

"Libri, insegnanti, genitori, la società intorno a noi, tutti ci dicono cosa pensare, ma non come pensare."

Bruce lee

Terapia cognitivo comportamentale (CBT)

~

Tecniche per gestire i problemi di stress, depressione e ansia. Usare emozioni, pensieri e azioni per il proprio benessere, attraverso la consapevolezza.

Ted Goleman

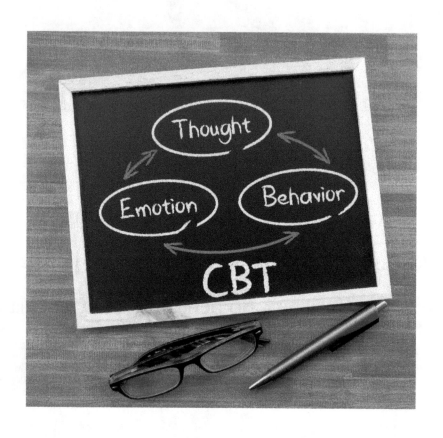

"I pensieri sono perle false finché non si trasformano in azioni.

Sii il cambiamento che vuoi vedere avvenire nel mondo."

Mahatma Ghandi

Introduzione

L a terapia cognitivo comportamentale, meglio conosciuta come CBT, è una sorta di trattamento o psicoterapia che aiuta le persone permettendo loro di cambiare modelli di comportamento e pensieri specifici. L'idea principale alla base è il fatto che la maggior parte delle nostre azioni hanno processi di pensiero sottostanti.

Pertanto, se in un individuo, ci sono pensieri disadattati che portano a comportamenti disadattati di qualsiasi tipo, l'attenzione si concentra nel cambiare quei pensieri, così il comportamento in questione può essere cambiato. Nella CBT, il rapporto tra azioni e pensieri è attentamente esaminato.

Pertanto, sia la persona che il terapeuta sono partecipanti attivi nel processo di assicurarsi che il paziente migliori. Entrambi hanno un ruolo altrettanto importante da svolgere. Questa è una deviazione dalle forme tradizionali di psicoterapia psicodinamica.

Un altro fatto che deve essere notato è che, dal momento che la CBT si concentra nel sostenere i pazienti ad aiutare sé stessi, questi avranno anche bisogno di fare un po' di lavoro al di fuori delle sessioni di terapia. Questa sorta di "compito a casa" viene utilizzato per consentire al comportamento o modelli di pensiero di emergere, il che permetterà sia il terapeuta che la persona a concentrarsi o indirizzarsi su azioni specifiche.

È per questo motivo che la CBT è comunemente indicata come terapia mirata. Il risultato finale che deve essere ottenuto è liberare la persona dai sintomi mentali. Questo ha portato ad un approccio metodologico nel trattare con questi problemi, e quindi, la CBT moderna è più breve rispetto ad altre forme di psicoterapia.

In sostanza, la CBT ti permette di costruire una serie di abilità che non solo elimina i pensieri e il comportamento disadattati, ma ti permette anche di essere consapevole delle tue emozioni e pensieri. Questo vi permetterà di riconoscere le situazioni problematiche in anticipo e lavorare su di loro al fine di garantire che tali pensieri negativi siano metodicamente eliminati. Man mano che tutte le sessioni di CBT verranno completate, la persona sarà in grado di capire come le situazioni e i pensieri influenzano le azioni e come le azioni possono influenzare le emozioni, rendendola più adatta ad affrontare quelle disfunzionali.

Questi processi di pensiero possono essere accuratamente riassunti dalla parola 'cognitivo' e quindi, l'obiettivo della CBT è quello di rimuovere le carenze cognitive o distorsioni. Bisogna notare che, quando le distorsioni o carenze cominciano a influenzare le capacità emotive, la CBT entra in gioco.

Capitolo 1. Teorie, tecniche e storia della CBT

L a terapia cognitivo comportamentale è un trattamento psicoterapeutico a breve termine basato su prove, che viene comunemente usato per trattare una serie di problemi psicologici. È diventato sempre più popolare negli ultimi anni. Anche se la CBT è spesso raccomandata come trattamento per una vasta gamma di disturbi, è stata inizialmente sviluppata come strumento di gestione per la depressione. CBT è ora considerato un trattamento molto efficace per molti disturbi diversi, tra cui ansia, fobie, bassa autostima, problemi con l'alcol o la tossicodipendenza, e problemi di gestione della rabbia. CBT è sempre più prescritta come alternativa e come supplemento all'intervento medico.

Concetti chiave

La terapia cognitivo comportamentale si basa sul concetto che i nostri pensieri, percezioni ed emozioni hanno tutti una forte influenza sul nostro comportamento. Il modo in cui pensiamo a una situazione specifica nella nostra vita può influenzare direttamente il modo in cui la affrontiamo. La CBT segue la premessa che i nostri pensieri e sentimenti svolgono un ruolo fondamentale nel determinare il nostro comportamento, e che nel tempo, tendiamo a sviluppare modelli specifici di pensiero e sentimento. Se questi modelli sono distruttivi, non integri o non realistici, possono avere un impatto negativo sul comportamento. La ricerca indica che il modo in cui percepiamo una situazione può avere un'influenza maggiore sulla nostra reazione ad essa che non sulla situazione stessa.

Ha lo scopo di migliorare i nostri modelli di pensiero negativo e trasformarli in positivo. Questo si ottiene imparando e praticando tecniche che ci permettono di cambiare. Educandoci sulla metodologia della CBT, impariamo a sfidare i nostri pensieri distorti e ci domandiamo se le nostre convinzioni siano una rappresentazione accurata della realtà. La CBT ci fornisce un nuovo modo di comprendere i nostri problemi e le nostre competenze per affrontarli non appena si verificano. Le strategie della CBT ci insegnano a concentrarci sul miglioramento dei nostri pensieri, umore, e funzionamento generale, per risultati a lungo termine nella salute mentale e serenità.

Basato su prove

La CBT è riconosciuta in tutto il mondo come una terapia basata su prove, il che significa che è stato dimostrato essere un trattamento efficace attraverso una rigorosa ricerca scientifica. È stato valutato in modo scientificamente valido, e i risultati indicano che funziona bene per molti tipi diversi di problemi. Attualmente è l'unico approccio di trattamento psicologico con il supporto più scientifico e spesso raccomandato per varie malattie mentali.

Coinvolge la psicoeducazione

La CBT richiede almeno un certo livello di apprendimento, compresa l'educazione sulla vostra diagnosi particolare o le strategie specifiche previste nel trattamento. Se hai scelto di usare la CBT da un professionista, probabilmente all'inizio del trattamento, ti fornirà alcune informazioni sulla CBT stessa. Per coloro che scelgono di auto-imparare strategie di CBT, ci sono molte fonti utili di informazioni disponibili online. Conoscere il tuo disagio e le migliori opzioni per trattarlo, è un primo passo essenziale nella CBT.

Collaborazione

La terapia cognitivo comportamentale incoraggia una relazione terapeutica condivisa tra terapisti e clienti. In generale, il cliente e il terapeuta lavoreranno insieme per identificare e comprendere le difficoltà del cliente di elaborare le giuste strategie. Questo richiede loro di essere sulla stessa linea, investiti nel processo, e disposti a partecipare attivamente. Come accennato, la CBT è un approccio terapeutico che può essere fatto anche senza il coinvolgimento di un terapeuta. Per migliorare il tuo stato d'animo, la CBT richiederà la tua partecipazione attiva alla metodologia e alle tecniche di base.

Incentrato sul problema e orientato agli obiettivi

La terapia cognitivo comportamentale adotta un approccio pratico alla risoluzione dei problemi. Si tratta di un approccio orientato agli obiettivi che si concentra su sfide specifiche e attuali, oltre a trovare soluzioni a queste sfide. I metodi coinvolti nella CBT incoraggiano l'istruzione e lo sviluppo delle competenze, si concentrano sulla comprensione di pensieri, comportamenti e sentimenti come elemento critico della terapia. Le tecniche introdotte nella CBT sono dirette a risolvere i problemi attuali della vita e a insegnare soluzioni a lungo termine.

Breve durata

Se stai lavorando con un bravo terapeuta, scoprirai che il tuo trattamento durerà, molto probabilmente, da cinque a venti sessioni. Questa terapia è pensata per essere un servizio breve e limitato nel tempo. La durata del trattamento può variare a seconda della gravità e della complessità dei problemi. La CBT mira ad aiutare i clienti a raggiungere rapidamente i loro obiettivi e insegnare loro competenze di cui possono beneficiare in seguito. Essenzialmente i terapisti, in questa pratica, vogliono lavorare da "fuori", per lasciare il trattamento nelle mani del cliente. L'affidamento al terapeuta non è incoraggiato nella CBT, in quanto l'attenzione è rivolta all'educazione e all'emancipazione del cliente.

Strutturato

Le sessioni con un terapeuta cognitivo hanno una struttura specifica e un approccio mirato. Il terapeuta assume spesso un ruolo di istruzione, lavorando con il cliente per creare un piano per le sessioni. Insieme, si assicureranno di occuparsi di ciò che sarà più vantaggioso per il cliente. I clienti sono indirizzati a discutere problemi e preoccupazioni specifiche.

Questa struttura può essere replicata per coloro che desiderano praticare strategie di CBT per conto proprio. La chiave di tutto è stabilire obiettivi realistici e specifici da raggiungere, rimanendo concentrati su di essi. Potrebbe essere meglio mettere da parte un po' di tempo ogni giorno per lavorare sulle strategie introdotte, e sarà imperativo impegnarsi come faresti con il trattamento professionale.

Variazioni disponibili

La terapia cognitivo comportamentale può essere adattata per soddisfare un'ampia varietà di esigenze e preferenze. Le strategie, i processi e i protocolli consigliati nella CBT possono essere modificati e combinati in base alle esigenze.

Anche se la CBT è spesso implementata come terapia one-to-one, ci sono diverse alternative che possono essere molto efficaci e convenienti. La CBT può essere applicata in contesti di gruppo per coloro che trarrebbero beneficio dalla condivisione delle loro esperienze con gli altri. Generalmente, le sessioni di gruppo sono create per gli individui che soffrono di una diagnosi o malattia simile. Inoltre, le informazioni e gli insegnamenti possono essere consegnati in una varietà di formati diversi. Ad esempio, le sessioni possono essere disponibili online o al telefono con un terapeuta, piuttosto che di persona. Molti materiali di auto-aiuto sono disponibili anche in libri, applicazioni o online, e possono essere utilizzati da soli o come supplemento al trattamento professionale.

Il cliente diventa terapeuta

Le strategie e le tecniche delineate nella terapia cognitivo comportamentale sono abilità che puoi praticare da solo senza l'intervento di un terapeuta. Questo è un elemento di terapia che è unico per la CBT. Educando sé stessi, seguendo i processi, facendo gli esercizi di pratica e analizzando le risposte, si possono imparare nuovi modi di affrontare le problematiche, di cui si potrà continuare a beneficiare per lungo tempo.

Storia della terapia cognitivo comportamentale

Anche se la terapia cognitivo comportamentale è spesso pensata come una forma moderna di trattamento, non è una nuova terapia. Il fatto è che la CBT ha una storia piuttosto lunga ed è stata sviluppata sulla base di decenni di ricerca scientifica. Nasce da due scuole di pensiero ben note e distinte: il comportamentismo e la terapia cognitiva.

Terapia comportamentale – La terapia comportamentale per la depressione e l'ansia è emersa per la prima volta negli anni '50. Si basava sull'idea che i comportamenti possono essere osservati, misurati e modificati, e che le nostre risposte agli stimoli intorno a noi modellano il nostro comportamento.

Negli anni sessanta, durante la sua pratica di psichiatra, il dottor Aaron Beck iniziò a concentrarsi sull'idea che il legame tra pensieri e sentimenti fosse cruciale. Scoprì che i pazienti depressi spesso sperimentavano pensieri pieni di emozioni che sembravano sorgere spontaneamente.

Spesso, non erano pienamente consapevoli di questi pensieri. Beck rivolse la sua attenzione a quelli che chiamava "pensieri automatici".

Beck sviluppò ulteriormente questa teoria concludendo che, se una persona si sentiva turbata in qualche modo, i suoi pensieri erano di solito negativi o irrealistici. Iniziò a lavorare con i suoi pazienti per aiutarli a identificare e capire i loro pensieri negativi automatici e in questo modo, scoprì che i pazienti erano in grado di pensare in modo più realistico, capire meglio i loro problemi e iniziare a superare le loro difficoltà, per un cambiamento positivo e duraturo. Cambiando le convinzioni sulla loro situazione, cambiarono il comportamento attuale e le azioni future. I suoi pazienti si sentivano meglio e ottenevano buoni risultati.

Beck chiamò questo modello "terapia cognitiva", a causa dell'attenzione ai pensieri e al loro ruolo nella salute mentale. Quando combinato con tecniche comportamentali per il trattamento della depressione, questo nuovo approccio fu coniato come "terapia cognitivo comportamentale" e in breve tempo questo modello di trattamento iniziò a guadagnare accettazione nel campo della psicologia. Dal 1960, la CBT ha subito sperimentazioni scientifiche di successo in tutto il mondo ed è stata applicata con successo a una varietà di problemi.

Capitolo 2. Caratteristiche della terapia cognitiva standard

L a CBT ha dimostrato di essere efficace nell'alleviare i sintomi in una vasta gamma di problemi di salute mentale, che vanno dalla dipendenza alla schizofrenia, insieme a quasi tutto ciò che c'è in mezzo. È stato dimostrato essere efficace più dei farmaci e altre forme di terapie. Le persone che hanno completato questa forma di terapia si trovano più preparati a gestire qualsiasi situazione la vita può presentare loro, permettendo un alleviamento più permanente dei sintomi ingestibili. Anche il farmaco, che assolutamente può essere efficace per alleviare i sintomi, non ha effetti di lunga durata come la CBT. Se il farmaco viene interrotto, i sintomi spesso si ripresentano poco dopo.

La CBT è così efficace per un motivo molto semplice: restituisce il controllo a voi. Così come molti dei sintomi di ansia accusati ruotano intorno a una mancanza di controllo percepito sulla situazione, attraverso la CBT e l'apprendimento delle competenze necessarie, si riprende il controllo della situazione stessa. Molta mancanza di controllo deriva dalla parte emotiva del cervello che prevale sulla parte logica. Tuttavia, quando impari a concentrarti sulla parte logica della tua mente, quei sentimenti di agitazione emotiva e impotenza cominciano a svanire. Ricordate, le emozioni sono irrazionali, sono influenzate da tutto, dal colore della camicia che si indossa a quanto traffico c'era quella mattina. Lasciando che le emozioni governino la tua vita, farai fatica a trovare la stabilità di cui la tua vita ha bisogno per trovare il controllo.

Quando viene data la conoscenza di come funzionano i vostri pensieri, imparerete quanto profondamente un singolo pensiero negativo possa evolversi in altri aspetti. Ogni pensiero negativo che impari a eliminare causa un effetto domino di pensieri sempre più positivi e sani, che a loro volta, creano comportamenti positivi e sani. Questi comportamenti sani incoraggiano pensieri più sani, e presto scoprirai aspetti della tua vita che pensavi fossero del tutto estranei e che miglioreranno pure.

La CBT, nonostante il fatto che sia più breve della maggior parte degli altri tipi di terapia, insegna una moltitudine di abilità e meccanismi di coping (*in psicologia, il termine coping, termine inglese traducibile con "strategia di adattamento", indica l'insieme dei meccanismi psicologici adattativi messi in atto da un individuo per fronteggiare problemi emotivi ed interpersonali, allo scopo di gestire, ridurre o tollerare lo stress ed il conflitto*), per darti tutti gli strumenti di cui avrai bisogno. Potenziato dalle conoscenze e dalle competenze che la CBT ti fornisce, sarai in grado di renderti autosufficiente. Imparando a far fronte da soli alle problematiche, si ridurrà al minimo la necessità di andare in terapia. Si può anche eliminare la necessità di farmaci, in alcuni casi, come quando il farmaco viene utilizzato per mitigare i sintomi invece di trattare gli squilibri chimici sottostanti. Spesso, con disturbi d'ansia, il farmaco viene utilizzato per rilassarsi o sedare l'utente al fine di alleviare i sintomi. Tuttavia, questi farmaci possono essere così debilitanti che il malato non può svolgere le funzioni quotidiane durante l'assunzione. Con la CBT, imparerai le abilità di coping per cercare di mitigare la necessità di uso dei farmaci, come quando l'ansia diventa condizionante, e avrai le abilità necessarie per combatterla.

Ricordate però che non si dovrebbe pasticciare con i farmaci prescritti, senza prima discuterne con il vostro medico. Sarà lui o lei in grado di guidarvi attraverso i passaggi di svezzamento fuori del farmaco, e sarà in grado di giudicare la vostra situazione individuale per determinare se il farmaco è necessario. In definitiva, se il farmaco è uno strumento necessario per voi, dovrete continuare ad assumerlo. Meriti di essere a tuo agio nella tua mente senza preoccuparti dei sintomi di ansia che ti impediscono di "funzionare" bene, e identificare il metodo che funzionerà meglio per te è un processo di tentativi ed errori. La CBT, anche se efficace per molte persone, non funzionerà per tutti, e questo deve essere tenuto in considerazione.

Inoltre, la CBT funziona perché provoca cambiamenti reali nella tua vita. Quando ti impegni nella CBT con un terapeuta, ti verranno dati compiti per casa su base regolare, per farti praticare i metodi forniti e per abituarti a implementare questi cambiamenti in tempo reale. Pensate alla CBT come a un corso accelerato nell'apprendimento dei meccanismi di coping, e l'unico vero modo per impararli è quello di impegnarsi in un sacco di pratica. Nelle sessioni di CBT, il tuo terapeuta ti insegnerà nuovi metodi, li praticherà con te e poi ti inviterà ad aggiungerli alla tua vita. Alla prossima sessione, ci sarà una breve sessione di revisione in cui si rifletterà sull'impatto che questi meccanismi di coping hanno avuto sulla vostra vita, e il vostro terapeuta fornirà approfondimenti o consigli su come cambiare le cose ulteriormente. Tuttavia, se non sei ancora interessato o in grado di vedere un terapeuta, dovrai creare tu stesso questi incarichi e questi obiettivi.

Questo libro ti fornirà incarichi di esempio per ogni fase del processo della CBT, ma dovrai modificarli attivamente per adattarli alla tua situazione. Dovrai rimanere impegnato e motivato a continuare il processo da solo senza che un terapeuta ti ritenga responsabile. La natura strutturata della CBT lavora per renderti responsabile ed è uno dei componenti chiave della terapia. L'unico modo per realizzare questo, è costringere te stesso a rispettare un programma realistico che si imposta quando si inizia. Naturalmente, uno dei maggiori vantaggi di tentare il processo della CBT da soli è la capacità di poter essere flessibili negli orari, ma ricordate che bisogna essere regolari nel lavoro sulla vostra salute mentale, e l'impostazione di orari e verifiche delle varie sezioni, sono necessari.

Bisogna ricordarsi di cercare di preservare i componenti chiave della CBT per ottenere la massima efficacia, e riconoscere che uno dei motivi principali per cui la stessa è così efficace, è dovuto a tali componenti. Onorando questi, si vedranno i benefici più completi che la CBT ha da offrire.

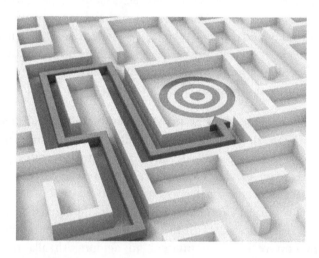

"Più gli obiettivi sembrano difficili da raggiungere, più soddisfazioni si avranno nel perseguirli e superarli. "

Francesco Agati

Capitolo 3. Tecniche per riqualificare il cervello

Identificazione dei trigger (fattori scatenanti)

I trigger emotivi sono stimoli diversi che evocano potenti risposte negative che sono spesso sproporzionate rispetto alla realtà. Spesso non hanno senso per coloro che osservano i comportamenti e potrebbero non avere senso anche per te stesso. Quando si nota un modello che si innesca e si ripete su base regolare, è il momento di iniziare a identificare ciò che quei trigger significano per voi.

Quando attivato, i sintomi più comuni sono:

- Sentirsi come se il cuore stesse correndo, con o senza dolore al petto

- Sentirsi come se si sta soffocando o non si può respirare

- Vampate di caldo o freddo e sudorazione

- Nausea, vertigini o svenimento

- Tremori

- Emozioni intense

- Reazioni comportamentali intense destinate a proteggerti dalle emozioni scatenate (urlare, correre, piangere o altre reazioni)

Perché si verificano trigger emotivi

Le tre ragioni più comuni dei fattori scatenanti emotivi sono:

- Valori opposti e sistemi di credenze
- Traumi
- Preservare l'ego

Spesso, i trigger avvengono per uno dei tre motivi, anche se ne possono emergere altri. Prima di continuare a imparare a identificare i trigger, è necessario comprendere i tre motivi comuni. Una volta che si comprendono questi tre motivi comuni, sarà possibile ordinare ogni singolo evento di attivazione in una categoria che può aiutare a dargli un senso. Ad esempio, se il tuo amico ha fatto un commento sprezzante su un gruppo minoritario quando promuovi l'uguaglianza, la tua forte reazione a essere innescata probabilmente rientra nella prima sezione dei punti di vista opposti. Questo può portare a una maggiore comprensione del motivo per cui si potrebbe sentire il bisogno di reagire così fortemente a un commento così piccolo.

Valori opposti e sistemi di credenze

Tutti noi abbiamo una varietà di credenze che sono parte integrante di ciò che siamo come persone. Queste potrebbero essere credenze religiose o valori legati a chi siamo come persone, come la convinzione che tutte le persone meritino lo stesso trattamento, o che mangiare animali sia sbagliato. Potete tenere queste credenze e accettarle come vere proprio come sono, ma inevitabilmente troverete qualcun altro che non è d'accordo con voi. Quando senti che queste credenze a cui tieni così profondamente vengono messe in discussione da altre persone, probabilmente reagirai visceralmente in loro difesa. Dopo tutto, tu le accetti come vere, e pensi che anche le altre persone dovrebbero farlo. Le tue emozioni vanno in tilt mentre le difendi, sentendoti come se le tue convinzioni e i tuoi valori fondamentali venissero messi alla prova, perché è più facile reagire in modo difensivo che accettare che quelle convinzioni fondamentali, che hai usato per costruire tutta la tua vita, sono sbagliate.

Trauma

Questo è ciò che la maggior parte delle persone in genere pensa quando si tratta di essere "innescato". Quando le persone subiscono un trauma, spesso, le cose che ricordano quel trauma possono causare le stesse potenti emozioni a cascata sulla persona. Qualcosa di innocuo come un profumo di cibo, che è capitato durante l'evento traumatico, potrebbe scatenare la sensazione di sentirsi come se si fosse nuovamente bloccati nel trauma. Questi sono anche i trigger più comuni per le persone che hanno PTSD (disturbo post traumatico da stress). Tutto ciò che ricorda, per quanto casuale, il trauma, innesca reazioni intense.

Preservare l'ego

Come discusso nella sezione sulle credenze opposte, dove non ci piace quando i pensieri o le credenze fondamentali sono messi in discussione, la stessa cosa accade quando quei pensieri e sentimenti sfidano chi crediamo di essere come persone. L'ego è il senso più profondo che hai, di chi sei. È una sorta di proiezione di chi sei per altre persone, un'idea di chi dovresti essere nella società. Questo è costruito con i nostri pensieri, la nostra cultura e i nostri valori culturali, e altre credenze che abbiamo per permetterci di adattarci alla nostra società. In definitiva, questo ego serve come un modo per proteggerci da ciò che temiamo. In questo caso, temiamo la distruzione dell'ego che è stato creato per proteggerci. Senza quell'ego, ci sentiamo intrinsecamente vulnerabili, e per questo proteggeremo il nostro ego con brutalità. Quando ci sentiamo come se il nostro ego fosse stato sfidato o minacciato, rispondiamo con forza. Questo stato innescato, fa sì che la minaccia per il nostro ego sia combattuta con ogni mezzo necessario.

Identificare i trigger emotivi

Ora che hai compreso i motivi più frequenti per cui potresti sentirti emotivamente innescato, puoi iniziare a capire come identificare ciò che ti innesca. Questo richiederà di concentrarsi, da vicino, sull'osservazione diretta e intenzionale dei propri fatti di coscienza e di considerare davvero ciò che potrebbe causare una reazione così forte. Questo processo non è sempre facile, soprattutto durante i periodi durante i quali si sono innescati, in quanto è incredibilmente difficile ignorare la parte emotiva del cervello. Tuttavia, una volta che alla fine impari a ignorare le emozioni che scatenano il caos nella tua mente, sarai in grado di capire perché a volte ti comporti nel modo in cui lo fai. Le risposte di ciò che i trigger sono, possono essere come una sorpresa per voi, una volta che sono stati identificati. Quando si è pronti per iniziare a identificare i trigger, è il momento di estrarre il diario o preparare un'area tranquilla e iniziare a riflettere. Ricordate, questo processo dovrebbe essere fatto un trigger alla volta in modo da poter veramente riflettere su ciascuno di essi accuratamente e completamente, per identificare quante più informazioni possibili su di loro a livello individuale. Dopo tutto, l'unico modo per sperare di correggere i trigger è se li capisci abbastanza da desensibilizzare te stesso in primo luogo.

Identifica la risposta del tuo corpo

Ripensa all'ultima volta che ti sei sentito emotivamente innescato: come ti sei sentito? Forse è iniziato con il formicolio alle estremità, o tutto il corpo ha avvertito caldo o freddo prima che iniziassero le palpitazioni cardiache? Pensa a come ti sei sentito proprio mentre iniziavano i sentimenti innescati. Questo ti aiuterà a identificare quali sono i trigger in futuro. Se sei consapevole dei sentimenti distintivi del tuo corpo che precedono le emozioni innescate, puoi usarle come spunto per iniziare a calmarti o per rimuovere te stesso dalla situazione, per evitare che la stessa esploda del tutto. Queste risposte fisiche sono essenzialmente le vostre campane di avvertimento, che le cose si metteranno male se non si interviene in qualche modo. Ricorda che anche le reazioni più lievi, come un leggero cambiamento nel tuo modo di respirare, potrebbero essere una caratteristica distintiva di quando stai per esplodere, tanto quanto le reazioni più estreme, come alzare un pugno o prendere una postura offensiva per proteggerti. Tutti i sentimenti e le reazioni che hai provato quando sono stati attivati, devono essere identificati e registrati per riferimento futuro.

Identifica i tuoi pensieri

Dopo esserti concentrato sul tuo corpo, è il momento di rivolgere la tua attenzione alla tua mente. Inizia a considerare quali pensieri ti sono passati per la mente mentre reagivi in modo viscerale. Hai pensato a quello che l'altra persona ha detto o fatto? Hai pensato a un trauma passato? Sei stato immediatamente sottoposto a un flashback? Hai pensato a quanto fosse sbagliata quella persona per aver detto che è accettabile mangiare animali quando tu sei vegano con forti sentimenti riguardo ai diritti degli animali? O forse vi siete chiesti come qualcuno potrebbe essere così stolto da non riconoscere che la vostra religione è quella giusta. Non importa quali fossero i pensieri che ti passavano per la mente, rendilo un punto di partenza per identificarli. Possono offrire informazioni preziose di quali sono effettivamente i trigger. Spesso, questi pensieri hanno a che fare con la conservazione dell'ego, o cercano di preservare le vostre credenze oppure i valori dall'opposizione dell'altra persona.

Identificazione dei trigger

Ora che hai compreso le tue reazioni fisiche e mentali ai trigger, dovresti essere in grado di iniziare a individuare esattamente chi o cosa è responsabile di tale reazione. Come già detto, considera le tre principali cause dei fattori scatenanti: punti di vista opposti, traumi e protezione dell'ego. Molto probabilmente, la causa cadrà in una di queste tre categorie. Pensa e rifletti finché non raggiungi il cuore dei tuoi sentimenti e registra il fattore scatenante che scopri durante questo periodo di riflessione. Probabilmente sarete sorpresi di scoprire che si dispone di molti più trigger di quanto si potrebbe inizialmente pensare.

Identificazione delle circostanze alla base del trigger

Alcuni trigger richiedono determinati eventi o cose che accadono prima di essi. Potrebbe essere necessario essere in uno stato d'animo molto specifico affinché un trigger vi possa disturbare, o si può scoprire che si sono attivati solo quando si è affamati, sensibili, bisognosi di affetto, o qualsiasi altra ragione arbitraria. Per quanto irrazionali possano sembrare, ricordate che i sentimenti stessi non sono razionali, e va bene così. Se sono presenti prerequisiti per i trigger, è necessario comprenderli, così imparando cosa sono, sarete in grado di essere preparati a gestirli quando si verificheranno.

Per fare questo, è necessario pensare a ciò che si è verificato prima del trigger. Hai litigato con il tuo coniuge? Ti sentivi già ansioso a causa di una riunione importante per il lavoro? Quel giorno i vostri figli erano particolarmente difficili? Una volta capito ciò che tipicamente precede il momento in cui ti senti innescato, sarai più consapevole del tuo stato mentale e potrai ricordare a te stesso di calmarti per evitare di fare peggiorare la situazione prima che sia troppo tardi.

Identificare le esigenze non soddisfatte

Insieme con le tre cause precedentemente discusse di trigger emotivi, spesso, alcune esigenze non soddisfatte sono alla base della reazione. Ognuna di queste può essere assegnata alle tre categorie, e quando riesci ad identificare le esigenze che ti mancano quando diventi emotivamente volatile, puoi prendere le misure necessarie per assicurarti di soddisfare le esigenze stesse. Queste esigenze possono essere più difficili da identificare rispetto alla maggior parte delle altre categorie quando si tenta di identificare i trigger, ma possono fornire informazioni preziose. Dopo

213

tutto, se sai che alla base dei tuoi fattori scatenanti c'è la necessità di sentirti accettato, sarai in grado di ricordarti che lo sei.

Di seguito è riportato un elenco di esempi di alcune delle esigenze più comuni. Pensate quali di queste possono farvi sentire insoddisfatti quando vi sentite innescati o emotivamente volatili.

- Sentirsi accettati da coloro che vi circondano

- Avere autonomia o la capacità di fare scelte nella tua vita

- Ricevere un'attenzione positiva dai propri cari

- Sentirsi amati

- Sentirsi sicuri nell'ambiente e nella relazione

- Sentirsi come se ti piace quello che stai facendo

- Avere una routine prevedibile che consente di soddisfare le esigenze fisiche

- Sentirsi rispettati e apprezzati

- Sentirsi rilassati o a proprio agio

- Sentirsi desiderati o necessari

- Sentirsi sicuri di fare le scelte giuste

- Sentirsi trattati in modo equo

- Sensazione di avere un senso di controllo sull'ambiente e la situazione.

Attività 1: Richiesta di inserimento nel diario

Durante il completamento di questa cartella di lavoro, si incontrano più dati da inserire nel diario. Questi dovrebbero essere presi in considerazione e completati nel modo più onesto possibile. Prenditi qualche momento per trovare un posto comodo per rilassarti e liberarti dalle distrazioni. Assicurati di avere tutto ciò di cui hai bisogno e di non essere interrotto. Il telefono dovrebbe essere silenziato, e si dovrebbe chiudere la porta e ricordare a tutti nella vostra casa di lasciarvi soli durante questo momento.

Trascorri alcuni minuti respirando profondamente e rilassandoti, cercando di alleviare qualsiasi tensione che potresti sentire e libera la tua mente, in modo che i tuoi sentimenti, prima dell'esercizio, non offuschino la tua mente. Considera il momento in cui ti sei sentito più innescato. Prenditi un minuto per rivivere l'evento nella tua mente, andando oltre i dettagli. Rispondere alle seguenti domande:

Cos'è successo quando sei stato attivato? Scrivi una breve descrizione delle circostanze.

Come ti sei sentito fisicamente? Scrivi esattamente come ti ricordi che il tuo corpo ha reagito

Cosa ne pensi della situazione in questo momento?

Cosa ha scatenato questa reazione?

Cos'era successo il giorno in cui sei stato attivato?

A quel tempo avevi dei bisogni non soddisfatti?

Cosa ne pensi dell'evento adesso?

Attività 2: Grafici di pensiero-sensazione-azione

Come avete imparato leggendo fino a questo punto, la CBT si concentra sul modo in cui i pensieri, i sentimenti e le azioni si influenzano a vicenda in un ciclo infinito. Questa attività identifica i pensieri, i sentimenti e le azioni dietro i tuoi trigger emotivi per approfondire la comprensione di ciò che li ha causati. Verranno completate tre iterazioni di questo ciclo: le iterazioni pre-attivate, attivate e post-attivate.

Dopo aver identificato questi pensieri, sentimenti e comportamenti, hai il compito di riflettere su quali fossero le conseguenze per l'attivazione. Hai rovinato una relazione? Perso un lavoro? Hai sconvolto qualcuno? Qualunque sia il risultato, scriverlo per riferimento futuro. Proprio come hai fatto con l'inserimento nel diario, assicurati di non avere nessuna distrazione presente mentre completi questa attività.

Pensieri appena prima di essere innescati

Sentimenti poco prima di essere innescati

Il comportamento appena prima di essere attivato

Pensieri scatenati

Sentimenti durante l'attivazione

Comportamenti attivati

Pensieri dopo essere stato innescato

Sentimenti dopo essere stati innescati

Comportamenti dopo l'attivazione

Ci sono state conseguenze per i tuoi comportamenti?

Cosa ne pensi di queste conseguenze?

Attività 3: Identificazione dei trigger di ansia comuni

I trigger possono essere difficili da individuare se non si è sicuri da dove iniziare. Vai oltre questo elenco di trigger comuni e rispondi alle seguenti domande. Quando sei in grado di identificare alcuni dei tuoi trigger, sarai in una posizione migliore per lavorare per sfidarli e ristrutturare il tuo pensiero per gestire la tua ansia. Questa attività scopre alcuni dei vostri trigger di ansia comune e poi analizza la vostra reazione a loro, per comprendere come innescano l'ansia in voi. Spesso, accettiamo semplicemente i nostri fattori scatenanti, senza capire perché innescano l'ansia, invece è importante capirlo se vogliamo sfidare e correggere questi trigger.

Elenco dei trigger di ansia comuni

Follia, Conflitto o Confronto, Imbarazzo, Finanze, Trauma, Violenza, Conflitto familiare, Interazioni sociali, Telefoni, Mancanza di accettazione, Errori passati, Altezze, Paura di fallire, Fare errori nel futuro, Morte, Provare nuove attività, Cambiamento, Lavoro, Incidenti, Guida, Altre persone, Animali, Insetti, Oscurità, Malattie, Essere intrappolati, Essere respinti, Sentirsi inutili o Stupidi, Amore perso.

Elenca i tre più grandi trigger di ansia per te.

Cose che ti causano ansia?

Quando è stata l'ultima volta che ti sei sentito scatenato da ognuno di questi?

Come fai attualmente a far fronte alla tua ansia per questi tre inneschi?

Quanto sono efficaci i vostri attuali meccanismi di coping?

Attività 4: Desensibilizzare te stesso ai tuoi trigger

In definitiva, reagisci in maniera volatile agli inneschi emotivi perché hanno colpito un nervo sensibile da qualche parte. Il trigger era qualcosa che ti dava fastidio così tanto che non potevi farne a meno di perdere il controllo. Perdere il controllo è qualcosa che molte persone temono, ed è stato stabilito più volte, che è qualcosa associato ad una mancanza di potere. Sentirsi fuori controllo è uno dei trigger più comuni per i sentimenti di ansia, il che significa che più sono attivati, più è probabile che si innescherà nuovamente in futuro, così come la vostra ansia continuerà a peggiorare nel tempo. Fortunatamente, ci sono modi per desensibilizzare te stesso dal tuo trigger per permetterti di riprendere il controllo. Questi metodi si concentreranno sulla restituzione del potere a te stesso, spegnendo la parte emotiva della tua mente che richiede controllo, e restituendo invece quell'autorità alla parte razionale del tuo cervello. Man mano che avrai sempre più controllo sui tuoi trigger e sulle reazioni ad essi, probabilmente scoprirai che si attiveranno meno spesso. Questo si tradurrà in un miglioramento generale dei sintomi di ansia nel suo complesso.

Ora, potreste pensare: "Wow, sembra perfetto! Come faccio a farlo? Purtroppo, il processo non sarà così facile come sembra. Ti verrà richiesto di esporti al tuo trigger, probabilmente ripetutamente, per desensibilizzare te stesso. Questo è più frequentemente fatto attraverso tecniche come la terapia di esposizione, che cerca di introdurre i trigger di ansia in un ambiente controllato nella speranza di migliorare la vostra reazione a detto trigger. Tenete a mente che la terapia di esposizione, a seconda dei trigger, non è sempre realizzabile da soli. In alcuni trigger, come quelli che coinvolgono due persone, o che coinvolgono la guida o altre attività pericolose, potrebbe non essere la migliore scelta tentare da soli, perché si può rischiare di ferire sé stessi o altri. Se hai un trigger che richiederà un intervento supplementare, non esitare a chiedere il supporto ad un amico, a un familiare o a trovare un terapeuta che ti aiuti a superare questo processo.

Ricordate che questo processo comporta emozioni forti e difficili, ed essere armati con metodi per calmare o lenire voi stessi, o persone di cui potete fidarvi per mantenervi calmi e radicati sarà particolarmente utile durante i vostri tentativi di desensibilizzare voi stessi. Le attività di questo passaggio avranno anche lo scopo di fornire metodi per aiutare a mantenere la calma e il controllo mentre si tenta questo processo. Ricordati di prenderti il tuo tempo e di non spingerti troppo oltre per evitare di rinunciare piuttosto che lavorare per liberarti. Non dimenticare di respirare mentre si passa attraverso i passaggi. Respiri profondi vi aiuteranno a rimanere calmi nel processo, e se si può rimanere calmi, si sarà in grado di controllare i sentimenti.

Capitolo 4. Gestire e superare stress, ansia, fobie, depressione, panico e problemi di salute mentale

C i sono giorni in cui ti svegli e sei super eccitato di vivere quel giorno. E poi hai quelle occasioni in cui ti svegli, e te ne penti immediatamente. Improvvisamente sembra che il sole sia troppo luminoso, il letto è troppo morbido, gli uccelli cinguettano troppo forte e le persone sono troppo felici. In questo tipo di scenario, il mondo si vede ingiusto e crudele, e preferiresti ritirarti ai confini del tuo piumino piuttosto che affrontare la vita là fuori.

Può sembrare un po' troppo drammatico, ma questa esperienza è la realtà per molte persone. Se stai leggendo questo libro, magari non rientri in questa categoria, ma alcune difficoltà elencate, ti suonano familiari. Quello che stai vivendo sono probabilmente una miriade di emozioni che ti colpiscono allo stesso tempo con un'intensità molto alta. È come essere colpiti da un treno, tranne che invece di avere lesioni fisiche, si è emotivamente malconci e sopraffatti. Il mondo in cui viviamo oggi peggiora ulteriormente le cose. La pressione per ottenere tanto in un tempo breve crea stress, che è sia tossico che dannoso per la vostra salute fisica e mentale.

Nessuno prende liberamente la decisione di vivere la propria vita in questo modo. Quindi, si può dire che le persone con cui ci interfacciamo e le esperienze che abbiamo avuto nella vita giocano un ruolo fondamentale nel plasmarci in chi siamo e cosa proviamo attualmente. Pensate alle emozioni come ai nostri meccanismi di difesa psicologica e mentale. Quando i nostri corpi sono infettati da un virus, i nostri meccanismi di difesa biologica si attivano creando anticorpi per combattere quei virus. Allo stesso modo, quando si ha un'esperienza negativa, le emozioni stimolano per aiutarvi a far fronte alla situazione. Se si viene attaccati, si ha paura, così la paura innesca il vostro istinto di sopravvivenza.

Quando sei stato violato o ferito ingiustamente, la rabbia si agita per aiutarti a difendere te stesso. Ma al di fuori della regolare risposta naturale alle situazioni di vita, se queste emozioni vengono attivate

219

frequentemente, diventano un ambiente predefinito, e quando il tuo ambiente emotivo predefinito comprende emozioni negative, la tua mente diventa terreno fertile per emozioni più negative, che sono ancora più pericolose dell'emozione iniziale che ha generato l'intero processo in primo luogo. È come un collegamento a catena. La paura genera paranoia che genera diffidenza che a sua volta genera rabbia, e continua ad andare avanti. Questa catena di eventi ti porta su una spirale discendente che richiede un intervento esterno per essere corretta.

Quando arrivi a quel punto in cui ti sembra di sentire tutto, sei totalmente sopraffatto dalle emozioni. Se lasciato da solo, puoi diventare rapidamente estremamente tossico. Non disperare, c'è una soluzione. Ma prima di arrivare a quel consiglio, diamo un'occhiata ad alcune di queste emozioni negative e al loro impatto sulla nostra vita.

Rabbia

La rabbia è un'emozione che ha ricevuto una tonnellata di pressioni negative. Nel suo stato normale, è un'emozione che risponde a situazioni in cui si percepisce un torto. A volte, la rabbia è in risposta a qualcosa che è stato fatto a te e in altri casi, è in risposta a qualcosa fatto ad altre persone. L'errore in questione non deve essere una cosa fisica reale. Le parole hanno un modo di provocare rabbia. Forse le tue convinzioni sono state offese e possono istigare la rabbia in te.

Le persone rispondono alla rabbia in modi diversi. A causa della natura volatile della rabbia, alcune persone scelgono di interiorizzare la loro rabbia. Questo approccio è una misura temporanea, ma l'effetto a lungo termine potrebbe essere devastante quanto uno scoppio spontaneo di rabbia. La rabbia, se lasciata incustodita e non indirizzata, può cuocere a fuoco lento sotto la superficie, mascherando così la sua vera intensità fino a quando un piccolo e insignificante incidente innesca una violenta eruzione di emozione. Quando soccombi a queste violente compulsioni, finisci per ferire te stesso e coloro che ti circondano.

Quando le persone sono nel mezzo di queste esplosioni violente, vengono catturate da questa foschia che sembra privarle del controllo. È come se le porte delle loro emozioni fossero rotte e tutto si precipitasse in enormi onde enormi che spazzano via qualsiasi cosa e chiunque si trovi sulla loro scia. In quel caos, la persona che è arrabbiata non è in grado di distinguere tra amico o nemico, adulto o bambino e, in casi estremi, l'espressione violenta della rabbia potrebbe essere fisica. Ma proprio come questa foschia prende il sopravvento su una persona, poi si dissipa in pochi istanti. In sostanza, può lasciare una scia di dolore e colpa.

Le persone che si trovano alla fine di una foschia di rabbia non sono le sole a soffrirne. Coloro che esprimono attacchi di rabbia sono anche feriti dalle loro azioni e se ne vergognano. Questa vergogna scatena la colpa. E la colpa, a sua volta, innesca la rabbia, che ti lascia intrappolato in un circolo vizioso. Ogni volta che provi uno scoppio di rabbia, fai del male agli altri e ti senti ferito dal fatto che l'hai fatto. Di conseguenza, ti vergogni, il che ti riporta nuovamente alla rabbia e così via.

Detto questo la rabbia volatile non è l'unica forma di espressione. Alcune persone sono passive aggressive, alcune preferiscono chiudere completamente tutti fuori dalla loro vita quando sono arrabbiati, e poi ci sono persone che tendono a fare una combinazione di diverse forme di espressione della rabbia. Qualunque sia la categoria in cui rientri, c'è un modo per avere un controllo sulla tua rabbia.

L'obiettivo non è quello di smettere di essere arrabbiato. Non solo è impossibile, ma è anche malsano. Ricorda, la rabbia è come qualsiasi altra emozione che provi, il che significa che ha anche molti benefici. Ciò che speriamo di raggiungere alla fine del libro è portarti a un punto in cui puoi esprimere la tua rabbia in modo sano e positivo. Perché sì, è possibile essere arrabbiati, ricevere il messaggio che si desidera trasmettere e garantire comunque che tutti, incluso te, abbiano un'esperienza positiva da esso.

Ansia

Come la rabbia, l'ansia è una di quelle emozioni negative che in realtà agisce come un meccanismo di difesa per proteggerci. È una risposta biologica allo stress. Il concetto di stress è stato probabilmente reintrodotto nella società circa dieci anni fa, ma è qualcosa che è sempre stato presente per tutto il tempo in cui gli esseri umani sono esistiti. Se si effettuano confronti, la differenza principale tra epoche precedenti e ora è la fonte di stress. Ci sono numerosi fattori scatenanti di stress nel mondo in cui viviamo oggi, e a causa del modo in cui la società moderna è strutturata, così come i progressi che abbiamo fatto nei settori della tecnologia, questi stressanti sono proprio nelle nostre case. Questo probabilmente spiegherebbe perché lo stress è uno dei disturbi mentali più comuni nel mondo di oggi.

Gli stressanti potrebbero essere qualsiasi cosa, dal tuo lavoro, alla tua relazione, ai tuoi problemi di denaro o ad una vera minaccia di pericolo. L'ansia aiuta fondamentalmente a far fronte a situazioni stressanti, e non deve essere confuso con la paura, che attiva il tuo istinto di sopravvivenza in situazioni in cui senti che la tua persona è minacciata. Va bene sentirsi ansiosi di certe cose. Ti tiene vigile e ti aiuta a prepararti per qualsiasi cosa ti stia dando apprensione. Tuttavia, quando questi sentimenti di ansia sembrano paralizzarti e impedirti di intraprendere le tue normali attività di routine, hai virato in un disturbo d'ansia.

L'ansia è spesso radicata nella paura, e può iniziare a manifestarsi fin dalla prima infanzia. Un'altra causa di ansia può essere un'esperienza vissuta. Un brutto incidente che ha traumatizzato potrebbe far salire i tuoi livelli di ansia. Secondo i ricercatori, le persone che provengono da famiglie dove c'è una prevalenza di disturbi d'ansia, hanno un'alta probabilità di sviluppare essi stessi lo stesso disturbo a causa della componente genetica. Qualunque sia la fonte del disturbo d'ansia, può avere un forte impatto negativo sulla vostra esperienza di vita quotidiana.

Come la rabbia discussa in precedenza, l'ansia non è un'emozione che si desidera sradicare completamente. Mancanza di sentimenti ansiosi potrebbe portare a una situazione mentale ancora più pericolosa per voi, con forti implicazioni fisiche. Senza alcuna forma di ansia, è facile diventare spericolato e mostrare totale disprezzo per la vita. Senza ansia, è come se ti prenoteresti per saltare da un aereo a mezz'aria, senza prestare attenzione alle precauzioni di sicurezza.

L'obiettivo di questo libro non è quello di impedirti di sentirti ansioso. L'obiettivo è quello di arrivare al punto in cui si affrontano apertamente quelle paure nascoste, e così facendo, si è in grado di riprendere il controllo invece di lasciare che quelle paure ti controllino. Ad ogni passo che fate in questo programma, cambierete attivamente la vostra vita, da qualcuno la cui vita, e importanti decisioni di vita, sono state modellate dalle loro paure, a qualcuno che sta deliberatamente togliendo i limiti posti sulla propria vita. E qui possiamo assistere a una brillante trasformazione e l'unica cosa spaventosa è il potenziale che avete per condurre una vita grande e avventurosa che è dettata solo da voi.

Depressione

Ognuno sperimenta la depressione almeno una volta nella sua vita. L'espressione di essa varia da persona a persona, anche se ci sono sintomi classici e le circostanze che circondano la depressione sono un lungo cammino per determinare l'intensità e la durata di essa. La depressione avviene a causa di un'immensa tristezza. Questo non vuol dire che ogni volta che ti senti triste, ti deprimerai. La tristezza è il livello di base e in questa fase, ciò che si verifica è una reazione naturale a un evento che ha causato dolore o perdita. Svolge un ruolo attivo nel processo di guarigione dopo un'esperienza traumatica.

Ma quando la tristezza rimane troppo a lungo, l'esito è la depressione. La depressione si manifesta nelle persone in modo diverso. Alcune persone non sono in grado di eseguire anche il compito più basilare. Rimangono nei loro letti, incapaci di mangiare, bere o anche fare qualunque cosa. Essa li paralizza così tanto, che c'è una completa mancanza di interesse nella vita. La loro salute mentale è instabile a tal punto che perdono la volontà di vivere. Se lasciati incontrollati e incustoditi, potrebbero cedere al richiamo del suicidio, credendo che solo la morte sia la soluzione.

Per altri, la loro esperienza è esattamente l'opposto, sono in grado di portare avanti la vita con ogni senso di normalità. Infatti, potresti anche vederli ridere, scherzare e intrattenere la folla come in una vita normale. Ma sotto quella facciata felice c'è estrema tristezza e dolore. Usano la loro gioialità per mascherare il loro vero stato d'animo. Solo se si è molto attenti si riesce a intravedere la loro depressione. E anche allora, "scattano fuori" dalla loro vulnerabilità emotiva e riprendono la loro teatralità fino a quando non possono più sopportare il peso della loro depressione. Anche in questo caso, se lasciati incontrollati, la fine potrebbe essere altrettanto disastrosa come le persone del primo gruppo. L'unica differenza è che nessuno può veramente prevedere le loro azioni.

E poi ci sono persone che esibiscono un po' di entrambi. Un attimo prima sono estremamente felici, e un attimo dopo sono giù con una tristezza travolgente. Molti malati di depressione sperimentano l'ansia con sbalzi d'umore intervallati da momenti di scoppi di rabbia. Oltre all'effetto emotivo, anche la depressione lascia il segno fisicamente. Chi soffre è probabile che sperimenti mal di testa e mal di schiena oltre alla stanchezza. Si sentono esausti tutto il tempo, hanno difficoltà a dormire, a pensare e persino a parlare.

La depressione raggiunge il picco quando il malato inizia a contemplare il suicidio. A quel punto, è importante cercare aiuto immediatamente. Il passaggio dalla tristezza al punto di suicidio non avviene da un giorno all'altro, è un processo che si accumula lentamente senza che nemmeno il malato ne abbia consapevolezza. Come l'ansia, può essere ereditata, è bene cercare la storia della salute mentale della vostra famiglia. Con una migliore conoscenza, si è più in grado di combattere.

Pensieri negativi

Tutti noi abbiamo dialoghi interiori con noi stessi. I nostri pensieri e le nostre opinioni su eventi, persone e persino noi stessi sono argomenti di spicco di queste discussioni interne. Quando ti osservi allo specchio, non finisce lì solo con gli scorci di te stesso, la tua mente memorizza tali informazioni e poi le elabora. Dopo aver elaborato le informazioni, la tua mente collega eventi e cose in generale a queste informazioni. Per esempio, se il tuo jeans preferito prende un po' più di forma nell'indossarlo, la tua mente lo mette in relazione con quello che hai visto in precedenza nello specchio e ti dice che forse è necessario ridurre i cibi dolci perché si è aumentati di peso. A questo livello, il tuo ragionamento è perfettamente razionale ed entro i limiti normali.

Tuttavia, le cose iniziano a prendere una piega diversa quando la tua mente inizia a sottolineare eventi assurdi che non hanno nulla a che fare con l'immagine che ha visto, e i collegamenti sono di solito molto negativi. Per esempio, se entri in una stanza che brulica di conversazione prima del tuo ingresso e la tua mente ti nutre di pensieri che collegano il silenzio improvviso al tuo aumento di peso, questo è negativo. Forse hai subito una perdita o sei stato superato per una promozione, e inizi a pensare che sia perché sei troppo grasso, il tuo dialogo interiore ha preso una svolta molto negativa. Questi esempi sono solo campioni banali, ma suggeriscono come funzionano i pensieri negativi. Le situazioni intorno a voi vengono elaborate internamente e restituite a voi in un modo che vi demoralizza completamente.

Molte persone sono state spinte a intraprendere azioni che normalmente non avrebbero preso, dai loro pensieri negativi anche se incoerenti. Inizialmente, rifiuteresti le informazioni che ti vengono fornite, ma quando mediti continuamente su quei pensieri nel tempo, inizierai a credergli fino a quando non saranno quasi diventati una realtà per te. Nutrire pensieri negativi non solo colpisce la vostra psiche mentale, ma può anche distruggere le vostre relazioni. Questo perché quei pensieri negativi influenzano la vostra capacità di valutare oggettivamente le vostre relazioni. La tua reazione a questi pensieri potrebbe variare. Potrebbe metterti in uno stato perpetuo di rabbia, che può andare fuori controllo. Abbiamo già scritto ciò che la rabbia incontrollabile può causare. Può anche lasciare depresso e incapace di funzionare a livelli ottimali.

Nelle relazioni in cui c'è una completa assenza di fiducia, la causa principale è data di solito da pensieri negativi alimentati da eventi che sono stati fraintesi o irrisolti. È mentalmente faticoso rimanere concentrati sui pensieri negativi. È come una nuvola scura che cancella il sole, lasciandoti infelice e incapace di notare le cose che contano davvero. Tale è la natura dei pensieri negativi. Ma per quanto cupa sia questa prospettiva, è possibile riqualificarsi e pensare in termini più positivi. Con una pratica costante e uno sforzo deliberato, è possibile controllare il modo in cui si elaborano le informazioni e darvi un feedback positivo.

Utilizzo di CBT per gestire la tua ansia e depressione

Ora arriviamo all'argomento più importante. Come funziona la CBT per trattare l'ansia e la depressione? Sappiamo che la struttura della CBT si basa sul rapporto tra pensieri, emozioni e comportamenti, e sappiamo anche che controllare i nostri pensieri porterà anche a controllare il comportamento. Il primo passo della CBT è imparare la capacità di controllare la tua preoccupazione. Prendendo il controllo della vostra preoccupazione, la stessa non avrà l'opportunità di manifestarsi in ansia e depressione.

Stili di pensiero inutili

Per utilizzare efficacemente la CBT, è necessario comprendere i diversi tipi di distorsioni cognitive o altrimenti noti come 'stili di pensiero non utili'. Sapendo quali sono questi stili, si è in grado di identificare quando sta accadendo e utilizzare la CBT per cambiare quel pensiero o quella preoccupazione. Determinando se la vostra preoccupazione è giustificata o no, saremo in grado di controllare se quella preoccupazione porterà poi all'ansia.

Di seguito sono riportati i dodici tipi di distorsioni cognitive che è necessario imparare:

225

1. Pensare tutto o niente: Questo è altrimenti noto come 'pensiero in bianco e nero'. Si tende a vedere le cose in bianco o nero, o successo o fallimento. Se la tua performance non è perfetta, la vedrai come un fallimento.

2. Sovrageneralizzazione: Vedi una singola situazione negativa come un modello che non finisce mai. Traete conclusioni su situazioni future basate su un singolo evento.

3. Filtro mentale: Scegli un singolo dettaglio indesiderabile e ti soffermi esclusivamente su di esso. La tua percezione della realtà diventa negativa sulla base di essa. Noti solo i tuoi fallimenti ma non guardi ai tuoi successi.

4. Squalificare il positivo: Sconti le tue esperienze positive o il tuo successo dicendo "non conta". Scontando tutte le tue esperienze positive, puoi mantenere una prospettiva negativa anche se è contraddetta nella tua vita quotidiana.

5. Saltare alle conclusioni: Fai un'ipotesi negativa anche quando non hai prove a sostegno. Ci sono due modi di saltare alle conclusioni:
   A. Lettura della mente: Immagini di sapere già cosa pensano negativamente gli altri di te e quindi non ti preoccupi di chiedere.
   B. Pronosticare gli eventi: Prevedi che le cose finiranno male e ti convinci che la tua previsione è un dato di fatto.

6. Ingrandimento/minimizzazione: Fai esplodere le cose in modo sproporzionato o riduci in modo improprio qualcosa per renderlo poco importante. Ad esempio, rafforzi i risultati di qualcun altro (ingrandimento) e scrolli di dosso i tuoi (minimizzazione).

7. Catastrofizzazione: Associ conseguenze terribili ed estreme al risultato di situazioni ed eventi. Ad esempio, se vieni rifiutato per una data, significa che sei solo per sempre, e fare un errore sul lavoro significa che verrai licenziato.

8. Ragionamento emotivo: Si parte dal presupposto che le vostre emozioni negative riflettono la realtà. Per esempio, "Lo sento così, quindi è vero."

9. Dichiarazioni "Dovrebbe": Ti motivi usando "dovrebbe" e "non dovrebbe" come se associassi una ricompensa o una punizione prima di fare qualsiasi cosa. Dal momento che associ

ricompensa/punizione ai "dovresti" e "non dovresti" fare per te stesso, quando altre persone non la seguono, provi rabbia o frustrazione.

10. Etichettatura errata: questa è una generalizzazione eccessiva all'estremo. Invece di descrivere il tuo errore, associ automaticamente un'etichetta negativa a te stesso: "Sono un perdente". Lo fai anche con altri, se il comportamento è indesiderabile, si attacca "sono un perdente" anche a loro.

11. Personalizzazione: Ti assumi la responsabilità di qualcosa che non era colpa tua. Ti vedi come la causa di una situazione esterna.

12. Tutto in una volta, pregiudizio: Questo è quando si pensa che i rischi e le minacce sono proprio alla porta di casa, e sono pure in aumento. In questo caso, si tende a:
    A. Pensare che le situazioni negative si stanno evolvendo più velocemente di quanto si possano trovare soluzioni.
    B. Pensare che le situazioni si muovano così velocemente che ti senti sopraffatto.
    C. Pensare che non c'è tempo tra ora e la minaccia imminente.
    D. Rischi e minacce sembrano numerosi.

Comprendendo queste distorsioni cognitive e stili di pensiero inutili, si avrà l'opportunità di interrompere il processo e dire, per esempio, "Sto catastrofizzando di nuovo". Quando sei in grado di interrompere i tuoi stili di pensiero senza aiuto, sei in grado di riadattarlo a qualcosa che è più utile. Questa è una delle principali strategie all'interno della CBT.

Sfidare i tuoi stili di pensiero inutili

Una volta che sei in grado di identificare i tuoi stili di pensiero inutili, puoi iniziare a cercare di rimodellare quei pensieri in qualcosa di più realistico e di positivo. In questo capitolo, si classificano tutte le diverse distorsioni cognitive e quali domande dovresti porti per sviluppare pensieri diversi.

Tenete a mente che ci vuole un sacco di sforzo e dedizione per cambiare i nostri pensieri, quindi non bisogna sentirsi frustrati se non si riuscirà subito. Probabilmente avete avuto questi pensieri per un po', quindi non aspettatevi che cambierà tutto durante la notte.

Sovrastima della probabilità

Se scopri di avere pensieri su un possibile risultato negativo, ma stai notando che spesso sopravvaluti la probabilità, prova a farti le seguenti domande per rivalutare i tuoi pensieri.

- Sulla base della mia esperienza, qual è la probabilità che questo pensiero si avveri realisticamente?

- Quali sono gli altri possibili risultati di questa situazione? Il risultato a cui sto pensando ora è l'unico possibile? Il mio risultato temuto è il più alto possibile tra gli altri risultati?

- Ho mai sperimentato questo tipo di situazione prima d'ora? In caso affermativo, cos'è successo? Che cosa ho imparato da queste esperienze passate che potrebbe essermi utile ora?

- Se un amico o una persona cara avessero questi pensieri, cosa dovrei dire loro?

Catastrofizzazione

- Se la previsione di cui ho paura si fosse davvero avverata, quanto sarebbe grave?

- Se mi sento in imbarazzo, quanto durerà? Per quanto tempo gli altri se ne ricorderanno o ne parleranno? Quali sono le altre cose che potrebbero dire? È sicuro al 100% che parleranno solo di cose cattive?

- Mi sento a disagio in questo momento, ma è davvero un risultato orribile o insopportabile?

- Quali sono le altre alternative di come questa situazione potrebbe evolvere?

Lettura mentale

- È possibile che io sappia davvero quali sono i pensieri degli altri? Quali sono le altre cose a cui potrebbero pensare?

- Ho qualche prova a sostegno delle mie supposizioni?

- Nello scenario che la mia ipotesi sia vera, cosa c'è di così male su di essa?

Personalizzazione

- Quali altri elementi potrebbero avere un ruolo nella situazione? Potrebbe essere lo stress dell'altra persona, le scadenze o l'umore?

- Qualcuno deve sentirsi in colpa?

- Una conversazione è responsabilità di una sola persona?

- C'era una di queste circostanze fuori dal mio controllo?

Fare dichiarazioni

- Dovrei mantenere gli stessi standard per una persona cara o un amico?

- Ci sono eccezioni?

- Qualcun altro lo farà in modo diverso?

Pensare tutto o niente

- C'è una via di mezzo o una zona grigia che non sto prendendo in considerazione?

- Giudicherei un amico o una persona cara allo stesso modo?

- L'intera situazione era al 100% negativa? C'era qualche parte della situazione che ho gestito bene?

- Avere o mostrare un po' di ansia è una cosa così orribile?

Attenzione/Memoria selettiva

- Quali sono gli elementi positivi della situazione? Li sto ignorando?

- Una persona diversa vedrebbe questa situazione in modo diverso?

- Quali punti di forza ho? Li sto ignorando?

Credenze di base negative

- Ho qualche prova che supporti le mie convinzioni negative?

- Questo pensiero è vero in ogni situazione?

- Una persona cara o un amico sarebbero d'accordo con la mia opinione?

Una volta che senti di subire schemi di pensiero inutili, poniti le domande sopra per iniziare a cambiare i tuoi pensieri. Ricorda, la base fondamentale della CBT è l'idea che i tuoi pensieri influenzino le tue emozioni, che a loro volta influenzano il tuo comportamento. Catturando e cambiando i tuoi pensieri prima che sfumino, avrai anche il controllo delle tue emozioni e del tuo comportamento.

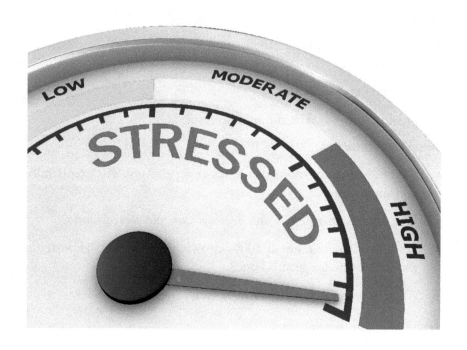

"È la pressione a trasformare il carbone in diamanti.

La pressione modifica le cose."

Lee Child

Capitolo 5. Come analizzare le persone, la manipolazione e la persuasione

Come analizzare coloro che ti circondano

L a prossima cosa che dobbiamo fare è dare un'occhiata a come analizzare e leggere qualcuno intorno a te. Come un manipolatore, è probabile che tu voglia provare a leggere bene altre persone il più rapidamente possibile, e imparare a leggerle senza fare errori, sarà molto importante. Anche se potresti non essere bravo a farlo come un dottore in psicologia, puoi imparare comunque ad analizzare e leggere le altre persone che ti sono vicine. Il primo passo che puoi fare è conoscerti bene. Questo può essere difficile per molti perché devi davvero fermarti e imparare a capire chi sei come persona. Devi davvero prenderti il tempo per sapere quali sono i tuoi gusti e le tue antipatie. Una volta che sarai in grado di capire davvero bene te stesso, scoprirai che metà della battaglia, se non di più, è già vinta. Mentre tutti siamo un po' diversi, avremo comunque molte somiglianze, e conoscere un po' te stesso e riuscire ad analizzarti correttamente farà la differenza nel modo in cui sarai in grado di analizzare gli altri.

Per ordinare un po' le cose, dobbiamo guardare alla gerarchia dei bisogni emotivi umani. Secondo Abraham Maslow, bisogni e motivazioni hanno lo stesso significato e si strutturano in gradi, connessi in una gerarchia di prepotenza relativa; il passaggio ad uno stadio superiore può avvenire solo dopo la soddisfazione dei bisogni di grado inferiore.

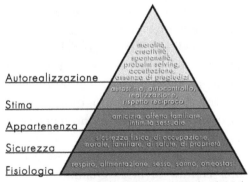

La piramide dei bisogni di Maslow (1954)

Una volta che hai avuto un po' di tempo per capire i bisogni di base che una persona ha, scoprirai che è molto più facile leggere quella persona. Devi imparare a prestare attenzione alla natura di quella persona. Siamo tutti uguali sotto alcuni aspetti, ma siamo anche molto diversi. Il che significa che dobbiamo prenderci un po' di tempo per imparare la natura della persona che stiamo analizzando, e capire come sono uguali a noi e come sono diversi.

Allora, come riusciremo a determinare la natura di qualcuno? Ci sono diversi modi per farlo. In primo luogo, prestare attenzione ad alcune delle cose che una persona ama fare. Quello che la persona fa nel suo tempo libero ci dice molto su di essa. Vedi quella persona che lavora e va a casa quando ha finito? Li vedi andare in chiesa, passare del tempo con gli amici, fare una lezione o qualcos'altro? Una volta che hai una buona idea di ciò che la persona ama fare nel loro tempo libero e in cosa è coinvolta, è il momento di dare un'occhiata ad alcune delle cose che la persona ama dire. Fai attenzione a quello di cui gli piace parlare, a quello che dicono e che tipo di conversazioni gli piace fare. Questo vi darà una buona idea di ciò che considerano importante. Forse passano del tempo a parlare delle ultime funzioni con cui aiutano in chiesa o sull'aiutare gli altri, o ancora sui loro figli. O magari l'obiettivo è quello di essere ricompensati o applauditi per il lavoro che fanno.

Il prossimo passo nella lista è osservare il linguaggio del corpo che usiamo. Il linguaggio del corpo è un buon modo per capire l'umore interiore della persona e puoi confrontare come il loro umore cambia da un giorno all'altro. Puoi vedere la loro posizione, il loro sorriso, quanto sono sicuri quando stanno in piedi, il loro contatto visivo e persino il loro tono di voce. Ricorda quello che stiamo cercando di base. Ci saranno momenti in cui l'obiettivo non si percepirà bene, ma se seguiamo e cerchiamo da tempo segnali del linguaggio del corpo, capiremo se sono generalmente ottimisti e di buon umore. Ci possono sempre essere variazioni nel linguaggio del corpo e nel loro umore interiore, ma mediamente, le informazioni ci diranno molto sulla persona. Mentre attraversiamo tutto questo, dobbiamo anche tener conto di alcune delle differenze culturali che ci possono essere. Se qualcuno sembra fare qualcosa che, per noi, è diverso, potrebbe essere dovuto al fatto che provengono da una cultura diversa. Quando si analizza qualcuno, è importante considerare anche da dove proviene. Quando si conoscono queste informazioni, saremo in grado di ottenere una linea di base migliore per capire ciò che è normale per loro, anche se non è quello che siamo abituati a vedere in altri.

E per finire, uno dei modi migliori per analizzare un'altra persona è quello di fare tante domande. Non basta prendere per buona la prima risposta che forniscono, è necessario scavare più a fondo per vedere se c'è ancora di più, per essere in grado di conoscere meglio quella persona. Spesso ci vorrà un po' per riuscire a raggiungere l'obiettivo di farli "aprire", questo può essere dovuto ad alcune insicurezze che si presentano e altre volte perché pensano che nessuno sia effettivamente interessato a sentire quello che hanno da dire.

Una volta scoperto che c'è in realtà qualcuno là fuori che vuole ascoltarli, qualcuno che è effettivamente interessato a loro, la storia cambierà un po'. Ponendo alcune domande per aiutarli ad aprirsi e sentirsi meglio, scoprirai che sarai in grado di raccogliere una grande quantità di informazioni su di essi. E spesso non si rendono conto del tipo di informazioni che stanno condividendo o di quante te ne stiano consegnando.

Nella manipolazione, è importante poter analizzare e leggere l'altra persona. Questo può sembrare un po' cattivo come processo, ma è il modo migliore per assicurarti di conoscere davvero l'obiettivo con cui vuoi lavorare. Questo richiede tempo, e talvolta saremo impazienti di iniziare, ma nel complesso, questa è una delle migliori tattiche per aiutarti a ottenere le cose giuste.

Come rilevare l'inganno intorno a te

L'inganno è un grosso problema che emerge quando abbiamo a che fare con un manipolatore oscuro. Molte persone che si affinano con la manipolazione oscura sapranno usare bene l'inganno per raggiungere i loro obiettivi. Poiché al manipolatore piace lavorare con l'inganno, è importante sapere come rilevare questo inganno. Rilevarlo è ancora un compito piuttosto difficile e il manipolatore oscuro vuole mantenerlo così. Non appena il bersaglio capirà che sta accadendo un inganno, se ne andrà e non vorrà avere più nulla a che fare con il manipolatore. Per questo motivo e poiché il manipolatore vuole assicurarsi di essere in grado di ottenere il massimo dal bersaglio, il manipolatore manterrà l'inganno il più nascosto possibile.

Nel corso degli anni, sono state fatte delle ricerche per capire se c'è uno spunto non verbale o verbale che ci aiuterà a capire l'inganno, ma i ricercatori hanno fallito. Per rilevare l'inganno bisogna fare affidamento su molti segnali diversi che avranno una forte variabilità di successo, dovuta a molte variabili che possono intervenire. Per aumentare le possibilità di catturare un bugiardo, i segnali non verbali e verbali devono essere identificati e confrontati con una base stabilita in un momento in cui sai che l'altra persona non aveva motivo di mentirti. Eventuali deviazioni che si verificano con la linea di base possono indicare un inganno, ma ciò non sarà sempre così. Il modo migliore per rilevare l'inganno sarà quello di confrontare le persone e ciò che dicono per confrontarlo con una serie di fatti noti. Se però incontri un manipolatore fin dall'inizio, è difficile seguire questo tipo di approccio. Invece di fare affidamento su questo, la maggior parte delle persone dovrà fare affidamento su segnali non verbali e verbali per aiutarli a vedere se l'inganno sta succedendo o meno.

Ci sono una serie di segnali non verbali e verbali che si possono cercare e che possono indicare qualche inganno. Questi possono essere:

1. Un bugiardo tenderà a rispondere a domande che non sono state poste.

2. Un bugiardo è più probabile che risponda a qualsiasi domanda che si pone, con un'altra domanda.

3. I bugiardi non vorranno fare autocorrezioni. Pensano che fare questo possa dare la percezione che possano dire cose sbagliate e che non sanno quello che stanno dicendo.

4. I bugiardi tendono a fingere un po' di perdita di memoria con cose come "Non ricordo" per ottenere quello che vogliono.

5. Il bugiardo riferirà ciò che non ha fatto, piuttosto che concentrarsi su ciò che ha effettivamente fatto.

6. Il bugiardo giustificherà le azioni che ha fatto, anche quando non c'è realmente bisogno di questa giustificazione.

7. Quando qualcuno sta mentendo è probabile che non includerà tutte le emozioni nel racconto che danno dell'evento.

8. I bugiardi aggiungeranno ulteriori dettagli, comprese le date e gli orari esatti per aiutare a dimostrare che non erano loro a fare l'azione.

9. È più probabile che il bugiardo faccia una domanda per la quale era stato chiesto un chiarimento.

10. I bugiardi cercheranno di esprimere alcune emozioni che non sono genuine. A seconda di quanto sono bravi, l'obiettivo può o non può credere a queste emozioni.

11. È più probabile che il bugiardo usi meno parole quando è il momento di descrivere un'attività o un evento.

12. Il bugiardo passerà un sacco di tempo sottolineando i difetti e le debolezze di un'altra persona.

13. I bugiardi includeranno meno dettagli quando è il momento di descrivere attività ed eventi.

14. Quando si parla di attività ed eventi, un bugiardo è probabile che usi un linguaggio passivo, piuttosto che attivo.

Il manipolatore proverà a ingannarti praticamente su tutto ciò che può. Se sono sicuri di riuscire a cavarsela e non te ne accorgerai, questa è la loro prima linea di attacco. Vogliono assicurarsi che escano da qualsiasi situazione e qualsiasi scenario, sembrando il migliore possibile. E qualsiasi metodo che possono usare per far sì che ciò accada, per loro andrà bene. Ciò significa che l'inganno potrà avere forme diverse. Potresti scoprire che la persona userà bugie per raccontare la sua storia. Possono omettere parti importanti della storia per far sì che l'obiettivo si comporti in un certo modo senza raccontare tutti i fatti. Possono usare certe parole che successivamente potranno negare di aver detto.

Qualsiasi forma di inganno sarà un gioco aperto quando si tratta del manipolatore. E ogni obiettivo deve essere consapevole che questo potrebbe essere usato contro di noi. Ci piace supporre che gli altri ci tratteranno bene e si prenderanno cura del nostro interesse, proprio come speriamo di fare per loro, ma in realtà, ci sono molti più ingannatori oscuri e psicologi oscuri là fuori di quanto potremmo immaginare, e sarebbero più che felici di prendere il controllo e ingannarci in qualsiasi occasione. Se si nota uno qualsiasi dei segni che sono elencati sopra, è necessario essere cauti. Questi sono grandi spunti verbali e non verbali che abbiamo bisogno di guardare da fuori per garantire che non stiamo per essere ingannati, e se ne noteremo più di uno, allora è sicuramente un allarme rosso a cui prestare attenzione. Tuttavia, ci potrebbero essere altri segni, e solo perché uno o due di questi si presentano, non significa che qualcuno stia mentendo. Questo è di nuovo un luogo dove la tua intuizione deve entrare in gioco, e ascoltarla può garantire che non ti farai del male e che un'altra persona, in questo caso un manipolatore, non verrà più ad approfittare di te.

Tecniche che si possono usare per ingannare gli altri

L'inganno è una parte che entra nella psicologia oscura. A differenza di molte altre opzioni di cui abbiamo parlato in questa guida, non incontrerai molti casi in cui l'inganno può essere visto come una cosa positiva, la maggior parte delle volte sarà una cosa negativa. Quando qualcuno sta cercando di ingannare un'altra persona, le intenzioni di solito saranno piuttosto cattive. È un ottimo strumento da usare quando si tratta di essere un manipolatore oscuro, ma devi ricordare che la maggior parte delle persone non sarà così felice se scopre che viene usato contro di loro.

L'inganno sarà una dichiarazione di qualche tipo di azione che sta per fuorviare, nascondere la verità della situazione, o promuoverà qualche tipo di idea, concetto, o un'altra convinzione che non è vera. Sarà fatto nella maggior parte dei casi da un manipolatore che sta cercando di guadagnare qualcosa per sé stesso, con poca considerazione su come potrebbe danneggiare l'altra persona. Ci sono un sacco di cose e tecniche diverse che possono presentarsi con l'inganno, e questa azione includerà un sacco di gioco di prestigio, propaganda, dissimulazione e occultamento, per citarne alcuni. Può includere anche malafede.

L'inganno sarà una grande trasgressione relazionale che porterà a sentimenti di tradimento e altri problemi di fiducia tra i due partner. Questo perché l'inganno è in grado di violare le regole relazionali in modo negativo, contro le aspettative dell'altro partner. Questo è vero indipendentemente dal tipo di relazione tra i due partner. Ad esempio, è comune aspettarsi che i nostri amici, i nostri colleghi, qualcuno con cui siamo romanticamente coinvolti siano sinceri con noi, proprio come saremmo sinceri con loro. Se le persone si aspettassero di entrare in una conversazione in cui l'altra persona non sarebbe sincera, scopriresti che comunicare con gli altri e parlare con loro richiederebbe una distrazione al fine di ottenere le informazioni necessarie.

Questo non è un buon modo per avere una relazione con un'altra persona. Volete assicurarvi che voi due siate sulla stessa frequenza, che sarete in grado di lavorare bene insieme e che vi potrete fidare l'uno dell'altro. L'inganno, soprattutto quando si tratta di danneggiare l'altra persona nella relazione, può causare un sacco di problemi e se l'inganno è abbastanza brutto, causerà una spaccatura nel rapporto che si ha con l'altra persona.

L'inganno è qualcosa che la maggior parte delle persone eviterà, ed è spesso vista come una scelta eticamente sbagliata. Ma per qualcuno che userà la manipolazione oscura per ottenere ciò che vuole, questo inganno e gli strumenti che ne derivano, e anche i diversi metodi da usare, saranno perfetti per arrivare al loro scopo. Potrebbe non essere il modo più etico da usare ma, proprio come alcune delle altre opzioni di cui abbiamo già parlato in questa guida, potrebbe essere uno dei metodi più efficaci per aiutare a ottenere ciò che si desidera.

Le tipologie e le tecniche dell'inganno

La prossima cosa da analizzare sono i tipi di inganno con cui ci si può scontrare. Scoprirai che l'inganno può includere diversi tipi di omissioni e comunicazioni che hanno lo scopo di nascondere, distorcere o addirittura omettere l'intera verità. Questo viene fatto per aiutare a presentare la storia nel modo desiderato dal manipolatore e garantire che il bersaglio non capisca cosa sta succedendo. Può anche condurre il bersaglio a vedere le cose sotto una certa luce e li aiuta a scegliere il percorso che il manipolatore vuole, anche se questo non è il percorso giusto per il bersaglio.

Ci sono molti esempi che possiamo analizzare quando si tratta di inganno. Può essere qualcosa di simile a un'affermazione falsa per deviare il bersaglio dalla giusta traccia, oppure si potrebbero dare informazioni fuorvianti dove sono nascoste molte informazioni rilevanti. Questo porta l'obiettivo di questo inganno a trarre conclusioni errate, basate sulle informazioni false che all'inizio erano state volutamente fornite dal manipolatore.

Ad esempio, potresti aver sentito l'affermazione, o qualcosa di simile ad essa, in passato, che l'olio di girasole è benefico per la salute del tuo cervello perché ha alcuni acidi grassi omega-3 sani. Questo in realtà sarà un po' fuorviante. Questo porta l'obiettivo a pensare che l'olio di girasole sia in grado di favorire la salute del cervello più di altri tipi di alimenti.

E' fuorviante perché l'olio di girasole non ha un sacco di acidi grassi omega-3 in esso, e non è davvero così ottimo per la salute del vostro cervello. E' tecnicamente vero perché ha alcuni degli acidi grassi, e questi acidi grassi sono noti per essere davvero buoni per la salute del nostro cervello. Ma dal momento che l'olio di girasole ha basse quantità di questi, e ci sono altri composti nell'olio che possono effettivamente contrastare gli acidi grassi omega-3 e farti ammalare nel processo, questa è una forma di inganno. È impostato in modo da avere l'informazione di destinazione falsa.

L'inganno può anche essere la gestione intenzionale di messaggi non verbali e verbali, verso il bersaglio, in modo da far credere allo stesso quello che il manipolatore sa essere falso. Questo è fondamentalmente ciò che il manipolatore fa, assieme a tutte le altre tecniche che elenchiamo in questa guida, quindi dovresti già esserti fatto delle idee su come si usa. Un'altra cosa da analizzare è però l'intento. L'intento ci aiuterà a distinguere tra un errore che è stato fatto onestamente e l'inganno.

Ora che abbiamo avuto del tempo per esaminare tutto ciò e imparare qualcosa di più sull'inganno, è tempo di esaminare alcune delle forme più comuni di inganno. Come manipolatore, è probabile che trascorrerai del tempo a lavorare con tutti questi punti o, a seconda della situazione, potresti lavorare con più di uno di questi alla volta. Tutti questi sono utili a un manipolatore perché gli consentono di nascondere le informazioni al loro obiettivo, pur avendo il controllo dell'intera storia e di ciò che accadrà dopo. Le diverse forme di inganno che puoi cercare possono includere:

1. Bugie: Quando il manipolatore sta per dare informazioni per soddisfare le proprie esigenze, o distrarrà con informazioni che sono opposte, o almeno molto diverse, dalla verità.

2. Equivoci: Quando il manipolatore sta per fare dichiarazioni contraddittorie, ambigue e indirette per confondere il loro obiettivo.

3. Occultamenti: Quando il manipolatore sta per omettere informazioni che sono importanti, o almeno rilevanti, per il contesto dato.

4. Esagerazioni: Quando il manipolatore sta per cercare di allungare o sopravvalutare la verità in qualche modo per ottenere ciò che vuole.

5. Sottovalutazioni: Quando il manipolatore cercherà di minimizzare i diversi aspetti che derivano dalla verità, in modo che non sembri un affare così grande com'è.

6. Non veritiero: Questo è il momento in cui il manipolatore sta per fraintendere la verità di proposito in modo da confondere il bersaglio e farlo agire nel modo che lui vuole.

Spesso pensiamo di essere più bravi degli altri nell'inganno, magari più di quanto non lo siamo realmente. La maggior parte di noi, tuttavia, non fa questo tipo di inganno regolarmente, quindi non abbiamo la pratica, probabilmente non saremo bravi e daremo qualche tipo di informazione sull'inganno che stiamo tentando di fare, e se poi l'altra persona lo capirà, questo potrà causare alcuni problemi. Quando sei un manipolatore che sta cercando di lavorare con la psicologia oscura, scoprirai che devi lavorare sull'inganno regolarmente, e coloro che lo hanno fatto per un lungo periodo di tempo, sono in grado di ingannare senza che l'altra persona se ne accorga. A volte gli inganni che un manipolatore sta usando, saranno approfonditi e dureranno a lungo, scoprirai che è piuttosto sorprendente quanto questo possa durare.

Motivi

La prossima cosa a cui dobbiamo prestare attenzione sono alcuni dei motivi che derivano da questo tipo di inganno. Perché un manipolatore vorrebbe passare il tempo mentendo e usando altre forme di inganno per ottenere ciò che vuole? Secondo Buller e Burgoon, ci sono tre diverse categorie dell'inganno, e ognuna si baserà sulla propria teoria dell'inganno interpersonale per renderlo più semplice.

Le tre categorie utilizzate per la motivazione di qualcuno che usa l'inganno includono:

1. Strumentale: Questo significa che il manipolatore sta per utilizzare l'inganno in qualche forma per proteggere le proprie risorse o per evitare di essere scoperti e puniti per qualcosa che hanno fatto in passato.

2. Relazionale: Questo significa che il manipolatore usa l'inganno per mantenere i legami e le relazioni che ha con gli altri.

3. Identità: Questo è il momento in cui il manipolatore sceglierà di usare l'inganno per preservare il proprio volto o la propria immagine di sé nei confronti del bersaglio.

Naturalmente, possiamo aggiungere una quarta categoria quando parliamo di inganno e di come questo viene utilizzato nello scenario della psicologia oscura. Il manipolatore può facilmente usare l'inganno per aiutarsi con una delle tre categorie sopra, ma è anche probabile che lo stia usando per sviluppare potere su un'altra persona. Quando sono in grado di controllare l'obiettivo a loro beneficio, ottengono il potere e possono scrivere la storia come meglio credono per le loro esigenze. Questo potrebbe finire per danneggiare l'obiettivo nel processo, ma scoprirai che il manipolatore cambierà sempre le cose in modo da assicurarsi che possano vincere.

Il manipolatore deve stare attento a non far rilevare l'inganno da altri. L'inganno è generalmente visto come qualcosa che dovremmo evitare perché può danneggiare un'altra persona e può essere immorale nel processo. Ma per un manipolatore, scoprirai che questa sarà una delle tecniche che sono in grado di utilizzare per sfruttare le altre persone e per garantire che saranno in grado di ottenere le cose di cui hanno bisogno.

Tecniche di manipolazione

I manipolatori sono tutt'intorno a noi. Potrebbero essere i tuoi amici, vicini, capo, colleghi, o anche il vostro compagno di vita. Ma non è facile identificarli. Certo, vivono come personaggi e tratti della personalità che scompaiono, nessuno si muove con una targhetta di psicopatico o narcisista sulla fronte, ma possono trasformare la nostra vita in un inferno vivente. Possono usare chiunque come preda per nutrire la loro natura ansiosa. Questi sono vampiri psicologici mascherati, e l'unico motivo che hanno è quello di trovare una vittima per soddisfare la loro mentalità psicologicamente malata.

Non siamo destinati a diventare la prossima vittima del loro fascino, ma possiamo identificarli con diversi tratti e conoscendo le tecniche che usano per manipolare. Per i manipolatori, è gratificante imparare l'arte della manipolazione, e in realtà, anche noi possiamo ottenere il vantaggio di poter manipolare con le tecniche per controllare la mente degli altri. Comunque, è importante tracciare una linea etica per testare le proprie capacità.

È un dibattito diverso, qui condivideremo alcune tecniche molto comuni per manipolare le persone.

TECNICA A SPECCHIO:

Questa tecnica di manipolazione molto famosa comporta due passaggi:

Inizialmente, è necessario agire come un'immagine speculare della persona che si sta per manipolare, e nella seconda fase, il processo viene invertito. Il comportamento di coping è uno strumento di base per questa tecnica. Copia ogni qualità che noti nel tuo soggetto, dal linguaggio del corpo alla tonalità, e dai gesti del viso e della mano alle capacità di comunicare e comportarsi...basta fare tutto a modo loro e ti noteranno, e inizieranno a sentirsi più vicini e connessi con te. Questo sarà il momento giusto per attuare ulteriori metodi di manipolazione. La manipolazione richiede la completa fiducia del soggetto, in caso contrario, diventa davvero difficile manipolare chiunque. Rispecchiarsi è una tecnica lenta ma altamente efficace per avvicinarti al soggetto, e altre tecniche influenzeranno facilmente la mente del soggetto, ma non bisogna considerarla una sorta di magia da fare in pochi secondi o minuti, può essere prolungata in ore o giorni.

Avviso: eseguire il "rispecchio" con la massima attenzione possibile, altrimenti i tentativi potrebbero far insospettire il soggetto. E una volta persa la connessione, è quasi impossibile recuperare la posizione iniziale.

TECNICA DEL BOMBARDAMENTO D'AMORE:

Un proverbio molto famoso può spiegare questa tecnica... "molti baciano la mano che vogliono tagliare". Ma i bombardamenti d'amore non sono così semplici come questo proverbio, è una tecnica complessa e tipica di solito utilizzata dai narcisisti. I manipolatori la usano nelle prime fasi dell'interazione per mostrare affetto positivo, interesse e armonia con il soggetto. Essere estremamente gentile con la vittima genera un atteggiamento estremamente positivo all'interno del soggetto. Originariamente si imposta una trappola emotiva, per afferrare i sentimenti del soggetto facile da manipolare. Questa tecnica non è per tutti, ma è altamente applicabile per le persone che hanno una mancanza di amore e felicità nella loro vita e hanno sempre bisogno di ricevere l'attenzione e la cura in qualsiasi occasione.

Attenzione: è importante mantenere nascoste le tue intenzioni e obiettivi e non iniziare a manipolare il soggetto subito dopo un rapido bombardamento d'amore, ma dare loro un po' di tempo per abituarsi.

BUONA TECNICA DI ASCOLTO:

Bisogna capire i trucchi della manipolazione. Non si tratta solo di hackerare il cervello di qualcuno e fargli fare quello che vuoi. Si tratta di afferrare la fiducia e una migliore comprensione del soggetto. E per capire chiunque, è essenziale conoscerli. Il modo migliore per conoscere una persona è ascoltarla. Diventare un buon ascoltatore per il vostro soggetto stabilisce un'illusione di conforto e amicizia tra entrambi. Il soggetto inizia a fidarsi di voi e si sente rilassato nel discutere della sua routine quotidiana, delle questioni personali e professionali, e della sua vita sociale. La loro vita diventa un libro aperto per te. Le uniche cose che devi fare sono ascoltarli tranquillamente o semplicemente fingere come un buon ascoltatore. Non solo hai bisogno di ascoltare, ma per manipolarlo è anche necessario far capire che ti preoccupi per loro, ripetendo le informazioni discusse.

Avviso: Una buona tecnica di ascolto non è tutta una questione di ascoltare e poi replicare come un pappagallo, ma utilizzare la parte importante delle informazioni in base alle esigenze della situazione.

TECNICA DI CATTURA DELLA PERSONALITÀ:

La vita è un letto di rose per persone belle. Ma è una mezza verità, la bellezza attira gli occhi, ma il cuore risponde alla personalità. Ammirare la bellezza e la personalità è qualcosa nella natura umana. E usare saggiamente il carisma e il fascino della tua personalità sono i requisiti di abilità per la manipolazione. La bellezza conta, ma comunque, devi lavorare sulla tua personalità. Atteggiamento positivo con un linguaggio del corpo perfetto, gesto accessibile e accogliente e padronanza del potere delle parole, sono le armi per sviluppare la manipolazione. Sii sempre una persona sicura di sé e fai sentire bene le persone quando stanno con te. Ti aiuterà a vincere ogni tipologia di persona nella vita, personalmente e professionalmente.

Attenzione: Evita le azioni che ti faranno sembrare troppo sicuro, perché a nessuno piace una persona sfacciata, indipendentemente da quanto attraente, affascinante e personalità abbia.

TECNICA DI PAURA E SOLLIEVO:

È una tecnica documentata e altamente studiata per la manipolazione. Anche questa tecnica provoca tanta ansia e stress, ma comunque è estremamente adeguata. La tecnica della paura e del sollievo manipola le persone giocando con le loro emozioni. Si tratta di un semplice metodo a due passi:

1. In primo luogo impostare una paura per qualcosa nella mente del soggetto, per farlo sentire vulnerabile e non protetto.

2. Nella seconda parte, offrire al vostro soggetto una soluzione per fornire sollievo contro la loro paura.

Ma ciò che può spaventare una persona è la parte più stimolante di questa tecnica, senza esagerare e spaventare le persone con cose malvagie. È meglio cercare acutamente le loro paure e le situazioni e i sentimenti che possono spaventarle. Analizzare correttamente il soggetto rivela i loro terrori e le loro paure, nelle loro relazioni, carriera e obiettivi della vita.

Prudenza: Non si tratta solo di far temere il tuo soggetto, ma devi avere la soluzione per salvarli dalla loro costernazione.

TECNICA DI APPROCCIO COLPEVOLE:

Nessuno vuole diventare cattivo o desidera diventare colpevole. Quindi cercate di capire come far sentire le persone in colpa e utilizzare questa tecnica per il vostro intento. Si crea un effetto psicologico per obbligare e far sentire le persone colpevoli delle loro azioni o comportamento, utilizzando alcune frasi emotivamente orecchiabili e pizzicanti come "Non mi aspettavo questo tipo di gesto da te", o "Ti ho sempre aiutato in ogni situazione non importa quale fosse, mi hai deluso". Nessuno vuole rovinare la propria immagine, e alla fine il soggetto sembra soddisfare la tua richiesta. A questo punto, puoi

243

impiantare la tua teoria nel loro subconscio e lasciarli muovere di conseguenza.

Attenzione: Bisogna stare molto attenti con questa tecnica, in caso contrario, si potrebbe essere sospettati di essere manipolatore di persone.

Tutte queste tecniche di manipolazione funzionano nella maggior parte dei casi, ma non è possibile ottenere gli stessi risultati ogni volta con la stessa tecnica, perché quando si tenta di manipolare una persona diversa, questa avrà qualità e difetti diversi. A volte succede in pochissimo tempo, a volte ci vuole un lungo ed estenuante periodo di attuazione dei trucchi.

Oltre a tutte queste tecniche, devi combinare anche il tuo look e le tue capacità di comunicazione verbale. E' fondamentale e necessario lavorare anche su: Comunicazione verbale - Aspetto - Perfetta manipolazione della personalità.

APPLICAZIONE DELLE TECNICHE DI MANIPOLAZIONE:

Tutti considerano la manipolazione come un pericolo reale. Abbiamo paura dei manipolatori e cerchiamo di identificarli per proteggerci. Ma, nostro malgrado, tutti noi siamo vittime di manipolazioni quasi ogni giorno. Siamo circondati da persone, gruppi e industrie che ci stanno manipolando 24h al giorno per 7gg a settimana per i loro interessi nascosti. La cosa sorprendente di questo tipo di manipolazione è che "non ci si lamenta di essere manipolati o di essere stupidi".

La manipolazione è ora convertita in arte. In questa era di tecnologia e scienza, sta diventando essenziale manipolare le persone per determinate ragioni. Queste ragioni a volte sono buone, ma il più delle volte no. Le applicazioni della manipolazione nel campo della psicologia e della medicina sono accettabili perché occasionalmente è essenziale manipolare un paziente malato di mente per il suo recupero e le sue cure.

Ecco altre applicazioni di manipolazione che osserviamo nella nostra vita quotidiana e di cui non ci siamo mai lamentati:

MARKETING E MANIPOLAZIONE:

Hai mai provato a cantare, ballare ed eseguire qualche tipo di acrobazie irreali mentre apri una lattina di una bibita???

O dopo aver mangiato una barretta di cioccolato, ti sei mai trasferito in un mondo incredibile dove tutto è fatto di cioccolato???

Ok, cambiamo la domanda...

Hai mai visto ragazze che ti attaccano subito dopo aver spruzzato un deodorante o uno spray per il corpo???

In realtà, non succede niente del genere... siamo d'accordo!?

Tutti queste sono tattiche di manipolazione per convincere o attirare verso quel particolare prodotto. Il marketing è una tecnica per aumentare il business e convertire gli spettatori in clienti per aumentare le vendite. Tutti questi trucchi di marketing non solo vendono un prodotto direttamente, ma in realtà manipolano la nostra mente con un'esperienza che ci piace, e mettiamo mano al portafoglio per acquistare e osservare lo stesso tipo di sensazione e trasformazione.

Ma purtroppo le cose non si svolgono mai come fanno vedere negli spot pubblicitari e film. Gli esperti di marketing non solo manipolano i clienti in modo fittizio come detto prima, ma considerano il marketing come amore o guerra in cui tutto è giusto. Usano la manipolazione, o si può chiamare lavaggio del cervello, per vendere i loro prodotti utilizzando alcune tecniche di manipolazione di marketing come pubblicità e strumenti di marketing.

- *COLLOCAZIONE DEL PRODOTTO*: Gli esperti di marketing inseriscono il loro prodotto in programmi televisivi, spettacoli e film per la promozione, e funziona. Si tratta di una potente strategia per correlare un prodotto con il vostro programma preferito o personalità.

- *PROMOZIONI*: La contrattazione è qualcosa che ci affascina. Gli esperti di marketing manipolano il prezzo dei prodotti e presentano un'offerta truffa. Aumentano i prezzi dei prodotti prima di una vendita e poi implementano segnali di sconto accattivanti e allettanti come 50% di sconto, acquista uno per ottenerne uno gratis, ecc.

- *EMOZIONI:* Siamo esseri emotivi, e gli esperti di marketing ottengono benefici manipolando le nostre emozioni. Creano una storia emotiva e sentimentale che amiamo vedere ancora e ancora, e cercano di relazionarci con essa costruendo sentimenti positivi con i marchi. I marketer manipolano anche con i sentimenti negativi, come paura e ansia, comunicando che le promozioni stanno finendo presto, scorte limitate, è un'offerta una tantum, ecc.

- *PARERI DELL'ESPERTO:* Tutti noi osserviamo una sorta di promozione di alcuni prodotti. In questi annunci, presentano medici o professionisti che promuovono prodotti con alcuni nomi seri che danno una sensazione di un istituto. Qualcuno di noi pensa mai alla sua credibilità? Ma inconsciamente iniziamo a seguire i loro consigli considerando il prodotto come affidabile e raccomandato dagli esperti.

- *PROVA SOCIALE:* A volte, i marketer utilizzano la stessa strategia di parere di esperti coinvolgendo persone comuni. Per lo più questa tecnica di promozione è la parte principale dello shopping online e delle promozioni. Le recensioni online sono efficaci per l'80% e ci fidiamo di queste recensioni per il nostro prossimo acquisto.

MEDIA E MANIPOLAZIONE:

C'è stato un tempo in cui le persone andavano alla ricerca di notizie sui media, ma ora la situazione è cambiata. Ora i media producono le notizie, non ci forniscono altro che distorsione e fabbricazione. È bello pensare ai media come un mezzo affidabile, ma questo non è vero. Hanno il potere di trasformare un tipo di informazione inutile e insensata in notizie di tendenza, utilizzando titoli accattivanti e titoli interessanti.

In poche parole, i media stanno modellando tutto ciò che sentiamo, guardiamo o leggiamo. I media hanno cambiato il loro mezzo da informativo a divertente, migliore è l'intrattenimento, maggiore sarà il profitto dei canali multimediali. In realtà, i media sono manipolazione per il nostro subconscio, ci fanno credere di rimanere in contatto con ciò che sta accadendo in tutto il mondo.

Alcune tecniche usate dai media per manipolarci sono:

- *CONOSCERE IL PUBBLICO:* avere informazioni complete sul soggetto è il primo passo della manipolazione. I media hanno tutte le informazioni su ogni singola persona grazie alla nostra moderna autocrazia. In parole semplici, purtroppo, il sistema ci conosce e fornisce una solida base alle agenzie di media per la manipolazione.

- *RICHIAMO EMOTIVO:* I media controllano i pensieri degli spettatori e li tengono lontani dal pensiero critico. I media fanno appello alle nostre emozioni e scatenano i sentimenti del pubblico.

- *GRADUALISMO:* I media creano consapevolezza lentamente e iniziano a preparare il pubblico per le "big news". Questo, in realtà, aiuta i media a manipolare il pubblico per accettare una situazione socialmente ingiusta. Questo gradualismo diluisce lentamente ma efficacemente la resistenza e l'agitazione da parte del pubblico per una particolare questione.

- *ADULTI O BAMBINI:* I media trattano i loro spettatori come bambini. Considerano il pubblico immaturo per gestire la realtà ed è per questo che usano modulazioni, azioni e personaggi zuccherati per generare una reazione conforme e sottomessa.

- *DISTRAZIONE:* I media manipolano le menti delle persone inondando le notizie su questioni banali e occupano completamente le loro menti. La ragione di questa strategia è quella di distogliere l'attenzione dell'opinione pubblica da questioni reali e impedire loro di mettere in discussione alcune questioni.

POLITICA E MANIPOLAZIONE:

Sai perché hai votato per un partito o un politico? Conoscete le loro politiche reali e la pianificazione per il miglioramento del paese? O si trattava solo di osservare le loro campagne, interviste televisive e sessioni dal vivo? La politica è falsa. Sì, è un gioco sporco in cui i politici manipolano i sentimenti, le emozioni e le opinioni del pubblico per il successo del loro partito e per governare il paese. Creano annunci politici per generare l'ideologia di aggrapparsi alle loro opinioni e programmi.

Le tecniche più potenti che questi politici usano per manipolare l'opinione pubblica sono:

- *RICHIESTA ESTERNA:* Creando nemici esterni, generano paura nel pubblico e lo manipolano per seguire le loro politiche estere, così possono affrontare in modo efficace le minacce esterne.

- *L'USO ECCESSIVO DI "PROTEGGI":* la parola "proteggi" genera una sorta di situazione sana e sicura per quanto riguarda qualsiasi cosa. I politici lo usano molto per dare l'idea che si prendono cura di noi. Ci manipolano dicendo, ancora e ancora, la stessa frase, tipo… dobbiamo proteggere X, dove X è qualsiasi cosa, dai diritti delle donne, ai diritti delle minoranze, alla religione, ai valori morali, ai diritti educativi e sociali.

- *DISONORARE L'AVVERSARIO:* La politica è una cosa davvero brutta. Disonorando l'avversario in politica, questi manipolatori politici ottengono molti benefici nascosti. La gente smette di preoccuparsi della politica, del manifesto e delle agende degli oppositori. E la sensazione di compassione per il rivale scompare. I politici diffondono voci negative e informazioni relative ai loro avversari, offuscano la vita personale dell'avversario e mettono in discussione la loro integrità e patriottismo, al fine di manipolare il pubblico per benefici personali.

SUGGERIMENTI PER PROTEGGERSI DALLA MANIPOLAZIONE

La manipolazione a volte fa male in profondità. Ecco perché è necessario comprendere le tecniche di manipolazione comunemente usate per salvaguardarci e non diventare burattini nelle mani di manipolatori. I manipolatori ci attaccano sottilmente, incolpano e ci interrogano. Ci fanno sentire in colpa, negano i fatti, creano una condizione di autocommiserazione per noi solo per i loro interessi e per soddisfare la loro mentalità malata. Ecco perché è importante imparare alcune tecniche psicologiche per superare la loro influenza e manipolazione.

Siamo qui a condividere tecniche psicologiche molto efficaci e potenti per trattare con i manipolatori e le loro armi. Cercate di sentire l'energia all'interno delle persone quando le incontrate per la prima volta e seguite il vostro istinto riguardo le persone intorno a voi. Se i manipolatori sono i vostri colleghi, il vostro capo, o anche alcuni parenti, è meglio evitare le interazioni e limitare le conversazioni con loro.

Per scoraggiarli dal giocare con le tue emozioni, è importante tenere un registro delle conversazioni fatte. I manipolatori sono molto bravi a distorcere le loro parole, modificare i fatti e nascondere la realtà. Ecco perché a volte ti incolpano di fare qualcosa di sbagliato, e potresti iniziare a crederci. So che suona un po' strano prendere appunti, ma avendo un registro di qualsiasi cosa che possono facilmente convertire in altri significati, vi aiuterà a non diventare una vittima del loro terribile schema di manipolazione.

Inizia a credere in te stesso e trattarti come la persona migliore che tu abbia mai incontrato. Non in termini di egoismo, ma in termini di rispetto di sé stessi. Questo vi arricchirà di fiducia ed energia positiva, e nessun altro sarà in grado di insultarvi. Vale la pena, per sé stessi, di sviluppare una mentalità forte e autocontrollata. I manipolatori sono sempre in cerca di un varco nel muro della personalità. Quel varco potrebbe essere il tuo cattivo stato d'animo. Non lasciare che scoprano le tue debolezze. Cerca di ripristinare i tuoi problemi e le tue debolezze da solo e non condividerle mai con gli altri. Sicuramente siamo i migliori amici di noi stessi e se hai bisogno di superare i tuoi difetti e le tue carenze, inizia subito a parlare da solo.

Medita spesso per mantenere la mente calma e controllata, è una tecnica altamente raccomandata. La meditazione ti mantiene rilassato e in contatto col tuo inconscio per darti la pace interiore della mente. La meditazione influisce anche sul tuo umore e ti incoraggia a sorridere e ad agire con gentilezza con gli altri. Evita l'attaccamento emotivo insolito con chiunque. Cerca di avere una piccola riserva in ogni rapporto che hai. So che sembra strano, ma ogni relazione ha bisogno di poco spazio. E il coinvolgimento emotivo irrealistico o illimitato con chiunque può facilmente trasformarti in una vittima di manipolazione.

I manipolatori cercano principalmente di diventare boss e iniziano a influenzare e sopprimere la tua personalità. Alzati e alza la voce di fronte ai manipolatori. Quando un manipolatore affronta qualsiasi tipo di opposizione o resistenza, la sua rabbia raggiunge l'apice. Quando sfidi un manipolatore e ti rifiuti di arrenderti, diventano frustrati e arrabbiati e in alcune situazioni, iniziano ad essere ansiosi e cominciano a dire abomini. Forse cercheranno anche di insultarti o umiliarti, devi essere calmo e forte, non devi mai capitolare. Dopo aver sperimentato il fallimento con voi, andranno avanti alla ricerca di nuove prede e vi lasceranno vivere una vita migliore.

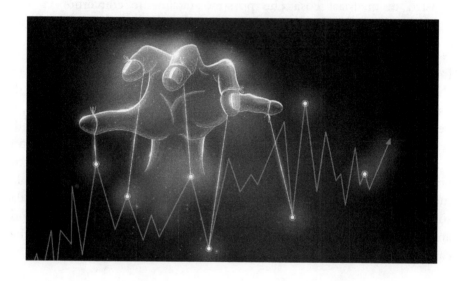

"Se qualcuno cerca di farti sentire inappropriato, non dargli retta, perché non fa altro che proiettare su di te quello che lui vede di sé stesso."

Angela Randisi

Capitolo 6. Come rompere i modelli di pensiero negativi

S barazzarsi del pensiero negativo e dell'ansia è più facile a dirsi che a farsi. È un dato di fatto, gli studi rivelano che anche se dici alle persone di evitare di pensare troppo a un argomento specifico, questo rende ancora più difficile estrarre il modello di pensiero dalle loro menti. Tuttavia, indulgere nel pensiero negativo e ricorrere ai pensieri più e più volte nella vostra testa, potrebbe essere controproducente e scomodo. In alcuni casi, potrebbe anche provocare depressione cronica.

La CBT può aiutare a evitare dal rimanere troppo sul pensiero negativo riorientando la mente su qualcosa di positivo. Attraverso una serie di sessioni di terapia, chiunque sia fortemente influenzato dal pensiero negativo può beneficiare di ricollegare il cervello. La maggior parte delle persone che sperimentano ansia o depressione causata dal pensiero negativo dovrebbe provare la CBT in modo che i problemi possono essere affrontati immediatamente. Gli studi suggeriscono che le persone depresse di solito non rispondono bene alle tecniche di auto-aiuto. Quindi, si consiglia di partecipare a sessioni di CBT per almeno sei settimane. Uno specialista di CBT può insegnarti alcune tecniche che potrebbero aiutarti a contrastare i modelli di pensiero negativi associati alla depressione.

Strategie di CBT comuni per aiutarti a gestire il pensiero negativo

Identificare il problema principale che causa il pensiero negativo

È importante individuare il problema e fare brainstorming per trovare eventuali soluzioni. Parlare con uno psicoterapeuta e tenere un diario potrebbe aiutare a scoprire la radice del pensiero negativo. Scrivi ogni idea che hai in mente. Pensa alle cose che ti danno fastidio e trova il modo di risolvere il problema. La disperazione è un marchio di depressione. Questa è la convinzione che nulla può essere migliorato. Fare un elenco di cose che puoi fare per migliorare la tua situazione attuale potrebbe aiutarti a ridurre la sensazione di disagio.

Ad esempio, se stai combattendo la depressione, ci sono molte cose che puoi fare, come adottare un animale domestico, iscriversi a un club locale in base al tuo interesse, offrirti volontario a un ente di beneficenza che ti interessa e molto altro ancora per evitare di affondare sempre più in essa.

Tieni un diario per aiutarti a combattere il pensiero negativo

Dopo aver determinato i trigger e i fattori aggravanti per la vostra depressione, il passo successivo è quello di essere vigili circa i cattivi pensieri che spesso si presentano per sopraffare quelli positivi. Nel tuo diario, prova a scrivere un'auto-dichiarazione per combattere ogni pensiero negativo. Prendete nota delle vostre auto-dichiarazioni e leggetele a voi stessi ogni volta che siete trascinati giù dai vostri pensieri negativi. Continuando ad andare avanti con questa disciplina, alla fine si svilupperanno nuove associazioni che sostituiranno il pensiero negativo con quello positivo.

Ricordate però che l'autoaffermazione non deve essere troppo lontano dai pensieri negativi, altrimenti la mente potrebbe non essere in grado di accettarla. Per esempio, quando il pensiero negativo è "Sono così triste oggi", non si dovrebbe cercare di combatterlo con "Sono davvero felice oggi", sarebbe solo una bugia completa. Una migliore autoaffermazione sarà: "Va bene essere tristi. Questa è solo un'emozione. Anche questo passerà. E domani sarà un giorno migliore". È salutare riconoscere la parte del nostro corpo e della mente che stanno cercando di aiutarci a far fronte alle emozioni negative.

Imparare ad accettare le delusioni

È fondamentale accettare la delusione come parte della nostra vita. Il modo in cui rispondiamo potrebbe influire sulla facilità con cui possiamo andare avanti. Un adolescente che sta attraversando una brutta rottura può incolpare cose banali come la semplice acne, pensando: "Non ha senso cercare di apparire bene, a nessuno piacerà". Un approccio migliore è quello di lasciare che si provi la delusione e ricordarsi che ci sono cose che sono al di fuori del nostro controllo. Concentrati invece sulle cose che puoi controllare. Prendi nota dei dettagli della tua situazione attuale, delle lezioni che hai imparato dall'esperienza e di ciò che potresti fare in modo diverso la prossima volta. Questo potrebbe aiutarti ad andare avanti ed essere più positivo sul tuo futuro.

Cercare nuove opportunità di pensiero positivo

Anche quelli che entrano in una stanza e pensano immediatamente di odiare i mobili possono probabilmente riordinare il cervello per trovare almeno tre cose nella stanza che gli piacciono. Una tecnica semplice è quella di impostare un promemoria telefonico almeno tre volte al giorno per ricollegare i pensieri e trovare un pensiero positivo. Se hai una famiglia o un amico che hanno bisogno di gestire il loro pensiero negativo, puoi scegliere di condividerlo con loro. In questo modo, il tuo team può condividere pensieri ed esperienze.

Riflessione serale

Puoi anche combattere il pensiero negativo riflettendo sulle parti migliori che accadono ogni giorno. Idealmente, puoi scrivere nel tuo diario le cose di cui sei grato. Tenendo sotto controllo i tuoi pensieri positivi, e anche condividendo questi pensieri con i tuoi cari, potresti aiutarti a sviluppare nuove associazioni nella tua mente per costruire nuovi percorsi. Con questa tecnica, puoi svegliarti al mattino sentendoti riposato e pronto a superare qualsiasi sfida della giornata.

Come la CBT può aiutarti a gestire il disturbo d'ansia

Se la tua vita è pesantemente influenzata da fobia invalidante, preoccupazioni implacabili, pensieri ossessivi o attacchi di panico, potresti soffrire di disturbo d'ansia. Attraverso la CBT, è possibile gestire i problemi di ansia sfruttando la mente per conquistare le vostre paure e prendere il controllo della vostra ansia. Prima di discutere ulteriormente della CBT e come può aiutare a ottenere sollievo dalle troppe preoccupazioni, cerchiamo di capire prima il disturbo d'ansia.

Che cos'è il Disturbo d'Ansia?

Anche se gli esseri umani hanno la tendenza naturale a sentirsi ansiosi, un individuo con un disturbo d'ansia potrebbe sperimentare livelli scomodi di ansia che di solito va oltre la ragione.

Ad esempio, un uomo medio può sentirsi preoccupato prima di andare a un colloquio di lavoro, ma una persona che ha un disturbo d'ansia può sentirsi preoccupata ogni volta che va al lavoro. Si ritiene che questa condizione non sia diagnosticata correttamente. Più spesso, coloro che soffrono di disturbo d'ansia non sono consapevoli di avere una malattia curabile.

Gli individui che stanno vivendo un disturbo d'ansia, soffrono anche di condizioni di salute mentali correlate alla depressione. Se non trattata, la condizione potrebbe portare all'autolesionismo e persino al suicidio.

I sintomi del disturbo d'ansia variano a seconda del tipo di malattia, ma la condizione è generalmente caratterizzata dall'incapacità di dormire bene, irritabilità, incapacità di messa a fuoco, un senso di pericolo imminente e sintomi fisici come palpitazioni cardiache, sudorazione o tensione muscolare. Quelli con disturbo d'ansia tendono anche a sperimentare sentimenti di impotenza e irrequietezza.

Il disturbo d'ansia è caratterizzato anche dall'incapacità della persona di svolgere le sue attività quotidiane. Coloro che soffrono di questa condizione spesso hanno ridotto la qualità della vita.

Forme specifiche di disturbo d'ansia sono inclusi nel Manuale diagnostico e statistico aggiornato dei disturbi mentali (DSMMD). Questo include disturbo ossessivo-compulsivo (OCD), disturbo d'ansia generalizzato, disturbo di panico, disturbo da stress post-traumatico, agorafobia (paura della piazza), disturbo dell'ansia sociale, e anche fobia semplice.

Il disturbo d'ansia sociale è il tipo più comune di disturbo d'ansia e i sintomi di solito si mostrano prima dei 20 anni. Le fobie comuni - come la paura degli scarafaggi - sono abbastanza tipiche, con più di 1 persona su 10 che soffre di una fobia specifica.

Per il trattamento del disturbo d'ansia, gli studi rivelano che la terapia è spesso una delle tecniche più efficaci. Questo perché la terapia - non simile alla maggior parte dei farmaci - può trattare oltre i sintomi del disturbo. La CBT può aiutarti a scoprire le cause più profonde delle tue paure e preoccupazioni, acquisire una nuova prospettiva sulle cose, imparare a essere calmo in mezzo agli attacchi di panico e costruire migliori capacità di problem-solving. La CBT può fornirti gli strumenti per aiutarti a gestire il tuo disturbo d'ansia.

Ci sono diverse forme di disturbo d'ansia, e la CBT può essere personalizzata in base a preoccupazioni specifiche e sintomi. Se si verificano attacchi di panico, ad esempio, il trattamento CBT sarà molto diverso rispetto a qualcuno che ha un disturbo ossessivo-compulsivo.

Inoltre, la durata del trattamento si baserà anche sulla forma e l'intensità del disturbo d'ansia. Tuttavia, la maggior parte delle tecniche di CBT per il disturbo d'ansia sono abbastanza a breve termine. Infatti, l'American Psychological Association prescrive solo da 8 a 10 sessioni di CBT per le persone che hanno disturbi d'ansia.

Molte forme di trattamenti sono utilizzate per il sollievo dal disturbo d'ansia. Tuttavia, le tecniche principali sono la CBT e altri trattamenti correlati come la terapia di esposizione. Ogni trattamento può essere utilizzato come terapia autonoma o come parte di un regime.

La ricerca rivela che la CBT è un approccio efficace nel trattamento del disturbo d'ansia generalizzato, disturbo d'ansia sociale, fobie e disturbo di panico tra le altre condizioni di salute mentale. La CBT può affrontare distorsioni e modelli negativi del modo in cui percepiamo il mondo e la nostra immagine.

Ricordate, il concetto fondamentale della CBT è che la nostra mentalità - non il nostro ambiente - può influenzare le nostre emozioni. Per dirla semplicemente, non è la nostra circostanza attuale che influirà su come ci sentiamo, ma come percepiamo la situazione. Ad esempio, supponiamo che tu sia stato selezionato per presentare una proposta di vendita a un cliente importante. Lavora su almeno tre diversi approcci nel pensare all'opportunità e a come i tuoi pensieri potrebbero influenzare il modo in cui ti senti.

Scenario: è necessario proporre un'importante presentazione delle vendite.

Pensiero n.1: L'opportunità è eccitante. Mi piace parlare con un cliente che ha davvero bisogno del nostro servizio.

Emozioni: Eccitato, Felice

Pensiero n.2: Le presentazioni non sono il mio forte. Preferirei rimanere in ufficio e preparare il rapporto per qualcun altro che sa, meglio di me, parlare di fronte alle persone.

Emozioni: Neutro

Pensiero n.3: Non so cosa dire. E se rovinassi la presentazione? Il mio capo mi odierà.

Emozioni: Preoccupato

Come si può notare, individui diversi potrebbero provare emozioni diverse dalla stessa situazione. Tutto questo può dipendere dalle credenze, dagli atteggiamenti e dalle aspettative di ogni persona. Per coloro che soffrono di disturbi d'ansia, il pensiero negativo potrebbe anche alimentare le emozioni negative di paura e ansia. L'obiettivo della CBT è quello di determinare e rettificare queste credenze e pensieri negativi. L'idea principale è che se si modifica il modo in cui si pensa, si può anche rimodellare le proprie emozioni.

La tecnica di CBT in 3 fasi per sfidare i tuoi pensieri

La ristrutturazione cognitiva - nota anche come sfida del pensiero - è un processo della CBT in cui è necessario sfidare i tuoi pensieri negativi che nutriranno solo la tua ansia, e sostituirli con pensieri più realistici e positivi. Questo processo prevede tre passaggi specifici:

Fase 1 - Identificare i vostri pensieri negativi

Le persone che soffrono di disturbo d'ansia percepiscono situazioni più dannose da come sono realmente. Ad esempio, per qualcuno che ha paura dei germi, stringere la mano è percepito come un'attività ad alto rischio. Anche se questo è spesso visto come una paura irrazionale, comprendere questi modelli di pensiero potrebbe essere una sfida. Un modo per lavorare è continuare a chiederti cosa stavi pensando quando hai cominciato a sentirti ansioso. Il vostro specialista di CBT può aiutarvi a completare questo passaggio.

Fase 2 - Sfida il Pensiero Negativo

Successivamente, il tuo specialista in CBT ti aiuterà a valutare efficacemente i tuoi pensieri che causano il tuo problema di ansia. Ciò può includere lo scrutinio della validità dei tuoi pensieri preoccupanti, la valutazione di credenze che non sono utili e la verifica della realtà delle previsioni negative. Gli approcci più comuni per sfidare il pensiero negativo, riguardano il pensare che ciò di cui ti preoccupi potrebbe non accadere realmente, confrontando i vantaggi e gli svantaggi dell'ansia, eseguendo esperimenti o evitando la causa principale della tua paura.

Fase 3 - Sostituire il pensiero negativo con il pensiero realistico

Dopo aver identificato con successo le distorsioni negative e le previsioni irrazionali legate ai tuoi pensieri negativi, il passo successivo è sostituirli con pensieri freschi che sono più positivi e realistici. Il tuo specialista in CBT può anche aiutarti a creare dichiarazioni più accurate e rilassanti che puoi ripetere a te stesso quando stai per sperimentare una situazione che di solito ti causa ansia.

Per comprendere meglio il meccanismo di sfidare i vostri pensieri negativi con la CBT, esaminiamo questo breve esempio:

Betty non vuole continuare a fare jogging perché è preoccupata di come appare quando corre, e pensa che tutti riderebbero di lei. Il suo specialista in CBT le ha chiesto di fare una lista dei suoi pensieri negativi, capire distorsioni cognitive, e lavorare con una dichiarazione più logica. Dai un'occhiata ai risultati:

Pensiero negativo n.1: E se mi vedono sciocca quando vado a fare jogging?

Distorsione negativa: pensare allo scenario peggiore.

Pensiero più realistico: Nessuno mi ha mai detto che sembro sciocca.

Pensiero negativo n.2: Se sembro sciocca, sarà terribile!

Distorsione negativa: ingrandire le cose in modo sproporzionato.

Pensiero più realistico: Sto facendo questo per la mia salute. Non è terribile.

Pensiero negativo n.3: La gente potrebbe ridere di me!

Distorsione negativa: saltare alle conclusioni.

Pensiero più realistico: l'opinione degli altri non è affare mio.

Certamente, può essere difficile sostituire i pensieri negativi con modi di pensare più realistici. Il più delle volte, i pensieri negativi hanno fatto parte della nostra personalità per un lungo periodo di tempo. Di solito ci vuole tempo e fatica per cambiare questa abitudine. Questo è il motivo per cui la CBT copre anche i passaggi che si possono fare a casa, come imparare a riconoscere se si è preoccupati e come ci si sente fisicamente, e imparare tecniche di rilassamento e abilità per combattere il panico e l'ansia.

Terapia dell'esposizione per disturbo d'ansia

Tendiamo ad evitare l'ansia perché è piuttosto sgradevole. Tra i modi più comuni in cui le persone fanno questo, c'è evitare le situazioni che li fanno sentire ansiosi.

Se ti senti ansioso di parlare in pubblico, potresti dire di no a un'importante presentazione che potrebbe portare alla tua promozione sul lavoro. A parte il fattore di disagio, il problema principale nell'evitare la paura è che potresti non avere mai l'opportunità di sfidarla. È un dato di fatto, allontanarsi dalle cose di cui hai paura non può che rafforzare la paura stessa.

Come suggerisce il nome, la terapia di esposizione è una forma di CBT che ti esporrà a determinati oggetti o situazioni di cui hai paura. Il concetto è che attraverso una serie di esposizioni, si può sentire un crescente senso di controllo su una situazione e, di conseguenza, la vostra ansia potrebbe diminuire.

Questo è spesso fatto in due modi. In primo luogo, si può affrontare questo nella vita reale. In secondo luogo, vi verrà chiesto dal vostro terapeuta di pensare a una situazione spaventosa. Questa forma di terapia potrebbe essere utilizzata come trattamento autonomo, o potrebbe essere fatto come parte di una sessione di CBT.

Desensibilizzazione sistematica

Affrontare la tua più grande paura a testa alta potrebbe essere un'esperienza traumatica, quindi la terapia dell'esposizione spesso inizia con uno scenario che è leggermente traumatizzante. Questo processo è noto come desensibilizzazione sistematica, che ti permetterà di affrontare gradualmente le tue paure, imparare le abilità per controllare il panico e costruire fiducia.

Date un'occhiata a una progressione di esempio qui sotto:

Come affrontare la paura delle altezze – Esposizione Bungee Jumping

Passo 1: Guarda le foto di luoghi popolari di bungee jumping.

Passo 2: Guarda un video di una persona che fa un bungee jumping.

Passo 3: Trova il punto di salto bungee più vicino nella tua zona.

Passo 4: Imparare a eseguire correttamente e in modo sicuro un bungee jumping.

Passo 5: Chiedi a qualcuno di accompagnarti.

Passo 6: Vai al punto in cui si eseguirà il bungee jumping.

Passo 7: Assicurarsi che gli ingranaggi di sicurezza siano in posizione.

Passo 8: Chiudi gli occhi e fai un respiro profondo.

Passo 9: Celebra il successo saltando.

Passo 10: Ripeti un'altra volta.

Ci sono tre parti nella desensibilizzazione sistematica:

1. Padroneggiare le capacità di rilassamento

Il tuo specialista di CBT ti insegnerà come rilassarti attraverso la respirazione profonda o il rilassamento muscolare progressivo (oppure documentati come fare). Puoi esercitarti a casa o durante la sessione. Quando inizi ad affrontare le tue paure, puoi usare questa strategia di rilassamento per diminuire la tua risposta di ansia fisica (iperventilazione o tremore) e permetterti di rilassarti.

2. Creare un elenco

Devi fare un elenco di almeno 10 situazioni spaventose che potrebbero aiutarti ad andare avanti verso il tuo obiettivo finale. Per esempio, se il vostro obiettivo finale è quello di superare la paura delle altezze, si potrebbe iniziare, come nell'esempio precedente, a guardare famosi punti in cui si effettuano salti di bungee jumping e finire col farlo effettivamente. Ogni passo deve essere specifico e possibile con obiettivi misurabili.

3. Lavorare attraverso i passaggi

E' necessario iniziare a lavorare sulla lista, da soli o tramite uno specialista di CBT. L'obiettivo è quello di rimanere in ogni scenario spaventoso fino a quando la vostra paura cala. Con questo, imparerai che i sentimenti non ti feriranno, e tenderanno ad andare via.

Ogni volta che l'ansia diventa troppo opprimente, puoi passare alla tecnica di rilassamento che hai imparato. Dopo essersi rilassati, potresti di nuovo concentrarti sulla situazione. Con questo metodo, è possibile lavorare attraverso ogni passo fino a quando è possibile completare l'elenco senza sentire i cattivi effetti dell'ansia.

Altre terapie consigliate per il disturbo d'ansia

Oltre alla CBT, potresti anche voler esplorare altre terapie consigliate che hanno lo scopo di fornire sollievo generale dallo stress e aiutarti a raggiungere un benessere emotivo.

Tecniche di rilassamento

Una volta eseguite regolarmente, le tecniche di rilassamento come la visualizzazione, la respirazione controllata, il rilassamento muscolare progressivo e la meditazione consapevole, potrebbero ridurre l'ansia e aumentare il rilassamento, nonché promuovere emozioni sane.

Esercizio

L'esercizio fisico è un alleviatore d'ansia naturale e sollievo dallo stress. Sulla base di studi, almeno 30 minuti di esercizio per 3-5 volte a settimana potrebbe portare notevoli risultati nell'alleviare l'ansia. Al fine di ottenere il massimo beneficio, cercare di elaborare almeno un'ora di esercizio aerobico nella maggior parte dei giorni della settimana.

Ipnosi

L'ipnosi è spesso utilizzata in combinazione con la CBT per il trattamento del disturbo d'ansia. Mentre sei in uno stato di profondo rilassamento, il tuo terapeuta può utilizzare varie tecniche terapeutiche per aiutarti ad affrontare le tue paure e anche ottenere una nuova prospettiva.

Capitolo 7. Tecniche e strumenti della CBT essenziali

L a CBT utilizza una varietà di tecniche cognitive e comportamentali e, per il tuo piano di trattamento, puoi prendere in considerazione la combinazione di un numero qualsiasi di esse. Molti degli strumenti introdotti in questo tipo di terapia possono aiutare a gestire le situazioni quotidiane. Questa sezione del libro illustrerà quindici diverse strategie comuni nella CBT. Tieni presente che questo non è, in alcun modo, un elenco esaustivo. Inoltre, rivedremo alcune di queste tecniche in seguito mentre approfondiremo ulteriormente il trattamento della CBT per la depressione, l'ansia e la bassa autostima.

Ci sono molti fogli di lavoro che puoi trovare online e scaricare gratuitamente durante questa fase del processo di CBT, molti dei quali hanno lo scopo di supportarti attraverso la tua crescita. Prendi in considerazione la ricerca di modelli e fogli di lavoro su registri di pensiero, scale di valutazione, elenchi di controllo di opinione e gerarchie di paura.

1. Scrivere un diario

Il diario è un modo per tenere traccia di pensieri, stati d'animo, emozioni e comportamenti, oltre a ciò che ti ha portato a queste esperienze. È un modo per raccogliere dati sui tuoi pensieri e sentimenti. Nel diario, è importante prendere nota della fonte della tua emozione o pensiero e dell'intensità di esso, nonché dell'ambiente o della situazione in cui ti trovavi in quel momento. Lo scopo del diario è aiutarti a identificare i modelli di pensiero disadattivi e a comprendere l'impatto che questi possono avere sul comportamento. L'obiettivo finale, ovviamente, è imparare a cambiare o adattare i modelli di pensiero per essere più positivi.

2. Svelare le distorsioni cognitive

La maggior parte di noi porta in giro la propria collezione di "distorsioni cognitive". Le distorsioni cognitive sono essenzialmente modi di pensare difettosi. Sono pensieri imprecisi nella nostra testa che tendono a rafforzare i modelli di pensiero negativi e ci forniscono una falsa realtà. Le distorsioni cognitive includono cattive abitudini come il pensiero in bianco e nero, saltare alle conclusioni, filtrare i pensieri positivi, concentrarsi sul negativo, usare sovrageneralizzazioni e situazioni di catastrofe. È un'abilità essenziale, nella CBT, quella di scoprire quali sono le distorsioni cognitive personali. Usando le tecniche della CBT, capirai in quale di queste cadrai più spesso in modo da poter imparare a smettere di farlo.

3. Ristrutturazione cognitiva

Dopo aver identificato alcuni dei pensieri automatici e delle visualizzazioni imprecise su cui ti sei basato, puoi iniziare a sfidarli. Scopri come sono nate queste distorsioni e perché ci credi ancora. Inoltre, pensa ai vantaggi e agli svantaggi di avere le opinioni che hai. Ad esempio, potresti credere che per essere considerato una persona di successo nella vita, devi avere un lavoro ben pagato, altrimenti potresti scoraggiarti e deprimerti. Invece di accettare questa convinzione errata che ti fa sentire triste, potresti provare qualche ristrutturazione cognitiva. Sfrutta l'opportunità per pensare a cosa significhi davvero essere una persona di successo.

4. Terapia dell'esposizione

La terapia di esposizione è una tecnica che viene utilizzata più frequentemente per coloro che soffrono di disturbo ossessivo-compulsivo (OCD), attacchi di panico e fobie. Puoi praticare questa tecnica esponendoti a qualsiasi cosa ti renda ansioso o spaventato, un po' alla volta. In generale, imparerai prima alcune tecniche di rilassamento e farai del tuo meglio per tenere i sintomi sotto controllo durante l'esposizione limitata. Il diario a volte è combinato con la terapia dell'esposizione in modo da poter registrare e capire come ti sei sentito durante l'esercizio e come hai gestito i sentimenti negativi che hai incontrato. La terapia dell'esposizione può avvenire in un ambiente controllato come una clinica, in casa o fuori nella comunità. Esamineremo la terapia dell'esposizione più nel dettaglio, quando esamineremo la CBT e il disturbo d'ansia.

5. Esposizione enterocettiva

L'esposizione enterocettiva è un'altra tecnica utilizzata per trattare il disturbo di panico e l'ansia. Si tratta di esposizione a sensazioni corporee temute per suscitare una risposta. Lo scopo è quello di sfidare i pensieri malsani e automatici che sono associati a queste sensazioni e gestirli in un ambiente controllato. Durante l'esposizione enterocettiva, gli individui imparano a mantenere la sensazione senza farsi prendere dal panico per capire che i sentimenti che stanno vivendo non sono pericolosi o pericolosi per la vita.

6. Riproduci il copione fino alla fine

Questa strategia prevede l'esame dello scenario peggiore in una determinata situazione. È particolarmente utile per coloro che hanno a che fare con la paura intensa e l'ansia. Questo esercizio è utile per aiutarti a determinare quali sono i risultati della paura sottostante. L'idea alla base di questa tecnica è quella di condurre un esperimento di pensiero o una "prova" nella tua mente. Hai deciso di immaginare il peggior risultato possibile per una situazione e poi lasciare che l'evento si svolga nella tua mente. In questo modo, si può imparare che non importa ciò che accade, le cose probabilmente andranno comunque bene.

7. Respirazione profonda

Anche se non è l'unica per la CBT, la respirazione calma è un'altra strategia che può essere utilizzata per rilassare il corpo e la mente. La respirazione profonda può essere un ottimo strumento per calmare i nervi durante un evento stressante. Per fare questo, inspirare attraverso il naso, fare una pausa per 2-3 secondi, quindi espirare lentamente di nuovo attraverso la bocca. Ripetere l'operazione per alcuni minuti. Concentrarsi sul tuo respiro aiuta a regolare e rallentare la respirazione, portandoti calma e pace. È anche utile per liberare la mente per aiutarti a pensare in modo più razionale.

8. Rilassamento muscolare progressivo (RMP)

Il rilassamento muscolare progressivo è una tecnica molto nota sia all'interno che all'esterno della terapia cognitiva comportamentale. Si tratta di tensione ripetitiva e rilassante di diversi gruppi muscolari, uno alla volta. Generalmente, alla fine del RMP, ci si ritrova in uno stato più rilassato, nel corpo e nella mente. Il RMP e la respirazione profonda saranno entrambi al centro dell'attenzione quando visiteremo la sezione sull'ansia.

9. Esperimenti comportamentali

Nella CBT, gli esperimenti comportamentali possono essere messi in atto per testare la validità dei vostri pensieri e credenze. Se ritieni che qualcosa sia vero, puoi decidere di verificare se lo è o meno eseguendo un esperimento comportamentale. Questo processo comporta l'impostazione di una situazione di test e il monitoraggio dei risultati. È possibile progettare test per raccogliere informazioni che possono dimostrare o confutare le vostre convinzioni, fondamentalmente testare l'ipotesi che i vostri pensieri possono essere imprecisi.

È possibile, ad esempio, utilizzare un sondaggio per raccogliere informazioni da altri utenti o eseguire un'azione specifica per vedere quali saranno i risultati. I risultati potrebbero non corrispondere a quanto presunto. Ad esempio, se hai difficoltà a condividere la tua opinione su persone sconosciute, potresti provare a condividerla e osservare il risultato. Hai turbato qualcuno coinvolto? Hanno respinto quello che avevi da dire? Ha fatto sì che la persona ti piacesse meno? Stai facendo qualche supposizione su questo? È possibile provare diversi approcci in diverse occasioni e vedere quali sono i risultati.

10. Gerarchie di esposizione alla situazione

L'esposizione alla situazione è una tecnica che è spesso raccomandata per quelli con disturbo ossessivo compulsivo. L'idea è quella di aggirare la situazione, l'evento o l'oggetto che normalmente provoca ansia e comportamento compulsivo, e astenersi dall'impegnarsi in quel comportamento. Questa strategia è spesso abbinata a tecniche di diario e di rilassamento. Quando pratichi questa tecnica, annoti tutto ciò che generalmente eviti in un elenco. Il prossimo passo sarebbe quello di classificare gli oggetti in ordine dal più basso al più alto impatto, creando essenzialmente una gerarchia. Inizierai con l'elemento più semplice nell'elenco e alla fine ti farai strada attraverso tutti gli elementi man mano che riesci a tenere sotto controllo l'ansia.

11. Esposizione basata sulle immagini

Simile all'esposizione alla situazione, l'esposizione basata sulle immagini è un'altra strategia della CBT che può essere utile per chi ha a che fare con il disturbo ossessivo compulsivo e l'ansia. Invece di essere direttamente esposto a una situazione o ad un evento che provoca sentimenti negativi, nell'esposizione basata su immagini, devi solo immaginare o ricordare un evento che ha causato queste emozioni. Mentre ricordi il recente evento negativo, sei diretto a ricordare i dettagli sensoriali, le emozioni che coincidono con l'evento e le risposte comportamentali che hai vissuto. L'aspettativa è che tu continui a visualizzare questi dettagli e ad esercitare le tue strategie di rilassamento fino a quando il tuo livello di ansia si riduce.

12. Prova cognitiva

La prova cognitiva è una strategia in cui ricordi una situazione problematica o un evento del tuo passato e lavori per trovare una soluzione per esso. Ti concentrerai sui dettagli dell'evento, sui modelli di pensiero negativo e sui comportamenti ad essi associati. Inizierai quindi a provare pensieri positivi nella tua mente, pensando a cose che potresti essere in grado di fare in modo diverso la prossima volta. In futuro, potrai anche cercare soluzioni a questo problema, che apporteranno modifiche positive ai processi di pensiero nel caso in cui l'evento si ripeta. Questa tecnica ti metterà in piedi per il successo futuro.

13. Test di validità

Il test di validità è una tecnica utilizzata per aiutarci a sfidare i nostri pensieri e credenze radicati. Si tratta di creare un elenco di esempi che sosterranno o convalideranno i pensieri che riteniamo veri. Creiamo la lista per difendere il nostro punto di vista e dimostrare che i nostri pensieri automatici sono corretti. In realtà, questa tecnica può aiutare a smascherare la falsità delle nostre idee. Quando non riusciamo a trovare prove per convalidare ciò che pensiamo e sentiamo, possiamo cominciare a dubitare dell'autenticità dei nostri pensieri. In questo modo, i pensieri negativi possono essere sostituiti con pensieri realistici e positivi, e possiamo iniziare a normalizzare i nostri pensieri, sentimenti ed emozioni.

14. Programmazione delle attività

La pianificazione delle attività è uno strumento efficace per alleviare i sintomi della depressione. È un esercizio che aiuta le persone a impegnarsi in comportamenti che altrimenti eviterebbero o ai quali non parteciperebbero con la stessa frequenza di una volta. Il primo passo è quello di identificare diversi comportamenti o attività che sono gratificanti e non si verificano così spesso come dovrebbe essere. Il prossimo è creare un programma di date e orari durante la settimana per impegnarsi nell'attività. Potresti fissare l'obiettivo di provare a pianificare di fare una piacevole attività ogni giorno. Non deve essere troppo complicato o richiedere tempo, solo qualcosa che ti fa stare bene anche per un po'. Fare attività che producono piacere ed emozioni positive nella tua vita quotidiana ti aiuterà a rendere il tuo pensiero meno negativo.

15. Scoperta guidata

La tecnica di scoperta guidata è un altro modo per aiutarti a conoscere e comprendere le tue distorsioni cognitive. È generalmente praticato in collaborazione con un terapeuta addestrato, in quanto il terapeuta può aiutarti e guidarti a comprendere i tuoi processi di pensiero. Il terapeuta ti farà domande sui tuoi pensieri, sentimenti e comportamenti per arrivare alla radice del problema. L'obiettivo della scoperta guidata è quello di aiutarti a imparare come modificare il modo in cui interpreti ed elabori le informazioni, e modificare il modo in cui guardi il mondo.

Così come quando si acquisiscono molte informazioni, è necessario che le stesse vengano ripetute diverse volte affinché si facciano nostre, anche qui, alcuni concetti sono volutamente ripetuti perché diventino parte integrante dei nostri pensieri.

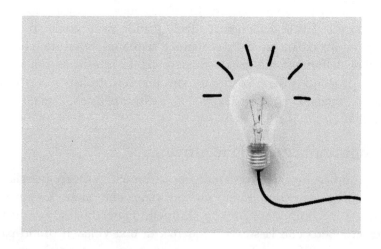

Capitolo 8. Aumentare l'autocoscienza emotiva

Il primo passo verso lo sviluppo di una maggiore intelligenza emotiva è aumentare la consapevolezza di sé, o la vostra comprensione dei propri sentimenti ed emozioni. Puoi regolare le tue emozioni per un risultato positivo in modo ottimale solo se sei in grado di identificare queste emozioni. Etichettare le emozioni e determinare le tue azioni in base a queste emozioni è fondamentale per il processo di sviluppo dell'intelligenza emotiva. Quando sei più consapevole dei tuoi sentimenti e delle tue emozioni, riconoscere le emozioni altrui diventa più semplice.

Ecco suggerimenti solidi e collaudati per aumentare la consapevolezza di sé e per iniziare il percorso dell'intelligenza emotiva:

Etichetta le tue emozioni

Etichetta e classifica le tue emozioni. So che questo fa sembrare che i tuoi sentimenti appartengano ad una biblioteca. Tuttavia, l'etichettatura, o dare nomi alle tue emozioni, rende più facile identificare e agire su di loro. Quando senti un'emozione che ti attraversa, cerca di identificarla rapidamente. È paura, insicurezza, gelosia, rabbia, euforia, depressione, sorpresa o una combinazione di queste emozioni?

Identifica i trigger che causano queste emozioni. Per esempio, una persona specifica può evocare gelosia in te perché pensi che abbia più successo di te.

Cosa ti fa provare certe emozioni? Quali sono i fattori scatenanti che ti fanno arrabbiare o ti fanno del male? Cosa ti rende felice o triste? Qual è la fonte di emozioni positive o distruttive? Etichettare i propri sentimenti e riconoscere gli stimoli per le varie emozioni aumenterà la vostra auto-consapevolezza emotiva.

Prendi carta e penna per elencare le tue emozioni quando sperimenti una sensazione avvincente. Menziona l'emozione precisa o la sensazione che stai provando. Accompagna questa etichetta emotiva con il trigger che l'ha causata. Cos'è che ti ha fatto sentire come stai? Quando riconosci un'emozione, è più facile gestirla.

Ad esempio, supponiamo che provi un profondo senso di disprezzo per delle persone senza una ragione specifica. Non ti piacciono e non li sopporti, ma stranamente non riesci a capire perché non ti piacciono. Dopo un esame più attento dei tuoi sentimenti, ti rendi conto che non ti piacciono perché sei invidioso di loro. Potresti credere che abbiano una vita meravigliosa, mentre a te le cose non vanno mai per il verso giusto. Inchiodando questa emozione come gelosia, puoi regolare le tue emozioni potenzialmente negative.

Una volta che riconosci l'emozione come gelosia irrazionale, la vedrai in modo più logico e comprensivo. Inizierai a pensare che non è davvero colpa di qualcuno se conducono una vita incredibile. In realtà, dovrebbero essere applauditi per aver lavorato sodo per i loro obiettivi. Ti renderai conto che nessuno ha una vita perfetta. Ognuno passa attraverso azioni, prove e tribolazioni per raggiungere il successo, che non è necessariamente visibile al mondo esterno. A volte, è solo il modo in cui percepiamo le cose e non la realtà. Così, una volta che sarai più consapevole delle tue emozioni, potrai lavorare con loro in modo più positivo.

Essere un esperto su sé stessi

Qual è la cosa che dovresti fare per apportare cambiamenti nei tuoi pensieri, azioni e comportamenti? La risposta è: consapevolezza di questi pensieri e delle azioni successive! Per apportare modifiche, dovresti sapere cosa devi migliorare.

Conoscere te stesso dentro e fuori è la chiave per essere più emotivamente consapevoli e esperti. Sapevi che gli atleti sono addestrati a identificare e superare i sentimenti prima di un'importante partita imminente? Questo si basa sulla premessa che se riesci a identificare e controllare con successo le tue emozioni, queste non influiranno sulla tua produttività. Torna indietro e pensa a tutti i casi recenti in cui hai lasciato che le emozioni avessero la meglio su di te e hanno influenzato la tua produttività.

Essendo consapevoli dei vostri punti di forza e di debolezza, è più facile raggiungere con fiducia i vostri obiettivi. C'è un margine minore di frustrazione, bassa produttività e delusione. La fiducia in sé stessi aumenta la tua assertività mentre esprimi i tuoi pensieri e le tue opinioni, che è importante per sviluppare abilità sociali.

Una volta che avrai una maggiore consapevolezza, raramente sarai governato dalle emozioni. Hai un vantaggio notevole, se sarai in grado di regolare le tue emozioni. Una persona emotivamente consapevole smette di essere vittima delle sue emozioni e usa queste emozioni in modo positivo per raggiungere un risultato desiderato.

Trascorrere del tempo a riconoscere le aree di sviluppo per rafforzarle

- Elenca tutti i tuoi punti di forza e di debolezza.

- Fai un test formale e psicologico di valutazione della personalità che ti aiuta a scoprire le tue abilità, limitazioni e valori.

- Ottieni feedback oggettivi dalle persone di cui ti fidi.

Un metodo che fa miracoli per aumentare la vostra auto-consapevolezza è, come già scritto, il diario. Scrivi in maniera fluida e coscienziosa i pensieri che stai provando e sperimentando mentre si verificano. Quali sono le emozioni che stai provando? Quali sono le reazioni fisiologiche ai tuoi sentimenti? Stai avendo un battito cardiaco più veloce, palmi delle mani sudate, ecc., come reazione fisica alle tue emozioni?

Le emozioni non sono sempre semplici. In realtà, sono complesse e molteplici. Ad esempio, potresti avere un'accesa discussione con il tuo partner e sentirti arrabbiato, ferito, sconvolto e vendicativo allo stesso tempo. Scrivi le emozioni esattamente come le stai sperimentando, anche se due emozioni sembrano contraddirsi a vicenda. Per esempio, se hai una borsa di studio per studiare all'estero, potresti essere euforico all'opportunità. Tuttavia, il pensiero di lasciare alle spalle il tuo partner può causare anche una sensazione di tristezza. Stai riconoscendo e convalidando le tue emozioni scrivendole.

Dexter Valles, CEO di Valmar International, suggerisce di portare con sé una lavagna divisa in due o tre parti, durante il giorno. Aggiungere sei o otto sentimenti alla lavagna e chiedere ai dipendenti di mettere un controllo sui sentimenti che provano in diversi momenti del giorno, per determinare quali emozioni hanno il numero massimo di segni di spunta.

Fai un elenco di ogni ruolo che svolgi nella tua vita quotidiana, come essere un genitore, un fratello, un volontario, un lavoratore e altro ancora.

269

Quali sono le emozioni legate ad ogni ruolo? Ad esempio, potresti goderti il tuo ruolo di genitore, ma puoi anche essere un dipendente infelice. Esaminate attentamente ogni ruolo e le emozioni ad esso collegate.

Denominare le emozioni legate a ogni relazione ti aiuterà a gestire le emozioni stesse all'interno di quella relazione in modo più efficiente. Ti darà maggiore controllo della tua reazione emotiva per quanto riguarda il ruolo specifico.

Effettuare un check-in frequente

Fai un check-in frequente con le tue emozioni e con te stesso per sapere se hai bisogno di qualcosa. Fai un check-in mentale delle tue emozioni periodicamente per capire come ti senti in momenti diversi durante il giorno. E' una sorta di, "Ciao, mente, come ti senti? Cosa posso fare per farti sentire meglio?".

Esaminare l'origine di questi sentimenti specifici. Ti senti triste e sgonfio perché il tuo capo ti ha detto qualcosa? Ti senti arrabbiato e ferito perché hai combattuto con il tuo partner? Stai sperimentando alcuni sintomi fisiologici come risultato di queste emozioni o sentimenti? Queste emozioni influiscono sul linguaggio del tuo corpo, sulla postura, sui gesti e sulle espressioni? Queste emozioni sono evidenti o visibili agli altri? Sei più trasparente quando si tratta di esprimere le tue emozioni? Le vostre decisioni sono determinate principalmente dalle emozioni?

Se vuoi essere una persona più emotivamente equilibrata, riconnettiti con le tue emozioni primarie, riconoscile, accettale e usale per prendere decisioni migliori.

Utilizzare la terza persona

La ricerca nel campo dell'etichettatura delle nostre emozioni ha indicato che quando ci allontaniamo dalle nostre emozioni, o le vediamo più oggettivamente, otteniamo una maggiore consapevolezza. La prossima volta che senti il bisogno di dire: "Sono deluso", prova a dire: "Andrea è deluso".

Se questo sembra troppo assurdo, prova a dire: "Attualmente sto provando tristezza" o "Uno dei miei sentimenti al momento è la tristezza".

270

Queste sono tecniche attraverso le quali ti stai allontanando dalle emozioni sopraffatte per rimanere naturalmente composto. In pratica stai trattando le tue emozioni come un'altra informazione piuttosto che essere sopraffatto da loro.

Ogni volta che vi trovate a sperimentare la voglia di reagire a una situazione, prendetevi un momento per nominarla. Quindi nominatela in terza persona per prenderne la giusta distanza.

Le emozioni non sempre hanno bisogno di essere riparate

Non è sempre necessario identificare le emozioni con l'intenzione di fissarle. L'autoconsapevolezza non riguarda il fissaggio delle emozioni. Si tratta di riconoscere queste emozioni e lasciarle passare piuttosto che permettere loro di avere la meglio su di te. La società ci ha condizionato a pensare che certe emozioni siano brutte. Crediamo erroneamente che vivere queste emozioni ci renda una persona cattiva.

Lungi da ciò, le emozioni non sono buone o cattive. Sono proprio questo, le emozioni. Non è necessario allontanare le emozioni apparentemente cattive. Riconosci che stai provando un'emozione dicendo qualcosa del tipo: "Sto provando la gelosia". Pratica la respirazione profonda per un po' fino a quando l'emozione non passa. Invece di allontanare l'emozione e nel processo, fare aumentare la sua intensità per tornare ancora più forte, riconoscila delicatamente e lascia che sia, finché non passa.

Servono circa sei secondi al corpo per assorbire sostanze chimiche che possono alterare le tue emozioni. Dai tempo al tuo corpo.

Spesso condividiamo un rapporto ostile con le nostre emozioni. Si ritiene che siano qualcosa di negativo e che dovrebbero essere combattute o soppresse. Tuttavia, le emozioni sono informazioni che ci aiutano a funzionare nella nostra vita quotidiana. Supera la mentalità che le emozioni sono buone o cattive, e concentrati invece sull'usarle per darti potere. Invece di lasciare che le emozioni prendano il controllo di te, usa le informazioni emotive per lavorare con loro.

Le emozioni sono ormoni neurali che vengono rilasciati come risposta diretta alle nostre percezioni riguardanti il mondo. Ci indirizzano verso un'azione specifica. Tutte le emozioni hanno un messaggio e un obiettivo distinti, il che significa che non ne esiste una buona o cattiva.

Per esempio, la paura ci aiuta a concentrarci su un pericolo imminente e a intraprendere le azioni necessarie per difenderci. Allo stesso modo, la tristezza ci fa sperimentare un senso di perdita e facilita una migliore comprensione di ciò che ci interessa veramente.

Se ti allontani dal tuo migliore amico e diventi triste, questo significa che ti preoccupi veramente di lui così tanto che hai sperimentato la tristezza. Si tratta di informazioni preziose. Quindi, la tristezza non è una cattiva emozione. Può essere utilizzata per identificare ciò che ti interessa.

Se usi le emozioni come informazioni per riconoscere i sentimenti, queste possono essere incanalate positivamente. La regola numero uno per sviluppare una maggiore intelligenza emotiva è smettere di giudicare e frenare le tue emozioni.

Allenati a identificare le emozioni basate su reazioni fisiologiche.

Le nostre emozioni hanno spesso manifestazioni fisiche. Ad esempio, potresti sentirti ansioso prima di un colloquio di lavoro o di una presentazione importante. Si prova la sensazione di avere "farfalle nello stomaco" prima di rivolgersi a un pubblico sul palco. Senti il tuo cuore martellare di eccitazione quando si sta per andare ad un appuntamento con qualcuno che hai immaginato per lungo tempo? Il nervosismo ci lascia con i palmi delle mani sudati e i muscoli rigidi.

Mentre queste sono solo alcune delle reazioni fisiologiche che sperimentiamo con le nostre emozioni, la ricerca ha dimostrato che una varietà di emozioni sono fortemente associate con la stimolazione di alcune parti del corpo.

I modelli regolari di sensazioni fisiche sono legati a ognuna delle sei emozioni fondamentali, tra cui paura, felicità, rabbia, tristezza, disgusto e sorpresa. Le emozioni umane si sovrappongono discretamente alle sensazioni fisiologiche. Ad esempio, le sensazioni degli arti inferiori sono associate alla tristezza. Allo stesso modo, le sensazioni dell'arto superiore aumentato sono collegate alla rabbia. Una forte sensazione di disgusto genera sensazioni all'interno della gola e del sistema digestivo. Paura e sorpresa generano sensazioni al petto.

Identificare modelli ricorrenti

Questa può essere una delle parti più efficaci di conoscere sé stessi. Le neuroscienze ti aiuteranno a capire il processo in modo più efficace. I nostri cervelli hanno una tendenza intrinseca a seguire percorsi neurali stabiliti piuttosto che crearne di nuovi. Questo non significa necessariamente che i modelli stabiliti ci stanno servendo positivamente o che non possono essere alterati.

Per esempio, quando una persona si arrabbia, può imbottigliare la sua emozione piuttosto che esprimerla. Questo è diventato un modello emotivo della persona ed è profondamente incorporato nella mente. Tuttavia, la consapevolezza di questo modello può aiutare la persona a tracciare un altro corso d'azione, in cui la persona pratica di rispondere invece di reagire semplicemente all'emozione. Tuttavia, il primo passaggio per la creazione di grafici di un nuovo modello consiste nell'identificare un modello.

Riconoscere l'accumulo di emozioni prima che qualcosa improvvisamente si inneschi. Questi trigger hanno un modello prevedibile. Se sei già frustrato, è più probabile che vedi una situazione in una luce più negativa. Allo stesso modo, se siete sopraffatti dalla paura, è più probabile interpretare uno stimolo come una minaccia. È quindi importante essere consapevoli di questi pregiudizi e di come possono influenzare le nostre emozioni creando un modello prevedibile. Più diventi efficiente nel riconoscere i tuoi pregiudizi, minori sono le possibilità di interpretare erroneamente uno stimolo.

Lavora con ciò che sai sulle emozioni

Le emozioni sono dati importanti che ti aiutano a misurare le cose da una prospettiva più chiara e obiettiva. Non sopprimere, ignorare, combattere o sentirti sopraffatto dalle tue emozioni. Invece, dovresti costruire una preziosa libreria di esperienze con loro. Lo scopo della consapevolezza emotiva è quello di concentrare la nostra attenzione su queste emozioni e usarle positivamente per creare il risultato desiderato.

Tratta le tue emozioni come dati che si basano sulla tua visione del mondo, o come una guida su come agire. Quando ti apri a questi dati, goditi l'accesso a un'enorme risorsa di emozioni che possono essere utilizzate per guidare le tue azioni nella giusta direzione. Saprai

273

esattamente come arrivare ovunque si voglia andare se hai un percorso emotivo chiaro. Pertanto, dovresti riconoscere le tue emozioni come dati e lavorare con loro invece di cercare di batterle.

Inizia notando attentamente come ti senti in questo momento. Osservare le emozioni senza giudicarle o tentare di risolverle. Impara semplicemente a notare le tue emozioni.

Siate ricettivi al feedback e alle critiche costruttive

Uno dei modi migliori per sviluppare una maggiore consapevolezza delle tue emozioni è essere più aperti al feedback e alle critiche degli altri. Per esempio, un amico può dirti che ogni volta che parla dei suoi risultati, percepisce il tuo senso di invidia o antipatia verso di lui. Questo può aiutarti a sintonizzarti con le tue emozioni e i trigger emotivi in modo più efficace.

Le persone emotivamente intelligenti sono aperte a ricevere feedback, e considerano sempre il punto di vista dell'altra persona. Potresti non essere necessariamente d'accordo con loro, ma ascoltare le critiche e i feedback di altre persone ti aiuta a lavorare sui tuoi punti ciechi. Questo può aiutarti a riconoscere i tuoi pensieri, i trigger e i tuoi modelli comportamentali.

Capitolo 9. Impostazione degli obiettivi di terapia

L a CBT è un approccio focalizzato sul futuro, che si basa sulla definizione degli obiettivi e sulla focalizzazione di come migliorarlo. A differenza di altre forme di terapia che si basano molto su come parlare e guarire il passato, la CBT si concentra sul momento presente e su come è possibile regolare i processi di pensiero per migliorare le esperienze future. Per essere in grado di farlo con successo bisogna avere un obiettivo in mente. Stabilire obiettivi ti garantisce di avere qualcosa a cui tendere, ma deve essere sia misurabile che realizzabile. Idealmente, questi obiettivi devono essere significativi, così da essere realmente perseguiti al fine di assicurarsi che si avverino.

C'è un modo molto specifico in cui gli obiettivi ti sosterranno con la CBT, devi essere abbastanza specifico nella tua impostazione dell'obiettivo. In questo capitolo, esploreremo come è possibile impostare obiettivi raggiungibili per sé stessi in modo che la terapia possa essere sia efficace che efficiente. Assicurati di avere il tempo necessario per questa pratica in quanto è altrettanto vitale per il vostro successo come qualsiasi altro passo in questo libro. Identificare il tuo obiettivo ti aiuterà a determinare quale deve essere la tua linea d'azione per sostenere il tuo successo. Questo capitolo ti guiderà attraverso il processo di impostazione degli obiettivi perfetti per la tua terapia in modo da poter andare avanti nel tuo viaggio di guarigione con chiarezza e direzione.

Identifica il tuo obiettivo

La prima cosa che devi fare quando si tratta di impostare il tuo obiettivo per la CBT è identificare esattamente ciò che vuoi raggiungere. Un modo semplice per iniziare è semplicemente chiedersi: "Qual è il mio obiettivo generale?". Questo vi darà un'idea di ciò che si desidera raggiungere e che cosa esattamente sta cercando di allontanarci da essa. Mantenendo le cose semplici e rimanendo concentrati sui risultati, si assicurerà che la vostra terapia sarà efficiente e di successo.

Mentre stabilisci il tuo obiettivo, concentrati sulla realizzazione di uno che sia positivo e lungimirante. Ricorda, ogni volta che tenti di allontanarti da qualcosa come un pensiero, lo attiri di più nella tua vita perché il tuo cervello controllerà regolarmente per vedere come stai. Se si desidera abbandonare un determinato comportamento, è necessario scegliere un obiettivo positivo incentrato sulla soluzione piuttosto che un obiettivo negativo incentrato sul problema. Ad esempio, non vuoi che il tuo obiettivo sia "smettere di sentirti così ansioso" perché questo si concentra sul tentativo di allontanarti da qualcosa che non desideri più. Invece, vuoi che il tuo obiettivo dica "iniziare a sentirti più tranquillo e sicuro" poiché questo si concentra su una soluzione positiva che guarisce i tuoi problemi con l'ansia, senza avere una tale enfasi sull'ansia stessa.

Bisogna inoltre assicurarsi che gli obiettivi che si stanno impostando siano "SMART". Gli obiettivi SMART sono altamente raggiungibili perché includono tutti i componenti necessari per creare un obiettivo forte e chiaro, che abbia risultati misurabili. Per impostare un obiettivo SMART, è necessario assicurarsi che abbia le seguenti qualità:

Specifico

È importante che tu sia molto specifico nell'obiettivo che stai impostando quando si tratta di stabilire obiettivi per te stesso. È necessario sapere esattamente a cosa si sta lavorando per sapere cosa è necessario fare per arrivarci. Essere specifici assicura che non si sta guidando senza meta alla ricerca di una destinazione che non è mai stata effettivamente specificata. Immagina di guidare per la tua città cercando di trovare la casa del tuo amico quando non ti aveva ancora dato l'indirizzo. Sarebbe frustrante, giusto? Invece, sarebbe molto più semplice se si dispone dell'indirizzo e di una mappa che vi mostra come arrivarci. Lo stesso vale per i vostri obiettivi. Quando si è specifici sulla destinazione, stabilire il piano per arrivarci diventa molto più semplice.

Un esempio di un obiettivo specifico quando si tratta della CBT sarebbe "sentirsi sicuri in situazioni che coinvolgono la mia famiglia". Se tu fossi qualcuno che si sente intensamente ansioso intorno alla sua famiglia, questo vuol dire che si desidera sentirsi più sicuri intorno a loro, in modo che si può smettere di sperimentare l'ansia. Inoltre, in modo positivo, sei orientato alla soluzione che ti mantiene concentrato su ciò che vuoi rispetto a ciò che non vuoi.

Misurabile

Rendere il tuo obiettivo misurabile ti assicura di poter fare passi considerevoli verso il tuo obiettivo e avere una chiara comprensione se o meno si stanno ottenendo i risultati che desideri.

Nell'obiettivo di cui sopra, la qualità misurabile era la sensazione di "fiducia". Se provi ansia per la tua famiglia e desideri sentirti sicuro, allora sai che devi prestare attenzione a quanto ti senti sicuro ogni volta che li hai vicino. Se ti senti meno ansioso, ma non ancora sicuro, sai che devi regolare il tuo approccio o intraprendere azioni più grandi nel raggiungere i risultati desiderati.

Attivabile

Gli obiettivi che scegli dovrebbero essere sempre in linea con il problema che stai cercando di superare. Nel definire gli obiettivi per la CBT, bisogna assicurarsi di scegliere quelli che riflettono direttamente il motivo per cui avete cercato queste informazioni. Dopo aver acquistato questo libro, qual era il pensiero che avevi? Che cosa speravi di cambiare o superare? Questo pensiero probabilmente riflette le sfide che si stanno affrontando attualmente. Pertanto, deve essere considerato quando si impostano i vostri obiettivi. Mantenere i tuoi obiettivi concentrati su qualcosa che è rilevante è importante, in quanto assicura che ciò su cui sei concentrato sia veramente importante per te.

Se non sei sicuro di cosa significhi veramente per te in questo momento e quale parte dei tuoi pensieri debba essere indirizzata, torna al registro delle tue riflessioni. Considera qual è il modello più importante per te e inizia da lì, poiché questo è probabilmente quello che fa scaturire tutto il resto. Iniziare dalle fondamenta di ciò che deve essere adattato, è il modo migliore per assicurarti di avere l'impatto migliore quando si tratta di cambiare davvero la tua vita con la CBT.

Raggiungibile

È importante che tu non pensi al tuo obiettivo con un processo di pensiero negativo, del tipo, tutto o niente. Non devi fissare un obiettivo che ti richieda di cambiare completamente la tua personalità e diventare una persona completamente diversa. Invece, devi scegliere un obiettivo che è veramente raggiungibile, in modo da non sentirsi come se fossimo costantemente a caccia di qualcosa che non troveremo mai sulla nostra strada. Sii ragionevole con te stesso e le tue aspettative ed evita di cercare di impostare i tuoi standard troppo alti. Questo non significa che non devi aspettarti di più da te stesso, ma significa che non dovresti aspettarti qualcosa di irragionevole.

Stabilire obiettivi irraggiungibili è comune per le persone che hanno frequenti processi di pensiero negativo. I pensieri subconsci che circondano questo processo di pensiero sono: "se ho fissato l'obiettivo così in alto, non posso raggiungerlo e quindi posso continuare a sentirmi male con me stesso". Questo ti potrà sembrare strano, in parte perché lo è, ma anche perché potresti non voler credere che il tuo cervello vorrebbe sabotarti. La verità è che il tuo cervello non vuole affatto sabotarti, ciò che sta cercando di fare è proteggerti mantenendo le tue convinzioni fondamentali rinforzate con prove. Il processo di abbattimento delle convinzioni fondamentali può essere emotivamente frustrante a volte, in quanto richiede di cambiare le tue convinzioni su ciò che è "giusto", in modo da poter vedere le cose per quello che sono. Nel tentativo di evitarti di sopportare questo, e di salvare la sua stessa energia, il tuo cervello cerca di sabotarti per mantenere tutto "normale".

Temporizzabile

Infine, l'obiettivo che si sceglie ufficialmente deve essere un obiettivo tempestivo a cui si è effettivamente in grado di lavorare per raggiungerlo in questo momento. Non devi provare a cambiare qualcosa quando non sei attualmente in una posizione per farlo. Fortunatamente, la maggior parte dei cambiamenti di pensiero provengono dall'interno, quindi quasi sempre funzioneranno con i tuoi tempi. Tuttavia, a volte potresti scoprire che non è il momento migliore per lavorare su un certo schema, quindi potresti scegliere di iniziare da qualche altra parte. Ad esempio, se stai cercando di superare l'ansia nei confronti della tua famiglia, ma al momento c'è qualcuno che è malato, potresti causare più stress tra te e i tuoi parenti, quindi potrebbe essere una buona idea aspettare che le cose si siano prima sistemate.

In alternativa, è possibile impostare un intervallo di tempo più ragionevole per sé stessi quando si tratta di considerare quanto successo si desidera avere raggiunto in un tempo specifico. Piuttosto che aspettarti di raggiungere il tuo obiettivo in tre mesi, per esempio, potresti dartene sei.   Sii onesto con te stesso e concentrati sull'adattamento delle cose che puoi veramente affrontare in questo momento della tua vita, in modo che tu non ti stia preparando per il fallimento cercando di scalare una montagna prima di essere pronto.

Identificare il punto di partenza

Ora che hai un obiettivo SMART in atto, è tempo di iniziare a mappare il tuo percorso verso il successo! La prima cosa che devi fare è identificare il tuo punto di partenza. Per determinare il tuo punto di partenza, devi valutare onestamente dove ti trovi nella tua vita rispetto a questo obiettivo attuale. Un esempio possiamo farlo espandendo l'obiettivo precedente. Se vuoi sentirti più sicuro nella tua famiglia, ma al momento provi ansia paralizzante ogni volta che pensi di chiamarli, devi essere sincero. Piuttosto che determinare che il tuo punto di partenza includerà essere nelle loro case, in piedi, mentre ti difendi da tutte le loro osservazioni, stabilisci come punto di partenza parlare semplicemente al telefono con loro. Questo è più ragionevole e realizzabile e rispetta dove ti trovi nella tua vita in questo momento.

Se non sei del tutto sicuro di quale potrebbe essere il tuo punto di partenza, prendi in considerazione la possibilità di inserire nel diario dove ti trovi in questo momento. Fai l'inventario di tutto ciò che succede nella tua vita in relazione a questa specifica area di interesse e cerca di essere onesto su come influisce sia su di te che sulla tua capacità di raggiungere gli obiettivi desiderati. Trascorri un po' di tempo esplorando davvero tutte le aree della tua vita, dagli amici ai familiari, alle tue emozioni e pensieri personali e resoconta onestamente di come il tuo obiettivo sia influenzato da tutte queste aree della tua vita. Questo ti aiuterà a darti una visione più realistica di ciò che è il tuo esatto punto di partenza, in modo da poter tracciare un percorso che tiene veramente conto delle tue esigenze.

Ricordate, questa è un'esperienza privata che è unica per voi, quindi non c'è bisogno di esagerare il vostro punto di partenza. Se stai vivendo un momento particolarmente impegnativo, abbraccialo onestamente e apprezza dove ti trovi senza sentire il bisogno di fingere di essere più avanti. Essere più onesti con te stesso ti aiuterà ad avere un'esperienza più positiva, permettendoti di iniziare con passaggi che sono gestibili e raggiungibili per te, in questo momento della tua vita.

Identificare i passaggi

Dopo aver identificato sia il tuo obiettivo che il tuo punto di partenza, devi determinare quali sono i passaggi necessari per avere successo. Dal momento che stai lavorando per ottenere un comportamento di pensiero più forte e più positivo, è importante mantenere gestibili i passi successivi. Quando si tratta di superare cose come l'ansia, la depressione, la rabbia o qualsiasi altra esperienza preoccupante, è necessario concedersi spazio per elaborare realmente le proprie emozioni. Tentare di elaborare troppo in fretta può farti sentire sopraffatto e avere difficoltà ad andare avanti a causa della stanchezza emotiva. Concediti il tempo di adattarti e guarire le tue emozioni oltre a curare i tuoi schemi di pensiero in modo da poter abbracciare completamente ogni passo e andare avanti con solide basi.

Per creare passaggi gestibili, devi dividere il tuo obiettivo in porzioni più piccole. Il modo in cui realizzerai questo aspetto dipenderà dall'obiettivo che stai cercando di raggiungere, ma alla fine devi essere in grado di trasformare questi blocchi in mini obiettivi. In questo modo, ogni volta che raggiungi un passo verso il tuo obiettivo più grande, stai raggiungendo un obiettivo in sé e per sé. Questo supporta la tua mente nello sperimentare la gratificazione che desidera e ti tiene concentrato nel procedere. Se ritieni che alcuni passaggi siano più difficili di altri o che non ti stiano dando i risultati desiderati, puoi facilmente regolarli per aiutarti a rimanere in pista.

Oltre a tracciare i tuoi passi, considera gli ostacoli che potresti incontrare lungo la strada e come questi possono influenzare la tua capacità di riuscire a raggiungere il tuo obiettivo. Con qualcosa di sensibile come le emozioni, affrontare ostacoli inaspettati può essere travolgente e può rallentarti. Considerare quali ostacoli potresti incontrare e accoglierli, pianificarli, o almeno prepararti per loro, ti supporterà nel muoverti con fiducia verso il tuo obiettivo anche se stai affrontando una sfida. Mentalmente, questo ti impedirà di sentirti sconvolto, dubbioso o sconfitto ogni volta che affronti una sfida, perché sarai già pronto a sopportare tutto ciò che detta sfida può comportare.

Una volta che avrai stabilito quali sono le parti più piccole degli obiettivi, è necessario stabilire l'ordine dei tuoi passi. Scrivili dall'inizio alla fine come se stessi scrivendo un piano di gioco per farti passare dal punto A al punto B, in modo da poter vedere chiaramente cosa devi fare.

Guida introduttiva

Infine, tutto quello che dovete fare è iniziare! Se hai seguito con successo i passaggi precedenti, allora il tuo obiettivo dovrebbe essere perfettamente impostato in modo che tutto quello che devi fare è intraprendere il primo passo del tuo piano. Concediti il discorso di incoraggiamento, è necessario per iniziare e poi potrai andare avanti e agire!

Obiettivi SMART

Specifico = è chiaro, contenuto, limitato e definito

Misurabile = ha criteri anticipati di valutazione pratica

Attivabile = è perseguito attraverso azioni dirette e concrete

Raggiungibile = si basa su risorse effettivamente disponibili

Temporizzabile = ha durata, scadenze ed attese chiare

Capitolo 10. Consapevolezza

La consapevolezza è una tecnica di base nella psicoterapia, che viene utilizzata per trattare principalmente ansia, rabbia, depressione e altri problemi psicologici. Ha le sue radici nel misticismo delle culture orientali, la scienza ha già studiato molto l'argomento e gli psicoterapeuti raccomandano anche la meditazione consapevole per gli individui che soffrono di alcuni problemi di salute mentale. Lo sviluppo della consapevolezza è una parte cruciale della CBT, così come la DBT (Dialectical Behaviour Therapy) e ACT (Acceptance and Commitment Therapy). Infatti, è uno dei quattro moduli di competenze in DBT.

Fondamentalmente, la consapevolezza è lo stato della nostra mente che può essere raggiunto concentrandoci su ciò che sta accadendo in questo momento. Comporta anche l'accettazione calma dei nostri sentimenti, sensazioni e pensieri.

La sfida di concentrarsi nel presente potrebbe essere banale per alcuni, ma questo è in realtà più facile a dirsi che a farsi. La nostra mente potrebbe allontanarsi, perdere il contatto con il momento presente, e potremmo anche essere assorbiti in pensieri ossessivi sulle cose che sono accadute in passato o preoccupandoci per il futuro. Ma indipendentemente da quanto lontano la nostra mente si allontani dal presente, possiamo usare la consapevolezza per tornare immediatamente a ciò che stiamo attualmente facendo o sentendo.

Anche se è naturale per noi essere consapevoli ogni volta che vogliamo, possiamo coltivarlo attraverso tecniche ACT efficaci che imparerai in seguito.

La consapevolezza è di solito legata alla meditazione. La meditazione è un modo efficace per raggiungere la consapevolezza, ma c'è di più. La consapevolezza è una forma di essere presente, che puoi usare in qualsiasi momento. È una forma di coscienza che potete raggiungere se vi concentrate intenzionalmente sul momento presente senza alcun giudizio.

Elementi di consapevolezza

Attenzione e atteggiamento sono i due elementi primari della consapevolezza.

Attenzione

Molti di noi soffrono di ciò che è noto come la mente delle scimmie, in cui la mente si comporta come una scimmia che oscilla da un ramo all'altro. Praticamente la nostra mente potrebbe saltare da un pensiero all'altro e di solito non abbiamo idea di come finiamo per pensare a qualcosa.

La mente della scimmia di solito abita nel passato, ruminando su quello che è successo o quello che poteva succedere, se avesse agito in modo diverso. Si allontana anche verso il futuro essendo in ansia per ciò che potrebbe accadere. Nutrire la "mente scimmia" sottrarrà l'esperienza del momento presente. Ricordate, la consapevolezza è concentrare la vostra attenzione su ciò che sta accadendo ora.

Atteggiamento

La sospensione del giudizio è un principio fondamentale della consapevolezza. Quindi, una persona veramente consapevole sa come accettare la realtà e non si impegna a discutere con essa. Questo può sembrare un compito facile, ma una volta che inizi a praticare la consapevolezza, ti renderai conto di quanto spesso giudichiamo noi stessi e i nostri pensieri.

Ecco alcuni esempi di frasi usate nel giudizio di noi stessi e di altri:

- Non sono bravo in questo compito.

- La mia camicia sembra brutta.

- Non mi piace la mia casa.

- Non mi piace il mio vicino.

- Che cameriera scontrosa.

La consapevolezza è anche l'arte di calmare il nostro giudice interiore. Ci permette di cancellare le nostre aspettative interne e di abbracciare di più come stanno le cose nel momento presente. Tuttavia, tieni presente che ciò non significa che non è necessario apportare le modifiche necessarie, ma consentirai semplicemente che accada tutto ciò.

Ricorda, stai solo sospendendo il tuo giudizio, quindi puoi avere più tempo per pensare alla situazione e fare qualcosa al riguardo. La differenza principale è che puoi apportare cambiamenti nel momento ideale per la tua mente e non durante i periodi in cui sei influenzato da tensione o stress.

Inoltre, la consapevolezza ti permetterà di essere più compassionevole con te stesso, abbracciando di più la tua esperienza e avendo maggior cura delle persone intorno a te. Ti permetterà anche di essere più paziente e non giudicante se fai alcuni errori. Mentre pratichi la consapevolezza, puoi rimodellare il tuo cervello per diventare più gentile e compassionevole.

Come la consapevolezza può rimodellare il tuo cervello

In passato, le persone credevano che il cervello umano poteva essere sviluppato solo fino a un certo livello, di solito dalla prima infanzia all'adolescenza. Ma vari studi rivelano che il nostro cervello ha la capacità di riorganizzarsi attraverso la formazione di connessioni neurali. Questo è noto come neuroplasticità e non ha praticamente alcun limite.

I neuroscienziati hanno distrutto la vecchia convinzione che il cervello umano sia un organo statico immutabile. Hanno scoperto che, nonostante l'età, malattia o lesioni, il cervello umano può compensare eventuali danni ristrutturandosi. Per dirla semplicemente, il nostro cervello è in grado di ripararsi da solo.

Ulteriori studi supportano anche l'idea che la consapevolezza può aiutare in modo significativo nello sviluppo del cervello. Aiuta specificamente nel processo di neuroplasticità. È davvero incredibile sapere che possiamo cambiare le nostre emozioni, sentimenti e processi di pensiero attraverso la neuroplasticità e la consapevolezza.

Ci sono tre studi principali che mostrano come la consapevolezza può ricollegare il cervello umano attraverso la neuroplasticità.

La consapevolezza può migliorare la memoria, l'apprendimento, e altre funzioni cognitive

Anche se la meditazione consapevole è legata a un senso di rilassamento fisico e tranquillità, i praticanti sostengono che può anche aiutare nell'apprendimento e nella memoria.

Sara Lazar, professoressa alla Harvard University Medical School, ha aperto la strada a un programma di meditazione di 8 settimane che utilizza principalmente la consapevolezza. Con il suo team di ricercatori del Massachusetts General Hospital, ha condotto il programma per esplorare la connessione tra consapevolezza e il miglioramento delle funzioni cognitive.

Il programma era composto da sessioni settimanali di meditazione e registrazioni audio per i 16 volontari che praticavano la meditazione da soli. In media, i partecipanti hanno praticato la meditazione per circa 27 minuti. Il concetto alla base della meditazione di consapevolezza per la ricerca, era il raggiungimento di uno stato d'animo in cui i partecipanti sospendessero il loro giudizio e si concentrassero solo sulle loro sensazioni.

Successivamente, il team ha utilizzato la risonanza magnetica per immagini (MRI) per acquisire immagini della struttura cerebrale dei partecipanti. E' stato chiesto di eseguire la risonanza magnetica anche a un gruppo di individui che non stavano meditando (il gruppo di controllo).

I ricercatori sono rimasti stupiti dal risultato. Principalmente, i partecipanti allo studio hanno rivelato di aver sperimentato significativi vantaggi cognitivi che sono stati dimostrati dalle loro risposte nel sondaggio di consapevolezza. Inoltre, i ricercatori hanno anche notato differenze fisiche misurabili nella densità della materia grigia supportata dalla risonanza magnetica.

- La densità di materia grigia nell'amigdala, l'area del cervello responsabile dello stress e dell'ansia, è diminuita.

- Ci sono stati cambiamenti significativi nelle aree cerebrali responsabili di autoconsapevolezza, introspezione e compassione.

- La densità di materia grigia nell'ippocampo, la parte del cervello responsabile della memoria e dell'apprendimento, è aumentata.

Questo studio di Harvard rivela che attraverso la neuroplasticità del cervello e la pratica della meditazione, possiamo svolgere un ruolo attivo nello sviluppo del nostro cervello. È emozionante sapere che possiamo fare qualcosa ogni giorno per migliorare la qualità della nostra vita e il nostro benessere generale.

La consapevolezza può aiutare a combattere la depressione

Milioni di persone in tutto il mondo soffrono di depressione. Per esempio, negli Stati Uniti, ci sono circa 19 milioni di persone che sono alla ricerca di farmaci per combattere la depressione. Si tratta di circa il 10% dell'intera popolazione degli Stati Uniti.

Il dottor Zindel Segal, professore di psichiatria presso l'Università di Toronto, ha utilizzato una borsa di ricerca della MacArthur Foundation per esplorare i vantaggi della consapevolezza per alleviare la depressione. La ricerca, focalizzata principalmente sulla somministrazione della sessione di riduzione dello stress basata sulla consapevolezza, è stata considerata un successo e ha condotto una ricerca di follow-up (azione supplementare) per studiare l'efficacia della meditazione sulla consapevolezza dei pazienti affetti da depressione. Ciò ha portato alla creazione della Terapia Cognitiva Basata sulla Consapevolezza o MBCT.

Lo studio ha coinvolto pazienti affetti da depressione, con 8 su 10 che avevano sperimentato almeno tre episodi di depressione. Nel tempo, circa il 30% dei partecipanti allo studio che avevano sperimentato almeno tre episodi di depressione, non hanno avuto ricadute per più di un anno, diversamente da coloro che hanno seguito una terapia farmaceutica prescritta (principalmente attraverso antidepressivi).

Il risultato è stato sorprendente, tanto che è diventato un precursore di numerose ricerche sponsorizzate dall'Università di Oxford e Cambridge nel Regno Unito, con entrambi gli studi che hanno prodotto risultati simili. La ricerca si è dimostrata talmente preziosa nell'uso della meditazione consapevole, come alternativa efficace e più salutare rispetto ai farmaci nel Regno Unito, che ha convinto i professionisti della salute mentale a prescrivere la meditazione consapevole ai loro pazienti.

La meditazione di consapevolezza e gli studi di ricerca su MBCT stanno gradualmente prendendo piede all'interno di circoli medici e scientifici negli Stati Uniti e in altre parti del mondo.

La consapevolezza può aiutare nel sollievo dallo stress

Uno studio condotto presso la Carnegie Mellon University ha rivelato che la pratica della consapevolezza, anche per 25 minuti al giorno, può alleviare lo stress. Lo studio, condotto dal professor David Creswell, ha coinvolto 66 partecipanti di età compresa tra i 18 e i 30 anni.

A un gruppo di soggetti di studio è stato chiesto di sottoporsi a una breve sessione di meditazione composta da una sessione di consapevolezza di 25 minuti per tre giorni. A questo gruppo è stato chiesto di fare alcuni esercizi che sono progettati per concentrarsi sulla respirazione, catturando la loro attenzione sul presente. Il secondo gruppo ha usato lo stesso tempo per valutare le letture di poesia per migliorare le loro capacità di problem-solving.

Durante la fase di valutazione, a tutti i partecipanti allo studio è stato chiesto di completare le attività matematiche e linguistiche davanti ai valutatori a cui era stato chiesto di sembrare severi. Tutti i partecipanti hanno riportato un aumento dei livelli di stress e sono stati richiesti campioni di saliva per misurare i livelli dell'ormone dello stress, il cortisolo.

Il gruppo a cui è stato chiesto di praticare la meditazione consapevole per almeno 25 minuti per tre giorni, ha riferito meno stress nel compito fornito, dimostrando che praticare la consapevolezza anche a breve termine potrebbe aumentare la capacità del corpo di gestire lo stress.

È interessante notare che lo stesso gruppo ha mostrato livelli più alti di cortisolo, cosa che i ricercatori non si aspettavano.

La ricerca ha concluso che quando i partecipanti apprendono la meditazione della consapevolezza, devono lavorare attivamente sul processo, in particolare in una situazione stressante. Il compito cognitivo può essere meno stressante per l'individuo, nonostante l'elevato livello di cortisolo.

Il team si sta ora concentrando sull'automazione delle sessioni di consapevolezza per renderlo meno stressante riducendo i livelli di cortisolo. Ma è chiaro che anche nelle fasi iniziali, una pratica di meditazione a breve termine può servire molto per alleviare lo stress.

Altri vantaggi della consapevolezza

A parte i benefici descritti sopra, la meditazione consapevole fornisce grandi benefici per la nostra salute emotiva, mentale e fisica.

Benefici emotivi

La consapevolezza ci permette di essere più compassionevoli. Coloro che praticano la meditazione consapevole mostrano cambiamenti in aree specifiche del cervello che sono associate all'empatia.

La meditazione consapevole diminuisce la nostra reattività alle nostre emozioni. Uno studio condotto nel Massachusetts General Hospital rivela che la consapevolezza riduce le dimensioni dell'amigdala, che è responsabile della paura, ansia e aggressione.

La meditazione consapevole può aiutarci a evitare i pensieri negativi, a cui il nostro cervello di solito ricorre una volta che sono lasciati da soli.

Nel 2007 è stato condotto uno studio tra gli studenti a cui sono state insegnate strategie di meditazione. Lo studio ha rivelato che la consapevolezza ha aiutato gli studenti ad aumentare la loro attenzione e diminuire l'auto-dubbio, ansia e la depressione. C'è stata anche una notevole diminuzione delle sospensioni e dell'assenteismo nelle scuole in cui sono state sviluppate le sessioni di consapevolezza.

La consapevolezza è ora utilizzata anche per alleviare i sintomi di ansia e depressione. Molti psicoterapeuti stanno prescrivendo la meditazione consapevole per i loro pazienti che soffrono di episodi depressivi.

Benefici per la salute mentale

Uno studio pubblicato sul Journal of Psychological Science rivela che gli studenti che praticavano la meditazione consapevole prima di sostenere un esame hanno ottenuto risultati migliori rispetto agli studenti che non lo hanno fatto. Lo studio ha scoperto un legame tra consapevolezza e migliore funzione conoscitiva.

La consapevolezza aumenta l'attività nella corteccia cingolata anteriore (ACC), che è una parte del cervello responsabile della memoria, apprendimento e regolazione emotiva. Aumenta anche l'attività nella corteccia prefrontale (PFC) che è responsabile del giudizio e della pianificazione.

La consapevolezza è legata a una migliore concentrazione e una maggiore capacità di attenzione.

La meditazione consapevole aumenta anche le connessioni neurali del cervello ed è stato dimostrato che fortifica la mielina, che è il tessuto protettivo che circonda i neuroni responsabili della trasmissione di segnali nel cervello.

Benefici fisici

La respirazione profonda può disattivare il nostro sistema nervoso simpatico che è responsabile della nostra risposta di lotta o fuga. Attiva anche il sistema nervoso parasimpatico che è responsabile del nostro modo di riposare e digerire.

La consapevolezza diminuisce il livello di cortisolo nel corpo. Questo ormone dello stress aumenta i livelli di stress e incoraggia l'ipertensione.

In uno studio, i partecipanti che hanno praticato la meditazione consapevole hanno ridotto il rischio di infarto e hanno anche ridotto la pressione sanguigna.

La consapevolezza permette alla nostra mente di essere consapevoli di ciò che mangiamo, ed è stato utilizzato per i programmi di perdita di peso.

La consapevolezza è anche responsabile dell'aumento della telomerasi, che si ritiene contribuisca alla riduzione del danno cellulare.

La meditazione consapevole ha dimostrato di poter aumentare la produzione di anticorpi che combattono il virus influenzale. Questo dimostra che la meditazione può aiutarci a rafforzare il nostro sistema immunitario.

Che cosa significa veramente consapevolezza?

La consapevolezza significa essere consapevoli delle cose che accadono proprio in questo momento, sia nell'ambiente circostante che in noi stessi: i nostri pensieri, le nostre emozioni, le nostre sensazioni fisiche e i nostri comportamenti. Lo scopo della consapevolezza è quello di impedirci di essere controllati da questi eventi. Questa consapevolezza deve anche essere non giudicante e di passaggio, cioè ci concentriamo solo sui fatti e li accettiamo, evitando le nostre valutazioni e opinioni, e poi li lasciamo andare.

Supponiamo che il tuo capo ti abbia duramente criticato per il lavoro che hai fatto. Sapete che non ve lo meritate, sia la critica che il modo in cui è stata fatta, e così vi arrabbiate molto. Tuttavia, invece di lasciare che le tue emozioni dettino la tua risposta, fai un passo indietro e pensa consapevolmente alla situazione, e dici a te stesso qualcosa del genere: "Il mio capo è molto sotto pressione in questo momento e facilmente irritabile. Le sue critiche nei miei confronti erano ingiuste. Non me lo meritavo, quindi sono diventato furioso". E poi vai avanti.

I tre stati d'animo

Esistono diverse abilità psicoterapiche associate alla consapevolezza e l'esempio sopra è solo una di queste. Coloro che stanno imparando queste abilità subiscono esercizi, come la meditazione e il camminare consapevole. Ma da questo solo esempio possiamo ora facilmente comprendere e apprezzare i benefici della consapevolezza.

C'è quella che viene chiamata la Mente Saggia, che è uno dei tre stati della nostra mente. È l'equilibrio tra la nostra Mente Ragionevole (quando agiamo e ci comportiamo esclusivamente sui fatti e sulla ragione) e la Mente Emotiva (quando i nostri pensieri e le nostre azioni sono dettati dai nostri sentimenti). Quando usiamo la nostra mente saggia – la saggezza in ognuno di noi – riconosciamo i nostri sentimenti, ma rispondiamo a loro razionalmente.

Mente Saggia, o la pratica di usare la nostra saggezza, è in realtà la prima delle abilità della consapevolezza. Come illustrato sopra, la consapevolezza ci aiuta a gestire e controllare noi stessi, specialmente in situazioni improvvise ed emotivamente intense, dove è più probabile che reagiamo con la nostra mente emotiva. Questo vantaggio ha molte conseguenze positive a lungo termine: relazioni migliori, migliore autostima e migliore rispetto di sé, migliori risposte a crisi impreviste e minori sintomi di ansia e depressione.

Ancora più importante, con la consapevolezza, possiamo anche sperimentare la vita in modo più completo.

Le capacità di consapevolezza allenano anche le nostre menti, e quindi otteniamo i benefici aggiuntivi di memoria migliorata, concentrazione più nitida ed elaborazione mentale più veloce. Anche la nostra ansia si riduce e otteniamo un maggiore controllo dei nostri pensieri.

Abilità di consapevolezza di base

E allora, quali sono esattamente queste abilità di consapevolezza? Sono divisi in tre gruppi: la Mente Saggia, le abilità "Cosa" e le abilità "Come".

Mente Saggia

Come spiegato in precedenza, questo è lo stato intermedio tra la nostra Mente Ragionevole e la Mente Emotiva, dove riconosciamo sia la nostra ragione che le nostre emozioni, e agiamo di conseguenza.

Le competenze "Cosa"

Queste abilità sono in risposta alla domanda: "Quali sono le cose che devi fare per praticare la consapevolezza?" Le risposte sono: (1) osservare, (2) descrivere e (3) partecipare.

(1) Osservare

Osservare non è altro che sperimentare ed essere consapevoli di ciò che ci circonda, dei nostri pensieri, dei nostri sentimenti e delle sensazioni che stiamo ricevendo. Questo significa fare un passo indietro, guardando noi stessi, specialmente per orientarsi nuovamente quando siamo troppo preoccupati per i nostri problemi.

(2) Descrivere

Descrivere è mettere le parole sulle nostre esperienze attuali riconoscendo ciò che sentiamo, pensiamo o facciamo, e usando solo i fatti per farlo, senza le nostre opinioni. Per esempio, ci diciamo: "Il mio stomaco ha fame" o "Sto pensando a mia madre". Fare questo riduce la distrazione e aiuta la nostra attenzione.

(3) Partecipare

Partecipare è donarci pienamente a ciò che stiamo facendo in questo momento (mangiare, parlare o sentirsi soddisfatti). Ci dimentichiamo di noi stessi in esso, e agiamo spontaneamente.

Le competenze "come"

Queste abilità, rispondono alla domanda: "Come farai a praticare la consapevolezza?" Le risposte sono: (1) senza giudicare, (2) consapevolmente e (3) in modo efficace.

(1) Non giudicante

Una posizione non giudicante è vedere solo i fatti senza valutare, e senza opinione personale. Accettiamo ogni momento così com'è, comprese le nostre circostanze e ciò che vediamo in noi stessi: i nostri pensieri, i nostri sentimenti, i nostri valori, ecc.

(2) Con una consapevolezza

Praticare la consapevolezza con attenzione è fare solo una cosa alla volta mettendoci tutta la nostra attenzione, che si tratti di ballare, camminare, sedersi, parlare o pensare. Si tratta di mantenere la nostra attenzione e aumentare la nostra concentrazione.

(3) Efficacemente

Praticare la consapevolezza in modo efficace è mantenere i nostri obiettivi nella nostra mente, e fare ciò che è necessario per raggiungerli. Dobbiamo fare del nostro meglio e non lasciare che le nostre emozioni si mettano in mezzo.

Queste abilità di consapevolezza centrale sono fondamentali nella terapia comportamentale dialettica e supportano tutte le altre abilità. Sono chiamate abilità di consapevolezza "core" perché ci sono alcune altre abilità o prospettive sulla consapevolezza che sono meno comunemente praticate. Non ne parleremo più, ma tra queste altre prospettive ce n'è una presa dal punto di vista spirituale, progettata per coloro che hanno bisogno di ulteriore aiuto nella consapevolezza, alla luce della loro spiritualità.

Esercizi di consapevolezza

Ora che conosciamo le abilità, è il momento di applicarle agli esercizi in modo da poterle vedere in azione. Di seguito sono riportati alcuni esercizi di consapevolezza, un piccolo campionamento dalla ricchezza di esercizi che sono già stati sviluppati per la DBT.

Meditazione

Osservare il momento presente, in modo non giudicante, è lo scopo della meditazione.

Per praticare la meditazione, trova un posto tranquillo dove non sarai disturbato. L'obiettivo è una meditazione quotidiana di almeno 30 minuti. Per i principianti, sono consigliati anche solo 10 minuti.

Sedersi su una sedia o su un cuscino sul pavimento. Sedetevi con la schiena comodamente dritta, con le braccia di lato e i palmi sulla parte superiore delle cosce.

Poi portate la vostra attenzione alla vostra respirazione: prestate molta attenzione alla vostra inspirazione, espirazione e ai suoni che fanno. Prova a farlo per l'intera durata. Il tuo respiro è quello che stai usando per radicarti in questo momento presente.

Tuttavia, presto la tua mente vagherà, e va bene. Riconosci semplicemente i tuoi pensieri senza giudicarli, quindi riporta la tua attenzione al respiro.

Durante la meditazione potresti anche provare delle sensazioni spiacevoli e va bene lo stesso. Ancora una volta, riconosci semplicemente i tuoi sentimenti senza giudizio e poi riporta la tua attenzione al tuo respiro.

Fai questo esercizio, ancora e ancora, sempre tornando al tuo respiro ogni volta che senti distratto, fino allo scadere del tempo.

Camminare consapevolmente

Il camminare consapevole è semplicemente praticare la consapevolezza mentre si cammina, per osservare il proprio corpo fisico e l'ambiente circostante.

Innanzitutto, prendi nota di come si muove il tuo corpo e di come si sente mentre fai i tuoi passi. Nota la pressione sui tuoi piedi e i dolori alle articolazioni, se ce ne sono. Nota l'aumento del battito cardiaco.

Quindi, espandi la tua consapevolezza su ciò che ti circonda. Cosa vedi? Cosa senti? Che cosa senti? Senti il vento o il calore del sole sulla tua pelle?

Cinque sensi

Si tratta di usare i tuoi cinque sensi per osservare il tuo momento presente. Si noti almeno una cosa che si vede, si sente, si prova, di cui si sente l'odore, o si gusta.

Respirazione consapevole

Puoi fare questo esercizio di consapevolezza seduto o in piedi. Se il momento e il luogo ti consentono di sederti nella posizione del loto (*), fallo, in caso contrario, non ci sono problemi. Devi solo assicurarti di essere concentrato sulla respirazione per almeno 60 secondi.

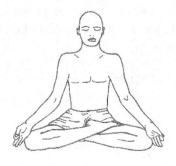

(*) Posizione del loto.

Inizia inspirando ed espirando lentamente. Un ciclo di respirazione deve durare per circa sei secondi.

Ricorda di inalare attraverso il naso ed espirare attraverso la bocca. Permettere al respiro di fluire senza alcuna ostacolo.

Mentre fai questo esercizio, dovresti assicurarti di poter lasciare andare i tuoi pensieri. Inoltre, impara a lasciar perdere le cose che devi completare oggi o i progetti in sospeso che richiedono la tua attenzione. Lascia che i pensieri scorrano a modo loro e concentrati sul tuo respiro.

Sii consapevole del tuo respiro, concentrando la tua attenzione mentre l'aria entra nel tuo corpo e le dà vita.

Ascolto consapevole

Questo esercizio di consapevolezza ha lo scopo di sviluppare il nostro senso dell'udito in modo non giudicante. Sarà efficace per allenare il nostro cervello ad essere meno distratto dagli effetti dei preconcetti e dalle esperienze precedenti.

La maggior parte di ciò che sentiamo è influenzato dalle nostre precedenti esperienze. Ad esempio, odiamo una canzone specifica perché innesca brutti ricordi o un altro momento della tua vita in cui ti sei sentito davvero male.

L'ascolto consapevole è progettato per consentire di ascoltare suoni neutri e musica, con una coscienza presente che non è bloccata da alcun preconcetto.

Scegli musica o una colonna sonora che non conosci bene. Forse, hai qualcosa nella tua playlist che non hai mai ascoltato, o puoi scegliere di accendere la radio per trovare una musica che puoi ascoltare.

Chiudi gli occhi e collega gli auricolari.

L'obiettivo è quello di sospendere il tuo giudizio su qualsiasi musica tu ascolti, il suo genere, artista o titolo. Piuttosto cerca di seguire il flusso della musica per tutto il tempo.

Ascolta la musica, nonostante potrebbe non piacerti, lascia andare il tuo giudizio e consenti alla tua coscienza di stare con il suono.

Naviga tra le onde sonore discernendo l'atmosfera di ogni strumento musicale utilizzato nella musica. Prova a separare ogni suono nella tua mente e a valutarlo.

Anche essere consapevoli della voce, il suo tono e la gamma. Se la musica ha più voci, prova a separarle come hai fatto con gli strumenti musicali.

L'obiettivo qui è quello di ascoltare consapevolmente, di essere completamente intrecciati con la musica senza alcun giudizio o preconcetto della musica, genere, o artista. Questo esercizio richiede di ascoltare e non pensare.

295

Osservazione consapevole

Questo esercizio di consapevolezza è uno dei più facili da fare, ma anche tra i più potenti perché vi permetterà di apprezzare gli aspetti più semplici del vostro ambiente.

Ha lo scopo di riconnetterci con la bellezza del nostro ambiente, che è qualcosa che spesso ignoriamo quando stiamo guidando per andare al lavoro o anche camminando nel parco.

- Selezionare un oggetto naturale sul quale è facile concentrarsi per un paio di minuti. Questo può essere la luna, le nuvole, un albero o un oggetto.

- Cercate di non fare altro che osservare la cosa su cui avete scelto di concentrarvi. Rilassatevi e cercate di concentrarvi sull'oggetto tanto quanto la vostra mente lo permette.

- Guardate l'oggetto e cercate di osservarne gli aspetti visivi. Lasciate che la vostra coscienza sia assorbita dalla presenza dell'oggetto.

- Lasciatevi collegare all'energia dell'oggetto all'interno dell'ambiente naturale.

Consapevolezza consapevole

Questo esercizio di consapevolezza ha lo scopo di sviluppare la nostra elevata coscienza e l'apprezzamento dei semplici compiti quotidiani, nonché i risultati che si raggiungono. Considera qualcosa che fai ogni giorno che di solito dai per scontato, come ad esempio lavarti i denti.

Fin dal momento in cui prendi lo spazzolino da denti, ti fermi per qualche istante e fai attenzione alla tua presenza, ai tuoi sentimenti per quel momento e a ciò che quell'azione significa per te.

Allo stesso modo, quando apri la porta prima di uscire e affrontare il mondo, prenditi qualche momento per stare fermo e apprezzare il design della tua porta d'accesso al resto del mondo.

Queste cose non devono necessariamente essere fisiche. Per esempio, ogni volta che provi tristezza, puoi scegliere di prendere qualche istante per fermarti, identificare il pensiero come dannoso, accettare il fatto che gli esseri umani siano tristi, e poi andare avanti… lascia andare la negatività.

Può anche essere qualcosa di molto piccolo, come ogni volta che vedi un fiore sulla strada, prenditi un momento per fermarti e apprezzare quanto sei fortunato a vedere una tale delizia.

Fermati un attimo, e invece di svolgere le tue attività quotidiane come un robot, prenditi qualche momento per fare un passo indietro e sviluppare una coscienza intenzionale di ciò che stai facendo attualmente e dei doni che queste azioni genereranno per la tua vita.

Apprezzamento consapevole

In questo esercizio di consapevolezza, osserverai cinque cose nella tua giornata che spesso ignori. Queste cose potrebbero essere persone, oggetti o eventi. Alla fine della giornata, scrivi l'elenco di cinque cose che hai notato durante il giorno.

L'obiettivo di questo esercizio è quello di mostrare fondamentalmente la vostra gratitudine e l'apprezzamento per le cose che possono sembrare insignificanti nella vita, che svolgono anche loro un ruolo nella nostra esistenza umana, ma che spesso ignoriamo perché ci concentriamo troppo sulle cose "più grandi e più importanti" nella vita.

Ci sono tante di queste piccole cose che notiamo a malapena. C'è l'acqua pulita che nutre il tuo corpo, il tassista che ti porta sul posto di lavoro, il tuo computer che ti permette di essere produttivo, la tua lingua che ti permette di assaporare quel delizioso pranzo che hai consumato.

Tuttavia, ti sei mai preso qualche momento per metterti in pausa e pensare alla tua connessione a queste cose e a come giocano un ruolo nella tua vita?

- Hai mai fatto un passo indietro e osservare i loro dettagli più intricati e più profondi?

- Vi siete mai chiesti quale sarebbe la vostra vita se queste cose non fossero presenti?

- Hai mai apprezzato bene come queste cose ti offrono un vantaggio nella tua vita e alle persone a cui tieni?

- Sai davvero come funzionano queste cose o come sono nate?

Dopo aver identificato queste cose, cerca di sapere tutto quello che puoi sul loro scopo e sulla loro creazione. È così che puoi veramente apprezzare il modo in cui sostengono la tua vita.

Immersione consapevole

L'immersione consapevole è un esercizio che ti aiuterà a sviluppare la soddisfazione nel momento presente e a lasciar andare la persistente preoccupazione per ciò che il futuro può rappresentare.

Invece di voler ansiosamente completare il nostro lavoro quotidiano in modo da poter passare all'elemento successivo, possiamo prendere il compito e sperimentarlo completamente. Ad esempio, se è necessario lavare i piatti, concentrarsi sui dettagli specifici dell'attività. Invece di considerare questo come un lavoro domestico comune, puoi scegliere di sviluppare un'esperienza completamente nuova osservando più da vicino ogni aspetto della tua azione.

Sentite lo scorrere dell'acqua quando lavate le stoviglie. È acqua fredda? È acqua calda? Come si sente l'acqua corrente sulle mani quando si fanno i piatti? Essere consapevoli del movimento che si utilizza nella rimozione del grasso.

Il concetto è quello di essere creativi e trovare nuove esperienze per un compito che è abbastanza monotono e molto comune. Piuttosto che lottare e pensare esclusivamente a completare il compito, essere consapevoli di ogni passo e immergersi completamente nel processo. Scegli di portare il compito al di là della normale routine, allineandoti con esso mentalmente e fisicamente, e anche spiritualmente se sei un tipo spirituale.

La consapevolezza è per chiunque

Ora hai imparato cos'è la consapevolezza, i suoi benefici, le abilità ad essa associate e gli esercizi per aumentarla.

Senza dubbio, diventare più consapevoli e apprendere queste abilità sono molto utili e gratificanti. Non è solo un'opzione di trattamento per coloro che sono affetti da un disturbo mentale. Imparare ad agire con saggezza nonostante i nostri sentimenti irrazionali ed essere più attenti a noi stessi e alle cose che ci circondano, ci porterà sicuramente più felicità e appagamento in questa vita. Coltivare la nostra capacità di essere consapevoli in ogni momento della nostra vita è una pratica benefica che può aiutarci a gestire meglio i sentimenti e i pensieri negativi che possono causarci ansia e stress nella nostra vita.

Attraverso la pratica regolare degli esercizi di consapevolezza, non cederai facilmente alle cattive abitudini e non ti farai influenzare dalla paura del futuro e dalle esperienze negative del tuo passato. Potrai finalmente sviluppare la capacità di impostare la tua mente nel presente e gestire le sfide della vita in modo deciso ma calmo.

A sua volta potrete rimodellare il vostro cervello per sfruttare una mentalità completamente cosciente, che è libera dalla schiavitù dei modelli di pensiero autolimitanti e che vi permetterà di essere totalmente presenti per concentrarvi sulle emozioni positive che potrebbero migliorare la vostra compassione, e infine comprendere voi stessi e le persone intorno a voi.

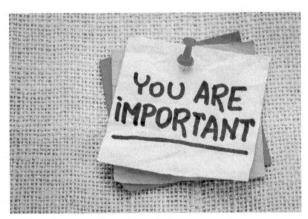

"Quando indirizziamo correttamente i nostri pensieri, possiamo controllare le nostre emozioni."

William Clement Stone

299

Conclusione

C i vuole un sacco di coraggio per decidere di andare in terapia. Molte persone scelgono di non farlo perché non vogliono affrontare la realtà della situazione. Non vogliono sapere se sono malati o c'è qualcosa che non va in loro.

Ci potrà essere qualcuno che ha deciso di farlo e, facendo ciò, ha riconosciuto che può migliorare o scoprire se c'è qualcosa di sbagliato che può essere "sistemato".

Se ne conosci qualcuno, il tuo ruolo è vitale a seconda di quanto sei vicino a questa persona. Potrebbe essere il tuo coniuge, il tuo migliore amico, il tuo collega, tuo fratello o anche il tuo vicino. Se hanno scelto di aprirsi a te e dirti che stanno provando la terapia, allora puoi essere attivamente coinvolto per aiutarli in questo periodo.

Come si fa ad aiutare qualcuno che passa attraverso la terapia, soprattutto quando non si sa nulla di terapia o qualsiasi processo terapeutico? Quale dovrebbe essere il tuo livello di coinvolgimento? Hai bisogno di presentarti con loro per ogni sessione? Sai restarne fuori? Ne parli?

Questi quesiti possono essere tutti un po' stressanti per te, ma ricorda che la persona che sta subendo la terapia è ancora più stressata. Una delle prime cose da fare è ricordare che, se condividono con te ciò che stanno facendo, è un segno di fiducia nei tuoi confronti e che il tuo rapporto con loro significa molto.

Grazie a questa fiducia, la tua prima mossa è assicurarti che continuerai ad essere loro amico e confidente ogni volta che ne avranno bisogno. Se sei il loro partner o coniuge, rassicurali sul fatto che continuerai ad amarli, qualunque cosa accada e che li aiuterai nel miglior modo possibile.

Per ottenere il massimo dalla terapia cognitivo-comportamentale, dobbiamo essere disposti a discutere onestamente dei nostri sentimenti ed emozioni. Bisogna lavorare per stabilire chiare aspettative per sé stessi e impegnarsi per il tempo che ci vorrà, al fine di raggiungere gli obiettivi prefissati.